実戦

TEE
経食道心エコー法

トレーニング

DVD付

動画で学ぶ術中戦略

渡橋 和政 著

南江堂

序　文

　経食道心エコー法（TEE）は，心臓血管外科をはじめ周術期の画像診断として次第に定着してきた．術中連続監視加算も保険収載され，日本周術期経食道心エコー（JB-POT）の資格が心臓血管麻酔専門医の要件にも加えられた．しかし，TEEの習得は容易ではない，という声をよく聞く．かつて『経食道心エコー法マニュアル（改訂第4版）』（南江堂，2012）で，TEE習得の5段階を紹介した．

　　①心エコーの基本を理解
　　②プローブ操作と画像，解剖を紐付け
　　③正常像を理解し，描出
　　④病態を理解し，TEEで描出・診断
　　⑤応用のタイミングと方法を習得

　『経食道心エコー法マニュアル（改訂第4版）』は①～④が対象であり，術中のトラブルシューティングを解説した『レスキューTEE』（南江堂，2014）では少し⑤にふみこんだが，いずれも理解を助けるためチャンピオンデータを提供した．ところが，実際の現場では描出が困難であったり，variationで戸惑うことも多い．緊急時には，情報が不足していたり，矛盾していることもある．そのような状況でも，正しい情報を判別し，的確に診断を下して治療方針を決定する必要があり，⑤に照準を合わせた実戦的なトレーニングが必要である．現在，着実に高齢化が進み想定外の落とし穴も潜んでいる一方で，大多数の手術で死亡率が5～10％以下となっている．それに伴い，従来の「失敗を経験しつつ成長する」という症例数に頼る修練ではなく，「失敗なしに成長する」教育が求められつつある．そのためには，経験を共有し疑似体験できる教材が必要であり，これこそ本書の目指すところである．

　外科医にとって技術（戦術）は不可欠だが，症例の複雑化によりメスによる戦術だけで確実な勝利を得ることが困難な症例も増えている．三国志で劉備が戦術に長けた関羽，張飛に加え諸葛亮を得て連戦連勝を期したことは，戦略も重要であることを示している．諸葛亮は，毎回異なる状況の中で情報を収集し，的確な戦略を立てていた．TEEはリアルタイムに情報を提供してくれるツールであるが，これを活かせるかは使い方次第である．本書は，どの時点で何を考えどう判断するという思考過程，つまり戦略を学ぶ教材である．前半部（SCENARIO）では，まず読者を仮想の手術室に導き，その状況で何を考え何を探すかを考えてもらう．ページをめくると解説，そして次の問いかけに進んでいく．後半部（TOPIC）ではvariationを習得してほしい．題材はすべて実際の症例であるが，教育目的にかなり手を加えていることをご理解いただきたい．また，スペースの関係で基本的事項は『経食道心エコー法マニュアル』や『レスキューTEE』を参照とした．

　私は「1症例経験するたび症例報告を書けるくらい掘り下げて考え，工夫しなさい」と常々口にしている．本書では，どのように考え，工夫するかという例を紹介した．本書執筆を通して，1年前の自分がいかに未熟であったかと，今，感じている．ただ，現時点で私が今できるのはここまでである．読者の皆さんは，ぜひ本書を踏み台にしてさらに高みを目指してほしい．

　最後に，本書で紹介したような大変な症例ばかりの中で，苦労しながら治療に当たってくれた当院のスタッフ，そして膨大な量の原稿や図，動画を1冊にまとめる作業を完遂していただいた南江堂の皆さんに感謝いたします．

2016年9月

渡橋　和政

本書の使い方

　このアイコンは本書に付属しているDVD参照を指しています．
　DVDのメニューは本書の目次と対応しております．メニューからお読みの章，項目を選択していただき，ご覧になりたい動画の番号を選択してご覧ください．
　DVDをご使用の際は，巻末の「付録DVD使用の際の注意事項」をご参照ください．

　このアイコンは参考文献の参照を指しています．
　M：渡橋和政（著）経食道心エコー法マニュアル 改訂第4版，南江堂，2012
　C：渡橋和政（著）経食道心エコー法マニュアル 改訂第4版，南江堂，2012，
　　　付録DVD収録のCase File
　R：渡橋和政（著）レスキューTEE，南江堂，2014

Ex) 📖 M-265
　　→経食道心エコー法マニュアル 改訂第4版，p265を参照

　　📖 C：Aorta「急性大動脈解離：体外循環離脱後の出来事」
　　→経食道心エコー法マニュアル 改訂第4版，
　　　付録DVD収録のCase File「急性大動脈解離：体外循環離脱後の出来事」を参照

略語一覧

#4PD	posterior descending artery	後下行枝
2C	two-chamber view	二腔像
4C	four-chamber view	四腔像
A-AO	ascending aorta	上行大動脈
AB-AO	abdominal aorta	腹部大動脈
ABI	ankle branchial (pressure) index	足関節上腕血圧比
ACT	activated clotting time	活性凝固時間
AF	atrial fibrillation	心房細動
AMI	acute myocardial infarction	急性心筋梗塞
AML	anterior mitral leaflet	僧帽弁前尖
AN	aneurysm	瘤
AO	aorta	大動脈
AR	aortic regurgitation	大動脈弁逆流
ARCH	aortic arch	大動脈弓部
AS	aortic stenosis	大動脈弁狭窄
ASD	atrial septal defect	心房中隔欠損
A-SH	acoustic shadow	音響陰影
ATL	anterior tricuspid leaflet	三尖弁前尖
AV	aortic valve	大動脈弁
AVA	aortic valve area	大動脈弁口面積
AVR	aortic valve replacement	大動脈弁置換術
BICAV	bicaval view	上・下大静脈断面
CA	coronary artery	冠状動脈
CABG	coronary artery bypass grafting	冠状動脈バイパス術
CAG	coronary angio graphy	冠状動脈造影
CATH	catheter, cannula	カテーテル, カニューレ
CE	clinical engineer	臨床工学技士
CEA	celiac artery	腹腔動脈
COM	commissural view	交連部像
COPD	chronic obstructive pulmonary disease	慢性閉塞性肺疾患
CS	coronary sinus	冠状静脈洞
CUSA	cavitron ultrasonic surgical aspirator	超音波外科吸引装置
CVP	central venous pressure	中心静脈圧
D-AO	descending aorta	下行大動脈
DIS	dissection	解離
EF	ejection fraction	(左室)駆出率
EVAR	endovascular aortic repair	腹部大動脈ステントグラフト内挿術
FL	false lumen	偽腔
GW	guide wire	ガイドワイヤ
HV	hepatic vein	肝静脈
IA	innominate artery	無名動脈, 腕頭動脈
IABP	intraaortic balloon pumping	大動脈内バルーンパンピング
IAS	interatrial septum	心房中隔
IV	innominate vein	無名静脈
IVC	inferior vena cava	下大静脈
JCS	Japan Coma Scale	ジャパン・コーマ・スケール
LA	left atrium	左房
LAA	left atrial appendage	左心耳
LAD	left anterior descending artery	左前下行枝
LAX	long-axis view	長軸像
LCA	left coronary artery	左冠状動脈
LCC	left coronary cusp	左冠尖
LCCA	left common carotid artery	左総頸動脈
LCX	left circumflex artery	左回旋枝
LITA	left internal thoracic artery	左内胸動脈
LIV	left innominate vein	左無名静脈, 左腕頭静脈

LLPV	left lower pulmonary vein	左下肺静脈
LMT	left main trunk	左冠状動脈主幹部
LPA	left pulmonary artery	左肺動脈
LRA	left renal artery	左腎動脈
LRV	left renal vein	左腎静脈
LSCA	left subclavian artery	左鎖骨下動脈
LV	left ventricle	左室
LVA	left vertebral artery	左椎骨動脈
MAC	mitral annular calcification	僧帽弁弁輪石灰化
MCV	middle cardiac vein	中心静脈
ME	midesophageal	中部食道
MICS	minimally invasive cardiac surgery	低侵襲心臓手術
MR	mitral regurgitation	僧帽弁逆流
MS	mitral stenosis	僧帽弁狭窄
MVR	mitral valve replacement	僧帽弁置換術
NCC	noncoronary cusp	無冠尖
NIRS	near infra-red spectroscopy	近赤外線分光法
OPCAB	off-pump coronary artery bypass	オフポンプ冠状動脈バイパス術
PA	(main)pulmonary artery	肺動脈(幹)
PCI	percutaneous coronary intervention	経皮的冠動脈形成術
PCPS	percutaneous cardiopulmonary support	経皮的心肺補助(装置)
PFO	patent foramen ovale	卵円孔開存
PG	pressure gradient	圧較差
PLSVC	persistent left superior vena cava	左上大静脈遺残
PML	posterior mitral leaflet	僧帽弁後尖
PTL	posterior tricuspid leaflet	三尖弁後尖
RA	right atrium	右房
RAA	right atrial appendage	右心耳
RCA	right coronary artery	右冠状動脈
RCC	right coronary cusp	右冠尖
RCCA	right common carotid artery	右総頸動脈
RITA	right internal thoracic artery	右内胸動脈
RLPV	right lower pulmonary vein	右下肺静脈
RPA	right pulmonary artery	右肺動脈
RRA	right renal artery	右腎動脈
RSCA	right subclavian artery	右鎖骨下動脈
RUPV	right upper pulmonary vein	右上肺静脈
RV	right ventricle	右室
RVA	right vertebral artery	右椎骨動脈
RVI	right ventricular inflow view	右室流入路像
SAX	short-axis view	短軸像
SG	Swan-Ganz	スワン・ガンツ
SMA	superior mesenteric artery	上腸間膜動脈
STJ	sino-tubular junction	Valsalva洞・大動脈移行部
STL	septal tricuspid leaflet	三尖弁中隔弁
SVC	superior vena cava	上大静脈
TAP	tricuspid annuloplasty	三尖弁輪形成術
TEVAR	thoracic endovascular aortic repair	胸部大動脈ステントグラフト内挿術
TG	transgastric	経胃
TH	thrombus	血栓
TL	true lumen	真腔
TR	tricuspid regurgitation	三尖弁逆流
TV	tricuspid valve	三尖弁
UE	upper esophageal	上部食道
ULP	ulcer-like projection	潰瘍状突出像
VF	ventricular fibrillation	心室細動
VT	ventricular tachycardia	心室頻拍

目次

SCENARIO

01. 意識障害を伴う90歳代A型大動脈解離症例：到着時に血圧低下 2
02. 左室破裂症例が開胸時にVF，DC無効：原因は？ 対処は？ 9
03. 腹痛を伴うA型大動脈解離症例：置換範囲は？ 開腹は？ 13
04. 右手の脈を触知しないA型大動脈解離症例：安全な送血ルートは？ 20
05. 左不全麻痺，意識障害を伴うA型大動脈解離：血圧低下ですぐORに 26
06. 亜急性A型大動脈解離症例の術中イベント：救命の糸口を探れ！ 32
07. 胸痛，失神，ST上昇，ショックで搬入された症例：思わぬ展開に 42
08. ULPを伴う血栓閉塞型大動脈解離：ULPの実像と隠された併存疾患 46
09. ショック状態で搬入されたA型大動脈解離：脳分離体外循環のpitfall 53
10. ステロイド内服症例のTEVARで大動脈破裂：透視とTEEのコラボ 60
11. 数週間で真腔が狭小化したB型解離に対するTEVAR：TEEの役割は？ 65
12. AVR + CABG症例が閉胸時に突然VTに：原因は？ そして対処は？ 74
13. 左鎖骨下動脈の高度石灰化を伴うAVR + CABG症例：LITAは使える？ 80
14. 上行大動脈全体が高度石灰化で遮断できないAVR症例 88
15. 通常どおりのAVR + CABGとなるはずが：潜んでいた複数の伏兵 92
16. 大動脈弁輪の石灰化が半端ではないAVR + CABG症例 97
17. AVR + CABG症例：体外循環離脱時に持ち上がった問題とは？ 101
18. 左室内狭窄を伴うAVR症例：弁置換後に狭窄が増強しないか？ 105
19. AVR + CABG症例で上行大動脈の広範な石灰化：遮断は？ 切開は？ 110
20. 狭小弁輪を伴うAVR症例：体外循環離脱時に現れたARの正体は？ 116
21. PLSVCを伴う大動脈二尖弁の感染性心内膜炎症例 120
22. CABG術後慢性期に胸水，腹水貯留をきたした左室周囲の器質化血腫 124
23. AVR + CABG症例：術前評価で気づかれなかった冠動脈関連の病態とは？ 128
24. ルーチンチェックの大切さを再認識したAVR + 上行大動脈置換症例 133
25. ANCA関連血管炎症例に起こった不思議なAR，MR：治療方針は？ 138
26. 上行大動脈石灰化と高度ASに合併する中等度ARをどうする？ 142

TOPIC

1. 大動脈の描出と病変の評価 148

A. 大動脈の描出

01. 上行大動脈の描出 149
02. 弓部分枝の描出 152
03. 腹部血管の解剖とオリエンテーション 154

B. 大動脈病変のバリエーション

CASE 01. OPCAB症例：上行大動脈後壁のmobile plaque 156
CASE 02. OPCAB症例：前壁の厚い粥腫 157
CASE 03. OPCAB症例：石灰化＋粥腫 158
CASE 04. OPCABで急遽pump conversion 159
CASE 05. AVR + CABG予定の症例：石灰化の合間で遮断 160
CASE 06. CABG症例：山脈状の隆起性病変 161
CASE 07. 弓部大動脈瘤症例：大動脈病変さまざま 162
CASE 08. 腹部大動脈閉塞による下肢虚血 163

2. 左鎖骨下動脈の評価　164

- CASE 01. 正常な左鎖骨下動脈 …………………………………… 165
- CASE 02. 左鎖骨下動脈の蛇行 ………………………………… 166
- CASE 03. 輝度は高いが狭窄なし ……………………………… 167
- CASE 04. 全周性に軟らかい内膜肥厚 ………………………… 168
- CASE 05. 散在性石灰化と内膜肥厚 …………………………… 169
- CASE 06. 大動脈〜左鎖骨下動脈の内膜隆起性病変 ………… 170
- CASE 07. 石灰化の突出とプローブ操作のpitfall …………… 171
- CASE 08. 起始部の石灰化結節 ………………………………… 172
- CASE 09. 入口部の石灰化，有意狭窄なし …………………… 173
- CASE 10. 狭窄か否かの評価 …………………………………… 174
- CASE 11. 中等度狭窄？ ………………………………………… 175
- CASE 12. 高度狭窄？ …………………………………………… 177

3. TEEによる冠動脈評価　179

- CASE 01. ＃6の有意狭窄 ……………………………………… 180
- CASE 02. ＃11 justの閉塞 …………………………………… 181
- CASE 03. LMTの軽度狭窄と＃6 justの有意狭窄 …………… 182
- CASE 04. LMT有意狭窄と＃6閉塞 …………………………… 183
- CASE 05. LMT〜分岐部の中等度狭窄 ………………………… 184
- CASE 06. LMT〜分岐部の高度狭窄 …………………………… 185
- CASE 07. LMT 99％狭窄 ……………………………………… 186
- CASE 08. 少し離れた末梢の有意病変がわかるか？ ………… 187
- CASE 09. 右冠動脈の走行の変異 ……………………………… 188
- CASE 10. 右冠動脈入口部の狭窄 ……………………………… 189
- CASE 11. TEEの限界 …………………………………………… 190
- 冠動脈のTEE評価のまとめ ……………………………………… 192

4. 大動脈弁と冠動脈の描出　193

- CASE 01. ASで弁腹の石灰化結節，short LMT ……………… 194
- CASE 02. AS，ARのない二尖弁（上行大動脈拡大）………… 195
- CASE 03. 二尖弁のAS，rapheに巨大石灰化結節 …………… 196
- CASE 04. AS，均等な弁尖石灰化 ……………………………… 197
- CASE 05. 弁尖〜弁輪の板状石灰化 …………………………… 198
- CASE 06. 大動脈前壁，STJの石灰化 ………………………… 199
- CASE 07. 右冠動脈洞全体の石灰化 …………………………… 201
- CASE 08. 右冠動脈起始異常，無冠動脈洞全体の石灰化 …… 203
- CASE 09. 左冠動脈の起始異常 ………………………………… 205
- CASE 10. めまいの精査で見つかった高度AR ………………… 206
- CASE 11. AVR後の冠動脈評価：モードと連携と基本テクニック … 208
- CASE 12. 見えなければ，再確認 ……………………………… 209
- CASE 13. 縫合輪に近い冠動脈はどうなる？ ………………… 210

5. 僧帽弁・三尖弁と感染性心内膜炎　　211

- CASE 01. 評価に用いる3D画像　　212
- CASE 02. 弁輪拡大に対する弁輪リング　　214
- CASE 03. P2の狭い範囲の逸脱　　215
- CASE 04. P3の逸脱で三角切除　　216
- CASE 05. P3逸脱で三角切除後，逆流遺残　　217
- CASE 06. Commissural scallopの逸脱　　219
- CASE 07. A2の広範な逸脱　　221
- CASE 08. 三尖弁形成術後の評価　　223
- CASE 09. 冠静脈洞拡大を伴う外傷性TR　　225
- CASE 10. TAP後の大動脈基部出血　　227
- CASE 11. 僧帽弁P2の球状疣贅　　228
- CASE 12. 後尖弁輪のMACからの疣贅　　230
- CASE 13. 僧帽弁の巨大な疣贅　　232
- CASE 14. Trousseau症候群の感染　　234
- CASE 15. 大動脈弁の弁輪部膿瘍　　236
- CASE 16. 大動脈弁，僧帽弁の感染性心内膜炎　　238
- CASE 17. ペースメーカー感染1　　240
- CASE 18. ペースメーカー感染2　　242
- CASE 19. 僧帽弁位人工弁のstuck　　244
- CASE 20. 僧帽弁位生体弁の破壊　　247

6. 腫瘍の外科治療とTEE　　249

A. 下大静脈内進展腎腫瘍
- 01. 肝下部下大静脈レベル　　250
- 02. 肝部下大静脈レベル　　252
- 03. 右房に達するレベル　　254

B. 心臓内腫瘍
- 01. 左房内の可動性腫瘍　　256
- 02. 右房内腫瘍　　258
- 03. 右房内巨大腫瘍　　260
- 04. 肺動脈内腫瘍　　264

C. 心大血管への浸潤を疑う腫瘍
- 01. 上行大動脈に接する腫瘍　　267
- 02. 下行大動脈に接する肺腫瘍　　268
- 03. 鎖骨下動脈に接する腫瘍　　269
- 04. 腹部大動脈に接する腫瘍　　270

7. 体外循環におけるsafety net　　271

- 01. 送血管　　271
- 02. 脱血管　　273
- 03. PLSVC　　276
- 04. 逆行性心筋保護　　278
- 05. 左室ベント　　283
- 06. 心内遺残空気　　287

8. アーチファクト診断のキーポイント　292

索　引　301

COLUMN

01. A型解離か：CTがなかったらどうやって診断する？　2
02. A型解離で急な血圧低下：舞い上がるな！　3
03. 大動脈解離の診断：CTは必須？　6
04. 心電図の低電位差と心タンポナーデ：どこまで正確？　9
05. エントリーを探すときのモード：Bモード，カラードプラモード？　16
06. 何が大動脈解離の進展を決める？　21
07. 緊急で病態がわからないときの単純CT　30
08. 術中解離：もし心筋虚血をきたしたら　34
09. 術中解離：もし血胸を起こしたら　34
10. 術中解離：もし内臓虚血を起こしたら　35
11. 術中解離：体外循環でrSO_2が下がったら　35
12. 修羅場ではとにかく情報を！　36
13. 所見が取れないことも：2つ以上の切り札を持とう　38
14. 術中解離の周術期管理：なぜCTではなくTEE？　40
15. 想定外のイベント時：「司令塔」の大切さ　41
16. ショック症例の診断：やっぱりCT？　43
17. 緊急時TEEの鉄則：1ヵ所にこだわらない　55
18. 脳底動脈灌流の管理：未解決の課題　59
19. ヘパリンを効かせているから大丈夫？　61
20. 血管外漏出：造影所見とエコー所見の違いとは？　62
21. 治療でいかに取りこぼしを減らし完璧を目指すか　64
22. 腹部大動脈置換術後のB型解離　66
23. なぜそこまで見る必要があるのか？　67
24. 血流や開存のエコー評価：TEE vs 造影　68
25. TEE術者を育てる一策　70
26. 脊髄灌流のTEE評価　72
27. TEVAR：TEEなしでもできるよ　73
28. PFOごときでナーバスになりすぎ？　75
29. インフォームドコンセントの内容と異なる術式が必要となったとき　75
30. ワルファリンは万能ではない　93
31. 右冠動脈の起始異常を見抜くコツ：反省から　144
32. 冠動脈描出法の基本　179
33. 僧帽弁の後尖側が見えにくいとき　231
34. 非開心術のペースメーカーリード抜去　241
35. 人工弁のstuck valveのTEE診断　246
36. 体外循環なしで手術可能：本当にベスト？　255
37. 右側左房切開か経中隔アプローチか　257
38. アーチファクトと本物の内膜フラップ　294
39. アーチファクトの原因は1つではない　295
40. 多重反射：反射面もさまざま　295
41. mirroring部位でも血流が測れる？　298

SCENARIO

01 意識障害を伴う90歳代A型大動脈解離症例：到着時に血圧低下

> **CASE**　9○歳女性．特記すべき既往歴なし．

　意識消失し倒れているところを発見され，救急病院に搬送された．血圧90 mmHg台．
　頭部CTは異常なかったが，心エコーで心囊液貯留を認めたため，緊急で単純CTを撮った【V-01】．心囊液貯留，上行大動脈拡大，内腔を横切る膜状構造を認め（図1矢印），急性A型大動脈解離の疑いで当院にヘリ搬送となった．
　搬送前は意識も回復し血圧も90 mmHg台で安定していたが，当院到着直前に意識レベルが低下し，呼吸抑制，血圧低下をきたした．破裂の可能性もあると判断し，直接ORに搬入した．

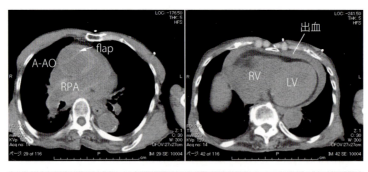

図1　前医での単純CT

　現在手元にある情報はこれだけである．血圧低下，意識レベル低下，呼吸抑制を伴う急性A型解離で，搬送中に何か新たなイベントが起こった可能性がある．待ったなしで何か処置をしなければならないが，エントリー部位も臓器虚血（特に脳虚血）も不明である．造影CTがほしいところだが，もし血圧低下の原因が切迫破裂だったら，CT検査中に大破裂して心肺停止となるおそれもある．また，たとえCTを行ったとしても，ショック状態では造影剤が十分に循環せず，評価が不十分となることもある．
　さて，あなたはこの状況でどうする？　リスクはあっても，少しでも情報を集めるため，CTを撮りにいく？　もしすぐにORに搬入するなら，そこでまず何を行い，何を準備する？　手術の方針はどうする？　それを決めるために情報が必要なら，TEEで何の情報を集める？　また，体外循環，送血路はどうする？

THINKING TIME ↗

COLUMN 01
A型解離か：CTがなかったらどうやって診断する？

　この症例が，CTの撮れない診療所にいるあなたのところに運び込まれたらどうする？　最近ポケットサイズの携帯エコーも登場している．大動脈解離の診断がエコーでできるのかと思うかもしれないが，このCTを見ると，拡大した上行大動脈と心囊液貯留をacoustic windowとして上行大動脈内のフラップが見えた可能性は十分ある（渡橋和政：携帯エコーを使った「超」身体所見，メディカ出版，大阪，2015参照）．

❶ 救命のチャンスを第一に考えよ

「速やかにORに搬入し治療の選択枝を最大にすること」が大切である．たとえ破裂しても，最小の時間で体外循環に乗せることができるからだ．OR外で破裂すると，救命はきわめて困難となる．「PCPSで救命した！」という報告はあるが，非救命例はまず報告されないだろう．しかし，情報がほしい．筆者が解離にTEEを使い始めたのは，このためだ．

OR入室後，血圧が50 mmHg以下の場合

まず，血行動態の立て直しが必要だ．てっとり早いのはタンポナーデ解除だが，心嚢内に血餅があると，ドレーンでは吸引できないこともある．開胸で血餅除去すると収拾不能の出血を招くこともあり，そうなると打つ手がなくなってしまう．

むしろ，可能なかぎり体外循環に乗せることを最優先にすべきだ．1人は大腿動脈を確保し，もう1人が開胸して心膜切開直前でとどめる．大腿動脈と回路が準備できたら，心膜を開けて脱血管を入れる．もし大破裂したら，内吸引で返血しながら右房にメスを入れて脱血管を挿入し，体外循環を開始した後で，脱血管周囲にタバコ縫合をかければよい．

しかし，「血圧」は鎖骨下動脈の解離で低く出ることもある．できればTEEで心臓の情報がほしい．

血圧が50 mmHgくらいで安定している場合

新たな破裂に備え，大腿動脈を確保しながら，①破裂と②重要臓器の虚血（特に心臓，脳）を評価する．まずTG SAXで心タンポナーデと左室収縮をチェックする【V-02】．しかし，経胃走査にはこだわらない．ME LAXでもよい．まず画像を撮って記録しておき，血圧が下がれば変化があるかを確認する．冠動脈の灌流障害は起始部で起こるから，壁運動は「下壁と前～側壁」とざっくり評価で十分だ．冠動脈や弓部分枝は，後で詳細に評価する．

この症例は，麻酔導入後に一時血圧が40 mmHg台になったが，TEEでタンポナーデや左室収縮，胸腔に新たな異常がなかったので，落ち着いて治療を進めることができた．

❷ 手術の方針決定に必要な情報

大破裂する前に，エントリーの位置と分枝動脈の灌流を評価して治療戦略を立てる．前者は術式を決めるため，後者は必要に応じて対処をすぐ始めるためである．臓器虚血がある場合，開胸，体外循環確立と同時進行で対処し始めなければ，救命できても重篤な後遺障害を残すからだ．本症例は意識障害があるので，脳灌流評価が重要だ．

このとき筆者が手洗いに行く前の15分程度で記録した画像を見ていただくが【V-03】，自分なら何の情報を読み取り，どう戦略に応用する？

🏃 THINKING TIME ↗

COLUMN 02
A型解離で急な血圧低下：舞い上がるな！

受け入れを決めた時点でORの看護師，麻酔科，CEと一体となって準備を始め，血液も10単位程度は院内にあることを確認しておく．麻酔導入時に血圧が50 mmHgを切ることが多いが，それを見て「破裂だ」と舞い上がり開胸に突進するのは，目を閉じて刀を振り回すに等しい．その結果，心膜を切開したとたん収拾不能の出血に見舞われ，「体外循環はまだか．何をしてる．ぐずぐずするな！」と怒鳴り散らす外科医は，チームをダメにする．ちゃんとTEEで鑑別しなさい．

③ TEE所見 【V-03】

大動脈全般
　解離は上行～近位弓部大動脈に限局しており，腹部には達していないので，弓部全置換はまず必要ない．意識障害のため，腹痛の確認はできなかったが，腹痛の有無にかかわらず，開腹も必要ないと考える．

　術野では大腿動脈を確保し，体外循環の回路を準備している．可能なら送血路は腋窩動脈のほうが望ましいが，腋窩動脈で送血路を準備する10～20分の間に破裂，VF，心停止が起こる場合も考え，安全を見込んで大腿動脈だけは用意しておく．

大動脈基部
　心イベントの誘因となり，手術術式にも影響する部位である．解離はSTJを越えて左冠動脈近くまで進展しているが，入口部はintactである．右冠動脈は描出できないが，解離がSTJを越えておらず，左室下壁のasynergyもないので，intactだろう．ARも軽度である．破裂の可能性はあるが，現時点で心筋虚血からVFや心停止を起こす可能性は低く，血圧低下は心筋虚血でなく心タンポナーデが主な原因で，大動脈基部置換の必要もないと判断した．

弓部大動脈 (M-110)
　意識障害の原因として，①脳血管の閉塞と②心拍出量減少が考えられるが，TEEで両側総頸動脈に解離はないことが確認できたので，後者が原因と判断した．それなら，早めに体外循環を開始し，十分な全身灌流量を確保することが最良の策である．もし，このときTEEで総頸動脈がさっと描出できないなら，それに時間をかけるのではなく，体表エコーで総頸動脈を見るか，眼球エコーで眼球の血流をチェックする．

エントリー
　エントリーを直接描出することはできなかったが，解離が上行～近位弓部に限局し，弓部の偽腔は血栓化しているので，エントリーは上行大動脈内にあるはずだ．上行大動脈をさらに詳細に見てエントリーを探す手間はまったく不要だ．弓部分枝にも解離進展はないので，手術術式は上行大動脈置換でよいと判断した．

④ 送血路は？

　大腿動脈は確保した．送血路を最終決定しなければならない．大腿動脈，腋窩動脈（あるいは左室心尖部，上行大動脈）が候補だが，おのおのメリットとデメリットがある．決めうちの送血路を用いる施設が多いが，そうすると一部の症例で想定外のイベントが起こることには目をつぶることになるため，筆者はあくまで個々の症例で送血路について考えるべきだと思う．

　次頁に筆者のスキームを示すが，まず自分の戦略をまとめてからご覧いただきたい．

THINKING TIME ↗

	大原則	ショック状態 → 大腿動脈送血優先
		血行動態に余裕 → 腋窩動脈送血優先（念のため大腿動脈確保）

	大腿動脈送血		腋窩動脈送血		
利点	送血路確保が迅速		FL送血のリスクが低い		
起こりうるイベント	FL送血	新たな解離	FL送血	新たな解離	灌流量不足（IAのTL狭窄）
適・不適のTEE評価	D-AO, AB-AOの解離 ↓ 解離(-)→可能性なし 解離(+)→可能性あり FL血流(+)→注意	N.A.	IA, RSCAの解離(*) ↓ 解離(-)→可能性なし 解離(+)→可能性あり FL血流(+)→注意	N.A.	IAの解離 TL狭窄
灌流開始時のTEE評価	D-AOのTL虚脱 ↓ 虚脱(+)なら すぐ灌流を停止	D-AOの解離 ↓ 解離(+)なら すぐ灌流を停止	RCCAのTL虚脱 ↓ 補助情報として NIRS (rSO$_2$↓) 眼球ドプラ	新たな解離 弓部で見張る ↓ 解離(+)なら すぐ灌流を停止	IAのTL回復 ↓ 回復なければ 送血路追加を考慮

(*) 腋窩動脈送血：カニューラか人工血管か
両側に解離(-) → サイズが十分ならカニューラも可，腋窩動脈が細ければ人工血管あるいは他の送血路
いずれかに解離(+) ①解離側を避け，大腿動脈追加（適なら）または人工血管をTLに吻合
　　　　　　　　　②腋窩動脈に解離(-)なら，送血し評価
　　　　　　　　　　（IA～RSCAにFL血流なければ比較的安心）

図2　送血路選択と灌流開始時の評価

❺ 大腿動脈か腋窩動脈か

　図2に筆者の戦略を示す．ショック状態で一刻も早く体外循環を確立したい場合には，大腿動脈送血を優先するが，「ショック状態でなければ原則，腋窩動脈送血」とし，大腿動脈は念のため確保する．しかし，腋窩動脈送血は大腿動脈送血より安全とはいえ，トラブルが皆無ではない．1種類の送血路に決めている施設も多いが，A型解離の救命率が9割を超える現在，残り1割を救うため「例外」をどう克服するかが今後の課題で，送血路の選択もその1つだ．そのために，「この患者ではどうか」という症例ごとの判断が必要となる．

　腋窩動脈送血の合併症は，①偽腔送血と②新たな解離である．後者は予知できないが，前者は回避したい．そのため，腕頭動脈～腋窩動脈の状況から考える（3つのパターン）．

　　①まったく解離なし
　　②解離はあるが真腔虚脱なく偽腔血流なし
　　③解離があり，偽腔に血流がある

　①，②では安全に腋窩動脈から送血できるが，③では偽腔送血となる可能性があるため別の送血路も考える．もし他に適当な送血路がなければ，注意深く送血を開始し，その結果をすぐにチェックする．つまり，同じ送血路であっても，心構えは2通りである．

　右腋窩動脈は体表エコーあるいは術野所見，中枢側の右鎖骨下動脈はTEEで評価する．TEEで鎖骨下動脈を容易に描出できない場合には，TEEにこだわらず，「送血により起こる変化」に網を張っておく．具体的には，①右総頸動脈の灌流障害（TEE，眼球ドプラ，NIRSで評価）（BOOK M-265, R-82）や②弓部大動脈の新たな解離である．

❻ 本症例での送血路決定

　下行～遠位弓部には解離も高度粥状変化もないので，大腿動脈送血は比較的安全に行いうると判断したが，その場合，送血開始後に新たな解離（予知不能）が起こってないかを確認する．2段階で確認することにより，懸念はほぼゼロにできる．
　この症例では腕頭・鎖骨下動脈とも解離はなく，腋窩動脈送血で偽腔送血は起きないと判断した．明らかな臓器虚血もなく，タンポナーデの進行もないため，腋窩動脈から送血することとした．右腋窩動脈は性状良好でグラフトのinterpositionも可能だったが，超高齢で脳の細動脈に動脈硬化性病変が潜んでいる可能性も考慮し，低血圧の時間を短縮する目的で，カニューレ送血とした．左腋窩動脈は細径で，十分な流量が取れそうになく，カニューレ挿入は血管損傷を起こすリスクもあると考え，送血なしとした．ただし，右腋窩動脈単独では十分な灌流量が得られないため，大腿動脈送血を加えた．「何だ，結局そうするのか」と言われそうだが，決めうちではなく，そこに至る思考過程と灌流開始後のチェックポイントの確認が大切なのである．

❼ 脳分離体外循環

　選択的脳灌流は，右腋窩動脈送血（腕頭動脈遮断）と左総頸動脈（カニュレーション）とした．腕頭動脈に解離が進展し，遮断部位に血栓を伴う偽腔があると，遮断により内膜が損傷して血栓が飛散するおそれがあるため，術野エコーで安全な遮断部位を探すこととした．血栓がある部位に遮断せざるをえないなら，内膜が断裂しないよう幅の広い鉗子を使う予定とし，念のため準備しておいた．左鎖骨下動脈は遮断しておく．

　ここまでの評価に要する時間は，10～20分である．腋窩動脈をテーピングする頃にはほとんどの情報が集まり，よく見えなかった部分をもう1度見たり，新たな変化がないか注意しながら手術を進めていく．さていよいよ心膜切開だが，術前CTやTEE所見から，あなたはどのような大動脈の状況を思い描くだろうか．

🔍 THINKING TIME ↗

COLUMN 03
大動脈解離の診断：CTは必須？

　搬入時に血圧が低下していてもCTは必ず撮る，という人もあるだろう．検査中に破裂する症例なら，ORにすぐ搬入しても破裂し，救命できないだろう，と．320列CTなら呼吸していても数秒で全身をスキャンできるが，CT室への移動やベッド移動，造影の準備などを含めると20～30分はかかる．その間に破裂したらどうする？ 手術に至らなければ手術成績には反映されないが，それは治療成績を正確に反映しているのだろうか．筆者自身，麻酔導入後，開胸前に破裂した症例を経験している．開胸と体外循環準備のどちらを優先すべきかをTEEでナビゲーションし，合併症なく独歩退院した症例を『経食道心エコー法マニュアル』（南江堂，2012）で紹介したが（📖 M-250），いずれもCTを撮りにいっていたら救命できなかっただろう．
　「治療に必要な情報は術中TEEで集め，CTを撮りにいくリスクを回避する」と外科系の学会で発表すると，決まって「TEEができる麻酔科医がいない」というコメントが出る．TEEでリアルタイムに情報を集め，的確な戦略を立てることを最優先とは考えていないのを自ら暴露していることにならないだろうか．TEEを使える麻酔科医を育てることは，外科医の理解とサポートがあってはじめてできることであるし，「チーム」の力を高めるために必須だと筆者は思う．

⑧ 心膜切開時の様子 【V-04】（図3）

心膜を切開すると，暗赤色の血液と血餅が出てきた．発症時に急に出血し，血餅ができたのだろう．こんな血餅があっては，ドレーンを入れてもドレナージできなかっただろう．

上行大動脈〜右室流出路に，広範な心外膜下出血を認める．ここが心嚢内への出血部位である．CT画像で見ると，ここだけは心膜や内圧の高い管腔に接しておらず軟らかい脂肪織が裏打ちしているだけなので，大動脈破裂を起こしやすい．

かろうじて止血していた血餅を心膜切開時に取り出したために，ここから出血している．心膜切開時に注意すべきは，ゆっくりと心嚢内を減圧することである．麻酔科医が昇圧薬を使っていることもあり，心嚢内の減圧により一気に血圧が150 mmHgくらいになり，大出血を引き起こすことがあるからである．

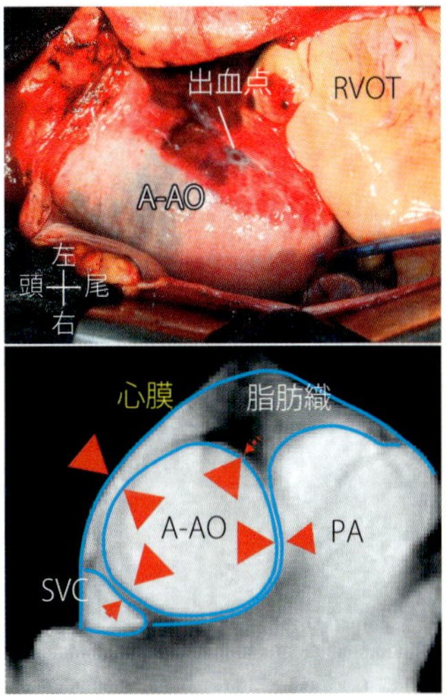

図3 心膜切開時の所見：出血部位とそのメカニズム

⑨ 体外循環開始と直後の評価 （図4）

右房脱血，右腋窩，右大腿動脈送血で全身灌流を開始した．①新たな解離や②rSO₂低下がないことを確認したうえで，全身冷却を進め，深低体温で循環停止とした．大動脈を切開すると，エントリーは上行大動脈にあり，1/3周にわたり裂けていた．末梢側は偽腔が盲端に終わっており，血栓を除去してグルーで接着し，断端形成し，人工血管に吻合した．中枢側は冠動脈直上まで解離していたが，同様に断端形成しグラフトと吻合した．

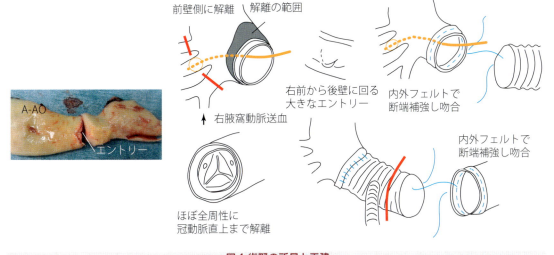

図4 術野の所見と再建

上行大動脈置換が終了した．さて，大動脈を遮断解除して全身灌流を再開するとき，何をチェックするか，リストアップしてみよう．

🚶 THINKING TIME ↗

⑩ 大動脈再建後の評価 （図5）

　吻合部では，糸によるcuttingで新たな解離が起こりうる．中枢側に進展すると冠動脈洞破裂，冠動脈閉塞，新たなAR，末梢側に進展すると急性B型解離と同様，破裂と臓器虚血を引き起こす可能性が出てくる．また，送血による新たな解離のチェックとともに，遮断解除，グラフト送血，自己心拍出と灌流形態が変化する際，新たな灌流障害に注意が必要である．特に術前に弓部～腹部大動脈に解離があった症例では，要注意である．

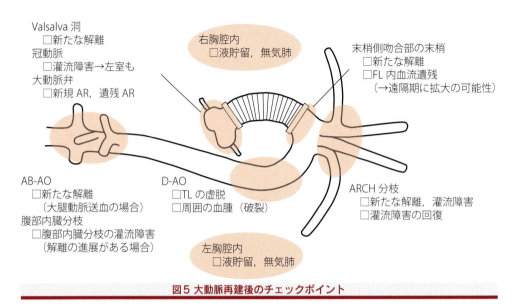

図5 大動脈再建後のチェックポイント

大動脈基部【V-05】

　本症例では冠動脈血流，ARとも異常を認めなかったが，『経食道心エコー法マニュアル』（南江堂，2012）で閉胸前に冠動脈洞の解離と冠動脈閉塞をきたした症例を紹介した（C：Aorta「急性大動脈解離：体外循環離脱後の出来事」）．このようなイベントはまれだが，体外循環離脱後にチェックしていなかったら，即座に診断し救命することはできなかっただろう．

弓部分枝【V-06】

　①新たな解離（腋窩動脈送血），②腕頭動脈，左総頸動脈の内膜損傷（遮断，ターニケット，カニュレーション，バルン拡張）に注意する．総頸動脈に新たな解離で真腔狭窄をきたした症例を経験したが，その症例ではrSO$_2$も変化しておらず，TEEでチェックしなければ起こったことすらわからなかった．周術期に進行して有意な脳虚血を起こす可能性もある．まずは変化があったという事実を知り，対策が必要かを判断することが必要である．脳灌流障害は，rSO$_2$と眼球ドプラで二重チェックできる．見えにくければ，体表エコーあるいは術野で腕頭～総頸動脈起始部をチェックするとよい．この症例では大丈夫だった．

腹部分枝【V-07】

　大腿動脈送血で腹部大動脈に新たな解離が起こることがある（C：Aorta「舞台裏で進行していたもう一つのシナリオ」）．この症例ではOKだった．

　術後経過は良好で，低酸素血症も認めず，術後CT評価でも特記すべき問題を認めず，転院の後，退院となった．元気に毎日外出し，外来に通っている．

02 左室破裂症例が開胸時にVF，DC無効：原因は？ 対処は？

CASE　７〇歳男性．高血圧，ARのフォローアップ中．

　腹部大動脈瘤に対しEVARの既往があるが，術前の心エコーで中等度AR以外特記すべき異常所見なく，CAGも有意狭窄は認めなかった．EVAR後の経過は順調であった．
　ある日，突然前胸部痛を自覚し近医を受診した．血圧が70 mmHgと低く，心電図で前胸部誘導のST上昇を認めているため，AMI疑いで当院に緊急搬送となった．到着時，意識清明だが，血圧が50 mmHgに低下．胸痛は軽減したが，重苦しさは続いている．

❶ 胸部X線，心電図（図1）

　胸部X線で著明な心陰影拡大を認める（右第1，2弓，左第3，4弓の突出）．心電図ではAFを認め，ほぼ全誘導でT波が平坦である．V_{2-6}でST上昇を認める．

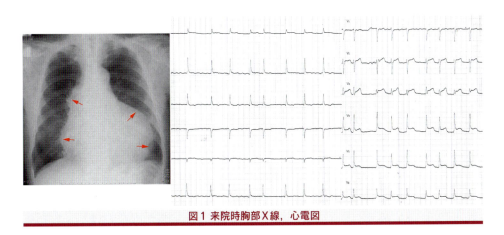

図1 来院時胸部X線，心電図

❷ 心エコー

　心タンポナーデを認める．血圧低下の主因だろう．現在，ルートを確保中で，血液検査の結果は20分ほどかかるが，今得られている情報からは，AMIによる左室破裂の可能性が高い．あなたならここでどうする？
　①原因を知るためCAGを行い，必要に応じてIABPを入れる
　②心囊ドレナージで血行動態を立て直し，CAGを実施する
　③ORに直行する
　④その他（　　　　　　　）

🧍 THINKING TIME ↗

COLUMN 04
心電図の低電位差と心タンポナーデ：どこまで正確？

　心タンポナーデがあれば四肢誘導で低電位差を認めそうなものだが，この症例のように低くないこともある．これから供覧する症例でも，低電位差と心囊液貯留が必ずしも合致しないことがまれでない．この意味で，携帯エコーといえども形態情報は貴重である．

❸ ORに直行

　筆者は，静脈ルートとAラインが確保でき次第，患者をORに運び込むこととし，移動の準備中に経胸壁心エコーを行った．ORへの直行を選んだのは，次の3つの理由による．

①原因はAMIとはかぎらない
　ST上昇を伴う心嚢内出血は，AMIによる左室破裂だけでなく，冠動脈の灌流障害を伴うA型大動脈解離の破裂でも起こりうる．あるいは，もともと冠動脈病変があり，上行大動脈瘤破裂で血圧が低下し，心筋虚血が起こった可能性もある．

②左室破裂の場合，冠動脈再開通がよい？
　AMIによる左室破裂の場合，PCIやCABGで閉塞を解除すると，出血を助長する可能性もある．しかし，CAGを行えば他領域の冠動脈病変があった場合，その情報が得られるメリットがある．そのメリットとカテ室で破裂や心停止となるリスクを考え，筆者はOR直行を選んだ．

③ドレナージで出血が増大する可能性
　心嚢ドレナージすれば血圧は持ち直すだろうが，血圧が急上昇したり出血部位に張りついていた血餅が剥がれることで再破裂するかもしれない．それを避けつつドレナージするという芸当はできない．

　ORなら，突然大出血して血圧が急降下してもすぐ体外循環に乗せて救命できる可能性が出てくるし，原因がいずれであっても治療には開胸が必要である．Hybrid ORがあれば，必要とあれば手術室でCAGも行えるし，hybrid ORがなくともCアームで簡略なCAGはできるだろう．
　もちろん，OR搬入前に血圧が維持できなくなったり心停止をきたすなら，経皮的ドレナージ（約5分）やPCPS装着（約15分）が必要となるが，可能なかぎりORに運び込み，最短の時間で体外循環を確立できる状況にしておくのが望ましい．

❹ 経胸壁心エコー （図2）

OR搬入前の心エコー所見を見てみよう【V-01】．

①広範な心嚢液貯留，右心系虚脱
②中等度AR，軽度MR
③レートの速いAF

しかし，AMIにしては左室のakinesisがはっきりしないのが意外だ．心拍動のため走査面が動いてしまうためか，あるいはAMIでないのか．左室短軸像で前壁が少し薄いようにも見えるが，他に明らかな異常を認めない．AMIでないなら，なぜ出血した？ 上行大動脈を見ようとする頃には，すでに移動の準備ができた．
　ORで麻酔導入後にまず何をチェックするか考えながら搬入しよう．

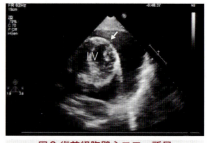

図2 術前経胸壁心エコー所見

🧠 THINKING TIME ↗

❺ 麻酔導入後のTEE （図3）

大腿動脈送血と人工心肺回路の準備と並行して，TEE評価を行った【💿V-02】．

心臓

高度の心タンポナーデで，心臓周囲にはモヤモヤエコーが充満している．TG SAX, ME LAXで左室を見ると，心基部〜心尖部にわたりakinesisは見えない．本当にAMIか？AFがあるが，左心耳内に血栓は認めなかった．

大動脈

上行大動脈には散在性に石灰化を認めるが，解離や瘤は認めない．弓部，下行大動脈も同様だ．この時点で，大動脈性出血は除外できた．原因は，やはり心臓だろう．冠動脈を調べよう．

冠動脈

左冠動脈では，LMT〜LCXの血流は確認できるがLADの血流が見えない．高度石灰化の陰になっているか閉塞のどちらかだろう．プローブ操作で石灰化を避けながら少し末梢の血流を探したが，やはり見えない．閉塞なら，akinesisが見当たらないことと矛盾する．穿孔するならその周囲はakinesisとなっていそうなものだ．

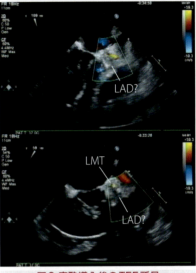

図3 麻酔導入後のTEE所見

❻ ここで不測の事態！ 胸骨正中切開中に突然VFとなった

急いで心膜を切開し，心嚢内の血液を吸引しつつ右房に脱血管を挿入し，体外循環を確立した．回路と送血の準備をしておいてよかった．しかし，DCをかけても，リドカインを投与してもDCが効かない．アミオダロンを投与しようか….

ちょっと待て．VFになる直前の左室収縮から考えて，あまりにも除細動できなさすぎじゃないか．心膜切開で圧迫は解除され，CVPが下がっているから，冠灌流圧も最初よりは少しは回復しているはずだ．何か別に足を引っ張っているものがあるはずだ．

除細動できない原因として，あなたは何を考えTEEで何を探る？ 答えは自分から取りにいかなければ手に入らない．それとも安直にすぐ大動脈遮断して心筋保護液を投与し，心停止にする？ そうしたら，止めた心臓はきちんと動き始めるのだろうか．

🔒 THINKING TIME ↗

❼ VFの原因精査 （図4）

TEE所見【 V-03】
　高度MRと著明な左室拡大（> 60 mm）を認める（A）．僧帽弁はtetheringで引き込まれている．これでは，DCも効かないはずだ．VFで左室が拡張してMRが増悪し，左房，左室が拡張するという悪循環を断ち切らねばならない．
　そこで，左室ベントを挿入し，脱血管とも合わせて血液をリザーバーに脱血し，アミオダロンも投与した．MRは減少し，除細動もできた（B）．しかし，まだよたよたで今にもVFに戻りそうだ．左室収縮も悪いままだ．

左室拡張の原因
　著明な左室拡張の原因は何だろうと不思議に思い，さらに観察したところ，ARが予想以上に高度であることに気づいた（C）【 V-03】．そこで，左室ベントからありったけの流量でベンティングして左室の張りを取ったところ，左室の収縮も回復してきた．ここからようやく心臓の観察に入った．術野の画像を見てみよう．

心臓の所見
　LADの左側に沿って，心臓表面が血腫様に見える．点状出血がじわっと広がっていくような印象である．大動脈は，肉眼的には何ともない．TEE所見と合わせ，診断は左室破裂でよさそうだ．

治療方針
　LADにバイパスすべきか否か．完全閉塞なら，前壁がakineticでないのが矛盾する．閉塞した後に再灌流したのなら，そこに一気に血流を増やすのは避けたほうがよい．止血のみとした．
　しみ出しは前壁全体で，決して1ヵ所ではない．止血剤を貼って何とか止血した．前壁はakineticではない．MRは軽減し，ベントカニューレが入っているところだけとなった【 V-04】．ARは確かに中等度以上だが，大動脈遮断して心停止し，弁置換するのはデメリットのほうが大きいと考え，弁には触らないこととした．

❽ 術後経過
　その後，体外循環からも順調に離脱し，出血もコントロールできたため，閉胸した．ドレーン出血も数日でおさまり，その後リハビリに移行した．

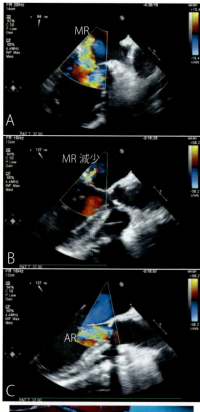

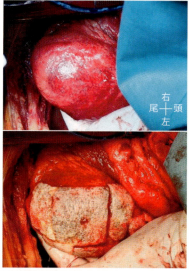

図4 VF後のTEE所見と術野所見

03 腹痛を伴うA型大動脈解離症例：置換範囲は？ 開腹は？

CASE 　　　　7〇歳女性．高血圧で通院中．

　突然，背中痛と左手のしびれを自覚して受診したが，まもなく腹痛も現れた．胸部X線で縦隔拡大を認め，MRIでA型大動脈解離と判明し，救急搬送となった（図1）．解離は上行〜胸腹部大動脈で，腕頭動脈に進展しているようだが，詳細は不明である．

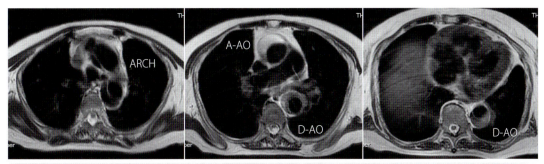

図1 前医でのMRI画像

　来院時意識清明で，血圧142/67 mmHg，心拍数60〜80/分，SpO₂ 97%（room air）と特記すべき異常なく，心エコーで心嚢内出血も認めないため，造影CT撮影を撮った（図2）【V-01, 02】．この間も「もしこの瞬間，血圧が下がったらどうするか」を考え，検査時間は最短とすることが大切だ．撮影中に心停止となり，心臓マッサージをしながらORに搬入し救命できなかったら悔やんでも悔やみきれない．

❶ CT （図2）

CTで得られた所見は以下のとおり．

　　　進展：上行大動脈〜腎動脈下の腹部大動脈，腕頭動脈〜右総頸動脈
　　　　　　右総頸動脈では真腔が半分程度に狭小化
　　　　　　late phaseで偽腔も造影される
　　　　　　第2，3分枝はintact
　　エントリー部位：不明
　　腹部大動脈分枝：進展なし

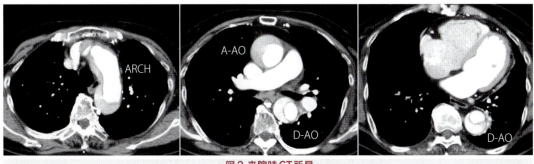

図2 来院時CT所見

SCENARIO 03 腹痛を伴うA型大動脈解離症例：置換範囲は？ 開腹は？

❷ 治療方針

急性A型大動脈解離で緊急手術の適応だが，以下の方針を決める必要がある．

置換範囲はどうする？

CTではエントリーが不明で，Ⅰ型解離なのかⅢ型解離の逆行性進展なのかわからない．エントリー部位により，術式は次のように変わるだろう．

　　　　上行大動脈近位部→上行大動脈置換
　　　　上行大動脈遠位部→hemiarch replacement
　　　　弓部大動脈→弓部全置換
　　　　遠位弓部大動脈→弓部置換 + elephant trunk
　　　　下行大動脈→TEVAR？

腹痛があるが，開胸前に開腹すべき？

急性大動脈解離で腹痛を伴う場合，大動脈の解離による痛みであることが多いが，中に腸管虚血が潜んでいることがある．開腹すべきか，するなら開胸とどちらを先にするか．開腹中に胸部大動脈が破裂しては元も子もないし，腸管虚血の治療が遅れると，救命できても大量腸管切除となりQOLを落とすことになる．

CTではSMA起始部の大動脈に解離が及んでいるが，内腔狭小化は認めずSMA自体もよく染まっている．しかしSMAが造影されていても腸管壊死が起こっていることもある．また，OR入室時には状況が変化しているかもしれない．それをどうやって確認する？

どこから送血する？

送血路は腋窩動脈，大腿動脈のどちらがよいだろう．ショックではないので腋窩動脈を優先したいが，腕頭～右総頸動脈に解離を認めるため，腋窩動脈送血では右総頸動脈の真腔を閉塞する可能性もある．腹部大動脈にリエントリーがあるなら，大腿動脈送血で偽腔送血を起こすおそれもある．

わからないのは，意識清明で左手のしびれがあることだ．解離と関連があるのか．左鎖骨下動脈に解離は及んでいないので，左上肢の血流障害ではないだろう．脳虚血があるのだろうか．

さて，自分だったら何をどう見てどのような情報からどう決定するかを考えてみよう．

🏃 THINKING TIME ↗

❸ 麻酔導入後TEE

上行大動脈（図3）【💿 V-03】

中枢側の伸展はSTJまでである．左右冠動脈ともintactでARも認めない．前壁側の偽腔に血流はほとんどなく，明らかなエントリーもない．CTで近位部の偽腔が血栓閉塞している所見に相当する．上行大動脈にはエントリーはないと判断した．

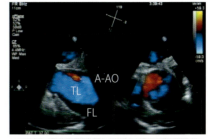

図3 麻酔導入後のTEE：上行大動脈

弓部大動脈（図4）【💿 V-04】

背側の偽腔内に拍動性血流を認める．強い逆行性血流（A）に続き，一瞬順行性血流も見える（B）．パルスドプラモードでも，to-and-fro patternだ（C）．これは何を意味するのだろう．遠位弓部に小さいエントリーを認める．肋間動脈か気管支動脈の入口部で内膜が引き抜けたものだろう．しかし，これがメインエントリーとは思えない．

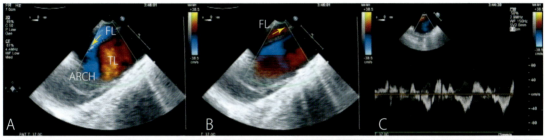

図4 麻酔導入後のTEE：弓部大動脈

下行大動脈【💿 V-05】

下行大動脈にも小さな交通孔がいくつかあるが，どれ一つ取っても，それだけでこの解離を起こすとは思えない．解離の進展でできた内膜引き抜きによる二次的な交通孔と考えるのが自然だろう．ただし交通孔の面積の総和は決して小さくないだろうが．下行大動脈でも，偽腔内の血流はto-and-froになっている．エントリーはどこなのだろうか．

腹部大動脈（図5）【💿 V-06】

下行大動脈に比べ，偽腔内血流の勢いが強い．おそらく近くにエントリーがある．偽腔内血流の向きを参考にしながら，真腔から偽腔に入り，時相が一致する血流を探す．

SMAレベル付近で偽腔に吹き込む血流を見つけた．下行大動脈内の交通孔より勢いが強い．ここが本来のエントリーだろう．しかし，どうやって証明する？

エントリー部位をどう判断するか，自分なりにまとめてみよう．

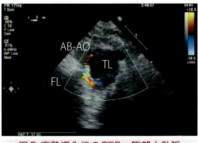

図5 麻酔導入後のTEE：腹部大動脈

🚶 THINKING TIME ↗

④ 解説

基本的には，弓部の偽腔で血流の向きをチェックし，以下の3つを判別する．

- 偽腔に血流を認めない　→血栓閉塞型あるいはエントリーが遠い
- 偽腔に順行性血流あり　→血流の方向は上行大動脈のエントリーから
- 偽腔に逆行性血流あり　→遠位弓部〜腹部大動脈にエントリー

この症例の所見をまとめると，以下のようになる．

- 弓部の偽腔で逆行性血流を認める
- 腹部大動脈に偽腔流入血流を認める
- それ以外に明らかなエントリーを認めない

これらの所見から，SMA近くの腹部大動脈に解離が発生して逆行性に進展し，肋間動脈の入口部で内膜を引き抜きながら上行し，弓部〜上行大動脈に達し，STJの直上で盲端として止まったと考えられる．上行大動脈置換あるいは弓部全置換が適切と考えられるが，弓部分枝にはほとんど進展がみられないので，上行大動脈置換の方針とした．

さて，弓部大動脈の偽腔でto-and-fro patternの血流，特に逆行性がメインで少しだけ順行性の血流が見えた機序をどう考える？

THINKING TIME ↗

COLUMN 05
エントリーを探すときのモード：Bモード，カラードプラモード？

　エントリーを探すとき，フレームレートが高く速い動きに追随できるBモードがフラップの描出には適しているが，フラップの途切れを見落としやすく，「ここにエントリーはない」と自信をもって言い切るには十分でない．

　カラードプラモードは，1mm程度の交通孔でも，血流シグナルで真腔・偽腔間の血流があること，またその方向，勢いの情報を与えてくれる．勢いのよい血流があれば，その近くにエントリーがあることがわかるし，勢いは弱くても偽腔内の血流がどちらから来ているかを見れば，エントリーが現在地のどちら側にあるかがわかるだろう．

　xPlaneを用いて2画面で見るとエントリーを探しやすいことがあるが，2画面のカラードプラではフレームレートが低く，一瞬の血流を見逃してしまう可能性があるので，何心拍か連続で観察する，あるいはカラーエリアを絞ってフレームレートを高くするなどの工夫が必要である．フレームレートが低いために血流の時相がどちらの腔で早いか判断に困るときには，カラーMモードを用いるとよい．

❺ to-and-fro patternの機序 （図6）

収縮期に腹部大動脈で偽腔に吹き込んだ血流（A）は，下行大動脈を逆行して収縮末期～拡張期に弓部大動脈に達し，偽腔内の逆行性血流を生じる（B）．この波が上行大動脈に到達する次の収縮期には，上行大動脈の真腔内圧が上昇し（C），偽腔内の血液は弓部大動脈に押し出され，偽腔内で順行性の血流が発生する（D）．

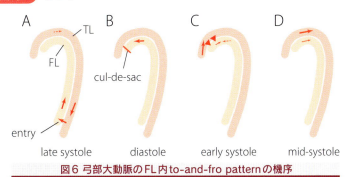

図6 弓部大動脈のFL内to-and-fro patternの機序

❻ 送血路決定のための情報収集

腹部大動脈分枝【V-06】

SMAには良好な拍動性血流がみられ，入口部や真腔の狭窄もない．腹痛は腹部大動脈に解離が進展したことが原因であり，腸管虚血はないと考え，開腹はしない方針とした．この観察と記録は，これ以後に新たな灌流障害が疑われたときのコントロール所見となるし，描出の練習にもなる．

弓部分枝【V-07】

左鎖骨下動脈には解離を認めない（図7）．左総頸動脈内のフラップ様陰影（A矢印）は，血管外からのサイドローブである．この拍動で動かず，トランスデューサとの距離が一定であり（B），プローブ先端の上方屈曲により消失するからである（C）．右鎖骨下動脈と右総頸動脈には解離がある（図8）．偽腔には，血流が見えない．左手のしびれは右総頸動脈の真腔狭小化による脳灌流障害が原因かもしれない．

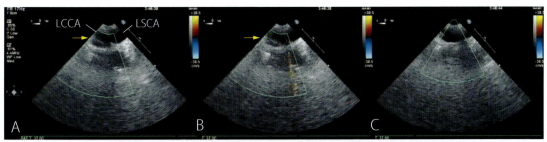

図7 左鎖骨下動脈と左総頸動脈の所見

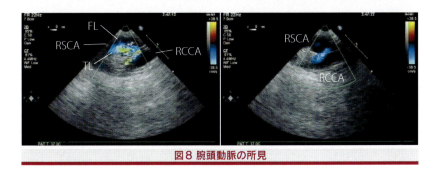

図8 腕頭動脈の所見

これらの所見から，送血路をどうするかを考えてみよう．

THINKING TIME

❼ 送血路決定〜体外循環

筆者は，この症例で右腋窩動脈と右大腿動脈を送血路として選択した．その根拠は以下のとおりである．

- 右腋窩動脈に解離がなく，腕頭動脈の真腔狭窄も高度でない
- 右鎖骨下動脈と右総頸動脈の交通が保たれている
- 右鎖骨下動脈の偽腔に血流が見えず，偽腔送血を起こす可能性は低い
- 腹部大動脈の偽腔送血のリスクは低い

大腿動脈送血のみだと腹部分枝の灌流障害が起こる可能性があるが，右腋窩動脈と同じ径のカニューレで送血することで，リスクは低くなると考えた．

心膜切開すると，偽腔が血栓化している上行大動脈は，解離した部分が赤黒く変色している（図9）．体外循環を開始し，冷却を開始した．ここでチェックすべきポイントがある．

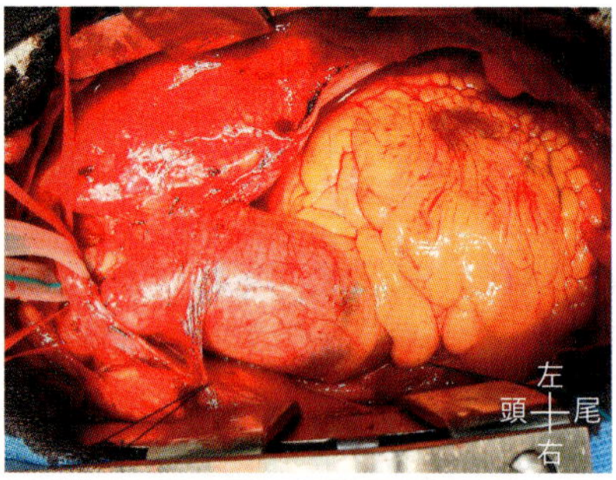

図9 心膜切開時の所見

右総頸動脈の灌流

送血により，右鎖骨下動脈〜腕頭動脈と腹部大動脈〜下行大動脈は逆行性灌流となる．腕頭動脈の解離は盲端となっており，弓部にも明らかなtearがないため，右腋窩動脈灌流により真腔はやや拡大し，右総頸動脈や左総頸動脈を灌流すると予想しているが，そのとおりになっているかチェックする（TEE, NIRS, 眼球ドプラなど）．

右腋窩動脈送血による新たな解離

カニューレ送血による新たな解離が起こった場合には，弓部の偽腔が拡大し真腔が虚脱するだろう．腕頭動脈と左鎖骨下動脈に注目しておけば，わかるはずだ．

大腿動脈送血による偽腔送血

この可能性もゼロではない．下行大動脈〜腹部大動脈をチェックしておこう．

体外循環を開始後，これらの懸念はすべて除外されたため，全身冷却を開始した．VFとなった時点で大動脈遮断して大動脈を切開し，順行性心筋保護を行った．上行大動脈にエントリーは認めない．中枢側では，偽腔の盲端の血栓を吸引除去し，グルーで内外の壁を接着し，フェルトの帯を当てて断端形成した．循環停止とし，弓部分枝を遮断して大動脈の遮断を解除．左総頸動脈と左鎖骨下動脈に内腔からカニュレーションして脳分離体外循環を確立した．末梢側は偽腔がまったく開存しているため，グルーは用いず，フェルトの帯だけで断端形成した．グラフトの末梢端と吻合した．

さて大動脈再建後の評価に移ろう．何が起こりうる？ そのために何をチェックする？

🧍 THINKING TIME ↗

⑧ 体外循環離脱中のチェック

　体外循環から離脱する間にチェックすべきことは，次の2つである．もし追加で何らかの処置が必要となるなら，体外循環を下りる前がチャンスである．

　　　①吻合部からの新たな解離
　　　②偽腔の変化と分枝灌流

　吻合部では，組織のcuttingで解離が起こることがある．チェックすべきは次の2つ．

　　　・冠動脈洞への進展→冠動脈の灌流障害
　　　・末梢側吻合部の解離：術前とは異なる新たな解離

　これらは，術前にはなかった状況を生み出す．下行大動脈の壁にかかる圧も変化し，破裂や新たな分枝灌流障害の可能性も出てくる．この症例にかぎっていえば，ここに新たなエントリーができても腹部大動脈にあった元のエントリーがリエントリーとなり，偽腔内圧がventingされるから大丈夫だが，一応チェックはしておこう．腕頭動脈には解離が残っているが，これがどう変化するかもチェックしておきたい．

　本症例は，弓部大動脈以下にまだ解離が残っており，エントリー切除もできていない．また，術前には上行大動脈にあった盲端が，弓部大動脈近位部に移動し，上行大動脈の偽腔の容積分だけcapacityが減っているため，弓部分枝を含め下行大動脈にも圧のかかり方が変化している．まずこの時点で心配なのは，真腔の狭小化と灌流障害なので，これらをチェックしておく．

⑨ 体外循環離脱後

　体外循環離脱後には，心拍出が加わり灌流圧も高くなってくるため，このタイミングで新たにcuttingが起こることもある．体外循環終了後に，再度全体をチェックすることが望ましい．

　大動脈再建後のTEE画像を見てみよう【V-08】．
　左鎖骨下動脈と左総頸動脈は解離なく，血流も良好である．右鎖骨下動脈は内腔全体が真腔となり血流は良好だが，右総頸動脈はまだ真腔が小さい．ゲインを少し高くして，腕頭動脈のフラップを描出している．弓部大動脈の偽腔内血流は弱まった．下行大動脈内も偽腔内血流はほとんど見えない．末梢側に行くほど，勢いのよい血流となる．腹部大動脈では，偽腔内に勢いのよい血流がみられる．おそらくここがエントリーで間違いない．左腎動脈起始部のフラップに亀裂があり，そこから偽腔内に吹き込んでいる．上腸間膜動脈の血流が最初見づらかったので，Bモードゲインを下げ，速度レンジを下げて，血流を確認したのに気づいただろうか．パネル操作で所見が変わるのである．

　術後経過は順調である．

04 右手の脈を触知しないA型大動脈解離症例：安全な送血ルートは？

CASE　6〇歳女性．高血圧症の治療中．

突然の胸部絞扼感で救急搬送された．意識清明だが，右手の脈は触れず，左も弱い．

❶ 胸部X線，心電図　（図1）

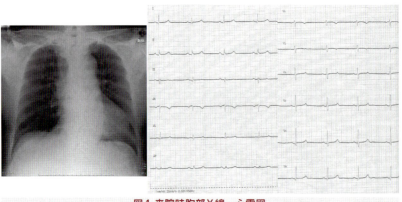

図1　来院時胸部X線，心電図

　胸部X線で，上縦隔の拡大，上行大動脈の右方への突出を認める．胸腔内出血などの所見はない．心電図では，46/minの徐脈を認め，四肢誘導で低電位である．

❷ CT　（図2）【V-01】

急性A型大動脈解離と診断した．所見は以下のとおり．

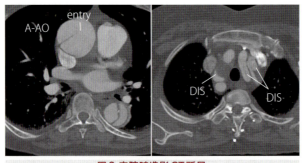

図2　来院時造影CT所見

　　　解離の範囲：上行大動脈（左右冠動脈近傍）〜腹部大動脈（CEAレベル）
　　　エントリー：上行大動脈，心タンポナーデ：なし
　　　弓部分枝：左鎖骨下動脈：解離し真腔狭小化（偽腔血栓化），腋窩動脈intact
　　　　　　　　左総頸動脈：基部から解離あり，血流は真腔≒偽腔
　　　　　　　　腕頭動脈：真腔狭小，偽腔閉塞，右鎖骨下動脈起始部に解離進展，右総頸動脈intact
　　　腹部分枝：CEA入口部で内膜が引抜け，偽腔から灌流，SMA，腎動脈はintact

　急性A型解離の診断で緊急手術を行う方針とした．さて，あなたはどのような治療戦略を立てるだろう？　置換する範囲は？　送血路はどこに置く？　TEEで何をチェックする？

THINKING TIME ↗

❸ 麻酔導入後のTEE （図3）

上行大動脈【 V-02】

解離は前壁側でSTJにまで達しているが，冠動脈洞には進展しておらず，冠動脈は両側ともintactである．上行大動脈にBモードでエントリーが見え，真腔から偽腔に流入する血流がカラードプラモードで見える．大動脈基部置換は必要なく，上行大動脈置換あるいは上行弓部置換を選択することになりそうだ．

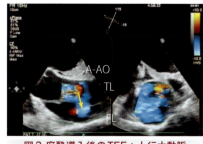

図3 麻酔導入後のTEE：上行大動脈

腹部大動脈【 V-03】

下行大動脈からプローブを進める．画面下に見える真腔のほうが血流の勢いが強い．途中からフラップが見えなくなり，10時方向のエリア内から左下（7～9時方向）に向かって吹き込む血流が見える．ここでフラップが走査面と接線方向にあるのかもしれない．

ちょうどこのあたりでCEAが現れるが，血流は拡張期にも連続性に流れる尾を引くような血流で，大動脈の真腔で見られた血流と異なるパターンである．また，内腔の一部にしか血流がみられないのも奇異に感じる．フラップがCEAの入口部を被覆する形になって血流を少し阻害しているのかもしれない．

さらにプローブを進めていくと，CEAに代わってSMAが見え，間を左腎静脈が横切る．SMAの血流は遅延もなく，内腔全体に勢いのよい血流である．少なくとも，腸管虚血はなさそうだ．右腎動脈の血流も確認できた．左腎動脈は一瞬見えるだけである．

これらの所見から，腸管虚血は無く開腹の必要はなさそうだが，CEAの灌流障害もあるかもしれない．体外循環開始後，大動脈形成後などに再確認し，有意な虚血をきたしていないかを確認することが必要と判断した．

弓部分枝【 V-04】

弓部分枝の所見は，送血路決定にも関わってくる．まずCT所見からTEE所見を想像してみて，実際の画像をご覧いただきたい．TEEで得られる新たな情報は，フラップの動きと真腔，偽腔内の血流速度である．TEEを見たうえで送血路をどうするかを考えよう．

🪑 THINKING TIME ↗

COLUMN 06
何が大動脈解離の進展を決める？

大動脈解離が冠動脈洞に進展する場合としない場合があるが，何が決め手だろう．解離の進展には，「偽腔内圧＞真腔内圧」が必要である．順行性なら，エントリーから偽腔に吹き込む血流が真腔内血流より強い場合である．一方，逆行性進展には，真腔と偽腔で圧のタイミングがずれるメカニズムが働く．冠動脈洞内の圧は収縮期で最大となり，以後はARがないかぎり80 mmHgくらいである．このときに偽腔内とそれ以上の圧がかかるためには，エントリーが離れている必要がある．大動脈基部の圧が下がる拡張期の隙を突くように偽腔内圧上昇が起こると，解離が逆行性に進むのだろう．逆行性進展は大動脈基部の破裂も起こしかねないので，決して侮れない．

④ 弓部大動脈の所見

左鎖骨下動脈（図4）

　解離し，起始部で真腔は狭小化，偽腔起始部に弱い血流（A），末梢でモヤモヤエコーを認める（B）．左椎骨動脈と左内胸動脈の血流は順行性である（C）．リエントリーがなく，左腋窩動脈送血は安全にできそうだ．

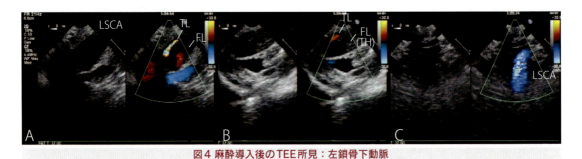

図4 麻酔導入後のTEE所見：左鎖骨下動脈

左総頸動脈（図5）

　画面下方の真腔に血流は見えるが，やや細い．偽腔にはモヤモヤエコーは見えないが，明らかな血流はない．入口部にエントリーはなく，カニューレは安全に挿入できそうだ．

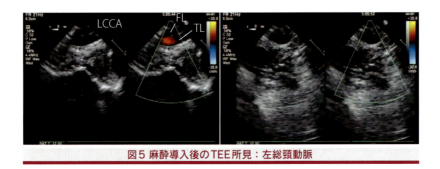

図5 麻酔導入後のTEE所見：左総頸動脈

腕頭動脈，右鎖骨下動脈，右総頸動脈（図6）

　腕頭動脈は，偽腔が拡張し真腔を虚脱している（A）．右手の脈が触れない原因である．右総頸動脈には解離進展はない．短軸像では血流が見えないが，90°で速度レンジを落とすと見える（B）．順行性血流が低下している．右鎖骨下動脈の血流は順行性である（C）．腕頭動脈が高度狭窄なのになぜだろう？

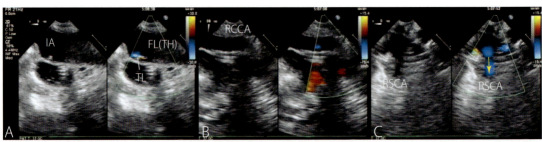

図6 麻酔導入後のTEE所見：腕頭動脈

THINKING TIME ↗

⑤ 弓部の所見(続き)と送血路,置換範囲決定

右鎖骨下動脈血流の謎(図7)

右内胸動脈は順行性血流だが,右椎骨動脈血流は逆行性である.右鎖骨下動脈末梢の血流は右椎骨動脈から補われている(subclavian steal).

以上の所見から,両上肢ともこの患者の中心血圧を示していないことがわかる.大動脈血圧が高くても気づかれず,大動脈破裂を起こす可能性があることを念頭に置いておこう.このような症例では,下半身で血圧をモニターするのが最も正確だ.

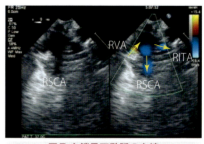

図7 右鎖骨下動脈の血流

送血路

腕頭動脈にリエントリーはなく,右腋窩動脈から安全に送血できそうだ.そうすれば,右椎骨動脈にも順行性に血液が流れsubclavian stealは解消できる.ただし,総頸動脈灌流が回復する保証はない.送血開始後に総頸動脈血流をチェックしよう.腕頭動脈の真腔が回復しない可能性もある(📖 C:Aorta『A型大動脈解離:腋窩送血のpitfall』).その場合,十分な全身灌流量が得られない可能性があるので,別の送血路も用意しておいたほうがよい.また,腕頭動脈の真腔が開かないと,単独のローラーポンプで送血すると灌流圧が急激に跳ね上がるおそれがあるので,遠心ポンプか並列送血が望ましい.

以上のように考え,両側腋窩動脈送血とした.大腿動脈送血を加えてもよいが,内臓血流が少し複雑なため不安が少ない選択をした.両側腋窩動脈送血で十分灌流できないときには大腿動脈送血を加え,そのときには注意深く内臓血流をモニターすることとした.

置換範囲

上行大動脈置換,弓部大動脈全置換のどちらも正解だが,それぞれpitfallがある.

①上行大動脈置換

偽腔を閉鎖し真腔のみとすれば,リエントリーがない3分枝は偽腔が血栓閉鎖し,次第に退縮するだろう.ただし真腔がすぐに十分回復する保証はない(📖 C:Aorta『下肢脱力で発症した劇症A型大動脈解離』).また,末梢側吻合部で新たな解離が起こったら,偽腔拡大と真腔狭小化を起こし,脳灌流障害を残す可能性がある.

②弓部全置換

分枝再建により起始部の真腔は確保できるが,3分枝とも吻合部が解離して脆弱なので,ここに新たなエントリーを生じ末梢の灌流障害を起こすかもしれない.いずれにしても大動脈再建後に3分枝の血流を評価することが必要である.

これで方針は決まった.以上の情報から,どのような術野の光景を想像する?

🧠 THINKING TIME ↗

❻ 術野所見と手術　（図8）【V-05】

両側腋窩動脈送血で体外循環を無事確立できた．大動脈遮断し，大動脈を切開すると，エントリーは上行大動脈中央やや基部よりで肺動脈側にあり，縦2cm長であった．上行大動脈遠位部は全周解離していた．

中枢側をSTJの1cm上で離断した．解離は右冠動脈には達していなかった．偽腔内の血栓を除去し，グルーで接着し，内外フェルトを当てて断端形成し，中枢側吻合した．末梢側は，右腋窩動脈送血をしながら腕頭動脈の偽腔内血栓を吸引除去してグルーで固めた．腕頭動脈を軟らかいブルドック鉗子で遮断して，腋窩動脈送血で脳分離体外循環を確立し，中枢側と同様に断端形成し，末梢側吻合を行った．

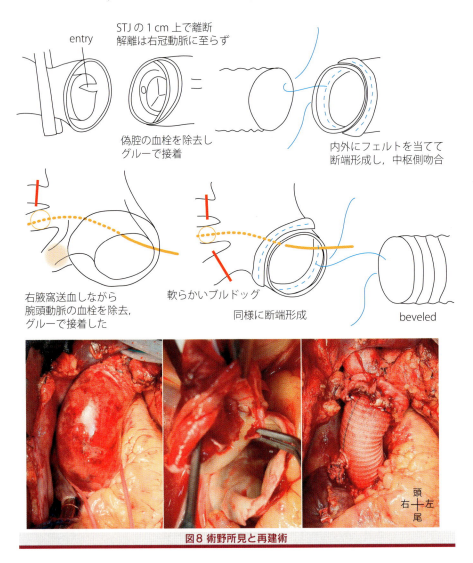

図8　術野所見と再建術

さて，大動脈再建後にチェックすべきことがある．何か？

THINKING TIME ↗

⑦ 大動脈再建後の評価

腋窩動脈送血→側枝送血【V-06】
まず，腋窩動脈送血のままdirect echoで腕頭動脈～右総頸・鎖骨下動脈の血流をチェックした．起始部に少しだけ真腔が狭小化した部分があるが，有意ではない．腋窩動脈送血を中止し，大動脈グラフトの側枝からの送血に切り替えると，血流の方向が逆転したが，灌流障害は認めないことを確認できた．

下行大動脈～腹部大動脈【V-07】
下行大動脈では，画面上側に真腔が見えているが，偽腔内はモヤモヤエコーとなっている．腹部大動脈では真腔が下側に回り込んでいる．CEAとSMAをチェックした．
　CEAは，真腔がぐっと伸びてきて，内腔に連続している．偽腔を介しての血流ではない．入口部で血流の加速や血流幅の狭小化もなく，灌流は良好と判断した．
　SMAは，あまり明瞭には見えない．起始部で若干真腔が狭くなっているのかもしれないが，末梢に血流がしっかりとらえられているので，OKとした．

弓部大動脈【V-08】
左鎖骨下動脈，左総頸動脈とも偽腔はまだ残存しているが血流はなく，真腔の大きさはやや回復している．右鎖骨下動脈も血流は良好で，右総頸動脈の血流も正常となった．右椎骨動脈の血流も順向性となった．また，腕頭動脈の狭窄は消失している．

⑧ 術後CT （図9）【V-09】

左鎖骨下動脈，左総頸動脈とも血流は真腔のみとなり，腕頭動脈の真腔とともに内腔が回復した．CEA起始部も灌流障害は認めない．

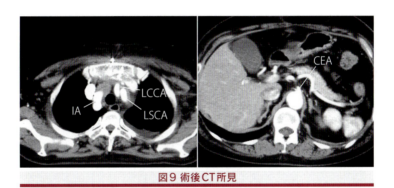

図9 術後CT所見

その後の経過は良好である．

05 左不全麻痺，意識障害を伴うA型大動脈解離：血圧低下ですぐORに

> **CASE**　4〇歳男性．高血圧を指摘されたが無治療．

　突然右側腹部〜背部に強い痛みを感じ，近医を受診した．血圧130/60 mmHg，身体所見に明らかな異常を認めないが，痛みで側臥位しかとれないため，鎮痛薬を使いながら腹部単純CTを撮った．胆石以外異常所見なく，いったん経過観察となったが，数時間後に左不全麻痺，意識レベル低下をきたした．頭部・胸部造影CTで，急性A型大動脈解離と判明し，救急搬送されてきた．

　来院時血圧は80 mmHg台で，意識レベルがさらに低下したためすぐORへ搬入した．今の情報は，前医のCTのみであり（図1）【V-01】，読み取れる情報は以下のとおりである．

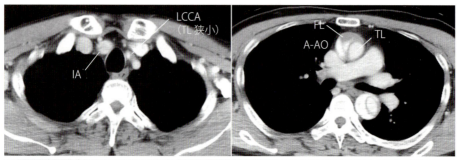

図1　前医のCT所見

範囲：冠動脈洞〜右腸骨動脈（偽腔は造影される，左腸骨動脈はintact）
タンポナーデ：なし
エントリー：不明
上行大動脈：偽腔は血栓化あり
弓部大動脈：真腔より偽腔のほうが早く造影される
下行大動脈：ほぼ全周解離
冠動脈：左右とも入口部近くまで解離が及ぶ
弓部分枝：左鎖骨下動脈はintact，左総頸動脈の真腔は狭小化，偽腔は血栓化
　　　　　右総頸動脈，右鎖骨下動脈はintact，腕頭動脈内にフラップを認める
腹部分枝：いずれも真腔から起始，偽腔内血流あり，真腔狭窄なし

　現在，以下の疑問がある．判断するために情報が必要なら，TEEで何をチェックする？

①手術術式：冠動脈再建，大動脈弁置換が必要？　弓部は置換する？　その根拠は？
②送血路：腋窩動脈（片側，両側），大腿動脈送血，あるいは両者？
③側腹部痛があったが，開腹する？　するとしたら，どの段階で？
④脳灌流：片麻痺，意識障害は脳血管が原因？　それならいつどのように対処する？
⑤血圧低下の原因は？

THINKING TIME ↗

❶ 麻酔導入後のTEE

大動脈基部～上行大動脈【V-02】

①AR（図2）

経胸壁心エコーもとらず急遽ORに搬入したが，有意なARがある．ME AV LAXで逆流ジェットは左室流出路径の約半分を占める（A）．解離はRCC側，NCC側でSTJを越えて進展し，NCCの逸脱がARの原因と考える．ME AV SAXで解離によるN-L交連の脱落を認める（B）．左室拡大がなく，今回の解離により起こった急性ARと考えた．

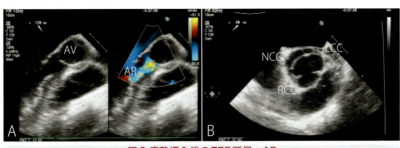

図2 麻酔導入後のTEE所見：AR

②冠動脈（図3）

左右冠動脈とも，入口部の手前まで解離が達している．冠動脈内には進展していない（A, D）が，拡張期にフラップが入口部を覆いそうだ．左冠動脈は，LMT～LAD，LCXまで描出でき，いずれもintactである（B, C）．左室壁運動異常も認めない．現時点で明らかな心筋虚血はないが，体外循環開始後にフラップがめくれかえって入口部を閉塞しないか注意が必要である．

右冠動脈の画像Eについて一言．一見，右冠動脈にも見える低エコーの線状陰影は音響陰影であり，左側が本物の右冠動脈である．音響陰影は，大動脈内の内膜フラップを接線方向に通過する部分で生じている．超音波が組織を通過する際に減衰した結果である．

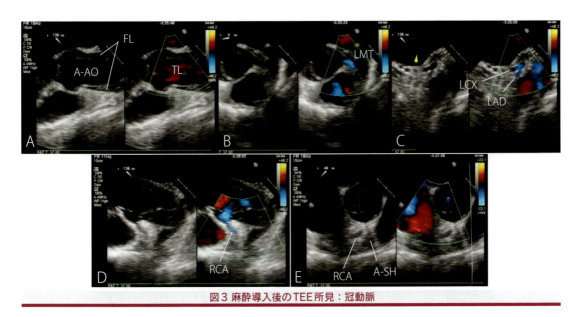

図3 麻酔導入後のTEE所見：冠動脈

上行～弓部大動脈（図4）【V-03】

　上行大動脈の偽腔内には血流を認めず，血栓化が始まっている（A）．CTの偽腔内血栓の所見に相当する．UE ARCH LAXで，偽腔に逆行性血流と順行性血流が見える．パルスドプラでも同様である（B～D）．エントリーは弓部より末梢と考え，下行大動脈以下でエントリーを探した．

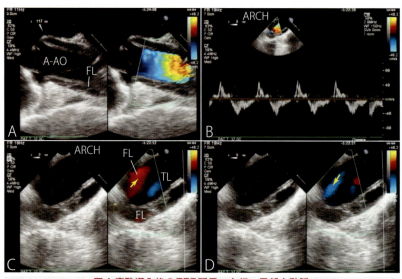

図4 麻酔導入後のTEE所見：上行～弓部大動脈

腹部大動脈（図5）【V-04】

　CEAレベルの大動脈で，偽腔内に真腔とほぼ同じタイミングで勢いのよい血流を認める．ここにメインエントリーがあり，逆行性に解離が進展したのだろう．CEAの血流は描出できるが，入口部に狭窄があるかもしれない．SMAは血流良好，左腎動脈も血流良好である．右腎動脈は血流シグナルを検出できない．

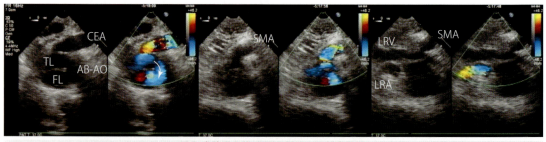

図5 麻酔導入後のTEE所見：腹部大動脈

弓部分枝

　弓部分枝の描出は，少し時間がかかりそうなので，後回しとした．その代わり，眼球ドプラを行い，左右総頸動脈の灌流をチェックした【V-05】．いずれも血流が取れた．

　これらの情報から術式，送血路はどう決定する？　また開腹はどうする？

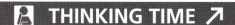

THINKING TIME ↗

❷ 手術術式

基部置換の要否

解離は冠動脈洞まで達して冠動脈に迫り，交連の脱落によりARも起こしているが，冠動脈入口部の内膜はintactである．冠動脈洞の外壁がintactなら，接着し冠動脈を温存することは可能である．ARに関しても，交連の脱落をグルーで接着しSTJ上で断端形成すれば，制御できそうである．必要があれば，交連の吊り上げ（suspension）を加える．

もし冠動脈内まで解離が進展していたら，血栓を可及的に吸引してグルーで固定すれば，冠動脈の真腔は復活するが，断端形成部で内膜のcuttingが起こり，接着部が再解離して冠動脈の真腔が閉塞する可能性は念頭に置いておく必要がある．再解離までは起こさなくても，血栓吸引，接着のみで再建した症例で，直後は経過良好でも術後早期に心不全をきたし死亡することもある．特に解離の時点でLMTの内径が狭い場合は，要注意である．安全を見込んで，LADに1本バイパスを追加したほうがよいだろう．

この症例では，基部置換は不要と判断した．またエントリーが腹部大動脈にあるため，上行大動脈置換でよいと判断した．

送血路

弓部分枝の情報が十分とはいえないが，左総頸動脈と左鎖骨下動脈は入口部で解離がとどまっているようなので，左腋窩動脈から安全に送血できそうだ．左総頸動脈は，CTで真腔が狭小化しているが，眼球ドプラでしっかり血流が取れるので，全身灌流をしっかり行うことで切り抜けよう（NIRSでモニターしつつ）．腕頭動脈内にCTでフラップを認めるが，右総頸動脈，右鎖骨下動脈がintactなので右腋窩動脈送血は大丈夫と考えた．いずれも，後で時間に少しでも余裕ができたら，体外循環前にチェックし，送血後にも再度確認しよう．

十分な全身灌流がほしいので，大腿動脈送血を加えることとした．ただし，腹部大動脈レベルにエントリーがあるため，大腿動脈送血メインとなると偽腔灌流が起こりやすい．そのため，大腿動脈と腋窩動脈に同径のカニューレを用い，大腿動脈送血が優位にならないようにしよう．さらに，送血後にトラブルが起こっていないことを送血開始直後に確認することとした．

開腹の要否

CEAの入口部がやや狭いとしてもSMAはintactで，腸管虚血はまず起こらないと判断し，開腹はしないこととした．ただし，体外循環離脱中に再チェックする．

このようにして送血を開始し，術野でdirect echoを用いてチェックした【V-06】．左総頸動脈は真腔メインの血流で，偽腔にも少し血流があった．右鎖骨下動脈，右総頸動脈～腕頭動脈の分岐部では，真腔にのみ血流があり，偽腔には血流を認めない．また，TEEで腹部内臓分枝もチェックし，SMAの血流が変わりないことを確認し，全身冷却を進めた．

さて，CTとTEEの情報から，術野での所見がイメージできるだろうか．

🔦 THINKING TIME ↗

❸ 術野での様子　（図6）【V-07】

　心膜切開すると，上行大動脈〜腕頭動脈，左総頸動脈は赤色調に変色していた．右室流出路の心外膜下出血はあったが，心嚢内への出血はなかった．

　大動脈遮断後，上行大動脈を横切した．冠動脈洞に解離が及び，偽腔内に軟らかい血栓がこびりついていた．CT所見，TEE所見と肉眼的に見る軟らかさを対比しておこう．血栓を吸引除去してグルーで接着し，フェルトで補強し断端形成した．人工血管と中枢側吻合した後，心筋保護液を投与した．このときTEEでARと冠動脈血流をチェックした．

　循環停止とし，大動脈遮断を解除して腕頭動脈，左鎖骨下動脈を遮断し，左総頸動脈は内腔からカニューレで灌流した．弓部大動脈の偽腔から血液が返ってくる．椎骨動脈から肋間動脈を通じて偽腔に流れ込むのかもしれない．フェルトの帯を当てて断端形成し末梢側吻合を行った．

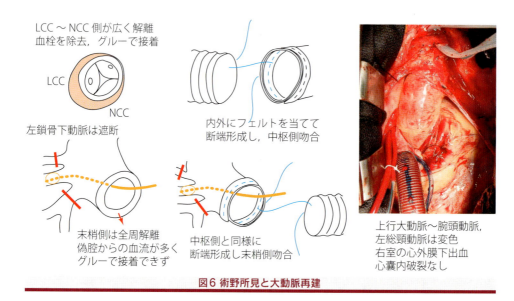

図6 術野所見と大動脈再建

　しかし，hot shotを注入し遮断解除したとき，突然右のrSO$_2$が低下した．原因は何だろう．何の情報を集め，どう対処する？

🧠 THINKING TIME ↗

COLUMN 07
緊急で病態がわからないときの単純CT

　この症例では，初診時に側腹部痛〜背部痛があった時点で腹部CTを撮っているが，原因が不明な段階では，広い範囲を含めて撮影することをお勧めする．もし最初に胸部を含めて撮っていたら，この時点でSCENARIO 01のように解離の診断がついていたかもしれない．また腹部を撮影するときには，ぜひ大腿までは撮っておこう．腸骨動脈領域の石灰化による閉塞があると，その側から送血することが難しくなる．いったん送血管を入れ始めてやり直すよりは，CTで当たりをつけてはじめから勝ち目の多いほうにアプローチするのがよい．

❹ チェック項目

rSO₂は，oxyHbとdeoxyHbの合計のうちoxyHbの割合（％）で，oxyHb低下，deoxyHb増加いずれでも低下し，それぞれ複数の原因があるが，脳灌流低下の有無が大切である．Direct echoで弓部分枝を，眼球ドプラで眼底の血流をチェックした．いずれも良好な血流が認められ，灌流障害なしと判断した．

体外循環離脱中に弓部分枝の血流をチェックした（図7）【V-08】．真腔は半分くらいだが，血流は良好である．左総頸動脈の偽腔内は血栓化しつつあり，腕頭動脈ではモヤモヤエコーの中に少し血流が見える．

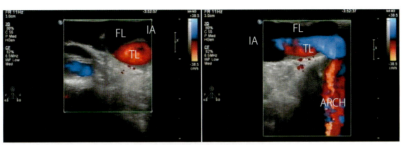

図7 体外循環離脱時の腕頭動脈血流（direct echo）

腹部内臓動脈の血流をTEEで評価した（図8）【V-09】．CEAは入口部で真腔が狭くなっている（A）．偽腔内にモヤモヤエコーが見える．SMAは術前と同様である（B）．

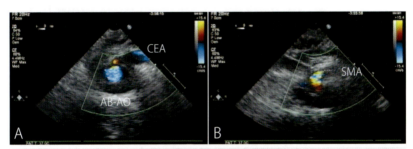

図8 体外循環離脱後の腹部内臓動脈血流

❺ 術後CT （図9）【V-10】

右総頸動脈に解離あり，血流は真腔≒偽腔．右鎖骨下動脈はintact．腕頭動脈は起始部から弓部内まで解離が続き，血流は真腔≒偽腔．下行大動脈〜腹部大動脈では真腔がやや狭小化している．血流は真腔＞偽腔で，偽腔の血栓化はみられない．CEAのみ入口部が少し狭いかもしれない．腎動脈以下で，血流は真腔≒偽腔である．

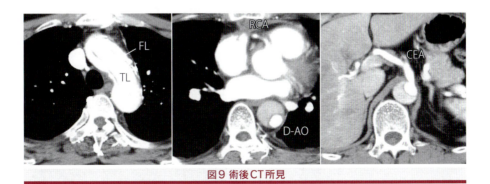

図9 術後CT所見

術後，覚醒は問題なく，経過は良好であった．

06 亜急性A型大動脈解離症例の術中イベント：救命の糸口を探れ！

CASE　8〇歳女性．高血圧でフォローアップ中．

息が詰まる感じを自覚し，軽快しないため2週後に受診した．

❶ 胸部X線，心エコー（図1）

胸部X線で，弓部の突出，軽度心拡大を認め，心エコーでは，上行大動脈の拡大，軽度ARを認める．

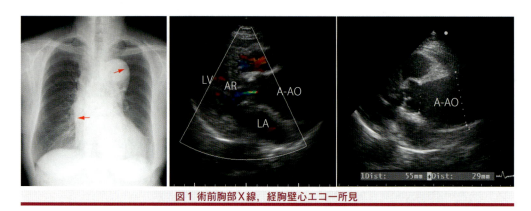

図1　術前胸部X線，経胸壁心エコー所見

❷ CT（図2）

上行大動脈の解離性大動脈瘤を認める【V-01】．弓部大動脈以下は正常である．上行大動脈の径は5 cm以上で，2週前の発症と考えると，急速な拡大，破裂の可能性があるため，準緊急手術となった．

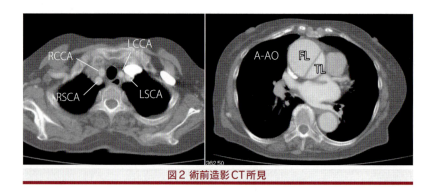

図2　術前造影CT所見

上行大動脈置換の方針とし，両側腋窩動脈送血，右房脱血で体外循環を行う予定とした．右腋窩動脈は十分径がありカニューレ送血としたが，左腋窩動脈は径が細く，右大腿動脈送血に変更した．Pump-onしたとき，筆者は弓部大動脈〜弓部分枝を観察していた【V-02】．この画像を見て，あなたはどう判断する？　血行動態にまったく変化はない．

🔍 THINKING TIME ↗

❸ 大変なイベントであり，あなたは即座にアクションを起こさなければならない

腋窩動脈送血によって発生した大動脈解離である．弓部をフラップが横切り，真腔が虚脱した．即座に送血を停止しなければならない．送血を続けたら，下行大動脈の破裂，脳や腹部内臓の虚血を起こしかねない．起こるとはかぎらないが，起こってからでは遅いのである．ここで非常に重要なことは，「他の誰も解離の発生に気づかなかったこと」である．

外科医

外科医が気づくなら，大動脈の色調変化だろう．しかし，目の前に大動脈が見えていたにもかかわらず，TEEで上述の所見を認め，術中解離である旨を伝えたが，「そういえば，腕頭動脈の基部あたりの色がおかしいかな」という程度だった．

CE

送血開始時の灌流圧の異常な上昇が唯一の手がかりだろう．しかし，大腿動脈と同時送血ならほとんど灌流圧の変化はないだろうし，解離進展の先にリエントリーができると，灌流圧は元に戻ってしまうだろう．どこかで破裂して失血し，マイナスバランスになったら異常に気づくかもしれないが，それでは遅すぎるし救命のチャンスを失いかねない．

麻酔科医

麻酔科医が気づくなら，以下のような重篤な合併症を示す所見，データだろうが，この症例ではいずれも起こっていなかった．

　　①左鎖骨下動脈に解離が及んで左橈骨動脈の動脈圧ラインの血圧が低下
　　②冠動脈に解離が及び，心電図モニターでST上昇が出現
　　③右総頸動脈に解離が進展して総頸動脈を閉塞し，rSO_2が急に低下
　　④破裂による血圧低下

緊急の対応

あなたが取るべき行動は次の5つであり，まさに筆者がこの瞬間に行ったことである．

　　①腋窩動脈送血を停止し，自己心の拍出に戻す
　　②他の部位からの送血を準備する
　　③弓部より末梢の破裂と全分枝の灌流をチェックする
　　④送血を開始したら，全分枝の灌流を再度確認する
　　⑤引き続き下行大動脈以下の破裂に気を配る

送血をただちに停止し，自己心に戻したうえで大腿動脈送血を準備した．その間に，胸腔，縦隔などの出血，新たな灌流障害をチェックした．この画像を見て，どう判断すべきか考え，次の指示を出してほしい【V-03】．

🅱 THINKING TIME ↗

❹ 分枝灌流と破裂のチェック

上行大動脈〜基部（図3）【💿V-04】

　まず，両側冠動脈をチェックした．冠動脈の灌流が途絶すると，短時間で回復困難な心不全の下地が完成するからである．上行大動脈に亜急性解離があるため逆行性には進展しにくいだろうが，可能性はある．実際に元の解離とは別の層で進展した術中解離も経験している．この症例では幸い両冠動脈ともintactであった．

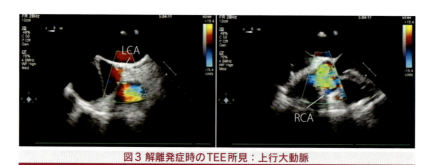

図3　解離発症時のTEE所見：上行大動脈

COLUMN 08
術中解離：もし心筋虚血をきたしたら

　まず心拍出に戻した状態で冠動脈灌流が回復するかをチェックする．また，別の送血路からの灌流を開始した後にチェックする．回復しなければ，冠動脈にバイパスを置かなければならず，至急大伏在静脈を採取する必要があるからである．

下行大動脈〜腹部大動脈（図4）【💿V-05】

　わずか数秒で送血を停止したにもかかわらず，解離はすでに腹部大動脈まで達していた（A，B）．幸い明らかな縦隔内出血，左胸腔内出血は見られない．腎動脈は見えないが，CEAとSMAに明らかな灌流障害はない（C）．下行〜腹部大動脈に可動性の粥腫や大動脈瘤は見えず，大腿動脈送血で脳梗塞を起こすリスクは低いと考えた．しかし，偽腔内にも血流が見えることに注目してほしい．末梢側にリエントリーができていることを示している．この時点で腸管虚血が起こっていなくとも，大腿動脈送血による偽腔送血や大動脈遮断により，あるいは大動脈再建後に新たな灌流障害が起こる可能性が新たに生じたのである．

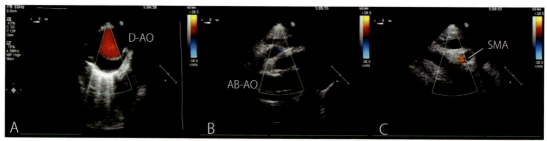

図4　解離発症時のTEE所見：下行〜腹部大動脈

COLUMN 09
術中解離：もし血胸を起こしたら

　術中解離のため左胸腔内に破裂した場合を考えておこう．大量の血液が胸腔に流れ込み，体外循環が回らなくなるおそれがある．その場合，ただちに開胸し破裂部位を手かガーゼで押さえ，それでもコントロールできなければ内吸引で返血しながら，急ぎ下行大動脈置換あるいはステントグラフトを準備する必要があるだろう．

COLUMN 10
術中解離：もし内臓虚血を起こしたら

　もちろん内臓からは教えてくれないので，自分でチェックしなければならない．大腿動脈送血に切り替えても虚血が継続する場合，開腹しSMA末梢から灌流する必要がある．対側大腿動脈からの送血も対処法の候補である．対側から送血すればリエントリーではなく真腔に流れ込むかもしれない．しかし，リエントリーに流れ込む可能性もある．ある意味「賭け」になる．灌流開始後に結果をすぐ判定しなければならない．Hybrid ORならステント留置も可能だろうが，TEE所見で準備の決定をするとよい．

弓部分枝（図5）【 V-06】

　左鎖骨下動脈と左総頸動脈に解離を認める（A）．右鎖骨下動脈には解離はない（B）．幸いrSO₂の低下はない．右総頸動脈は，はじめ明瞭に描出できなかったが，体表と術野からエコーでチェックしなおしたところ，解離が進展しており，真腔に順行性の血流が確認できた【 V-07】．偽腔内に真腔と逆方向の血流が認められることから，末梢側にリエントリーがあると考えられる．

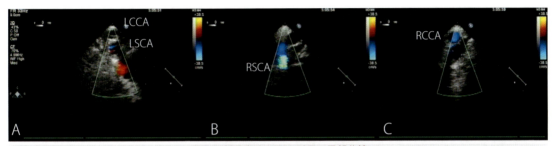

図5　解離発症時のTEE所見：弓部分枝

COLUMN 11
術中解離：体外循環でrSO₂が下がったら

　まず自己心拍出に戻したときの変化を見ることが先決である．右鎖骨下動脈からの灌流が原因なので，それが減って順行性の血流がメインとなれば，総頸動脈の真腔が回復し，rSO₂も回復することだろう．もしそれでもrSO₂が回復しなかったら，早めに大動脈内腔からあるいは直接右総頸動脈にカニュレーションして選択的に灌流する必要があるだろう．

　ここまでチェックしたとき，大腿動脈送血の準備が整った．送血を開始するとき，総頸動脈の血流変化をモニターした．心臓から拍出される血流がまだ残っているため，偽腔内の逆行性血流はまだ認めるが，送血量を増やすにつれ，真腔内血流は定常流となり，偽腔内血流は認めなくなった【 V-08】．TEEで他の分枝動脈も灌流が良好であることを確認し，偽腔送血は起こっていないと確証を得た後，全身冷却を開始した．

　ここまでクリアーできていれば，これ以後上行大動脈置換を行うまで新たな想定外イベントが起こる理由がない．しかし，これで終わったわけではない．その後にどのようなイベントが起こるかを「想定」し，どのような情報を先取りして集めるかを考えておかなければならない．さて，まずどんな術中所見を予想する？　そして手術術式はどうする？

THINKING TIME

❺ 手術術式と術中所見　（図6）

　大動脈破裂も大腿動脈送血での新たな灌流障害もないことを確認できたので，全身冷却しながら弓部分枝をテーピングし，左室ベント，冠静脈洞カテーテルを挿入した．右腋窩動脈のカニューレは抜去し，人工血管を端側吻合した．

　25℃で循環停止とし，上行大動脈を切開すると，元の慢性解離に加え，新たに起こった解離を認めた．術野では色調の変化に気づかなかったが，逆行性進展していた．左鎖骨下動脈を遮断し，腕頭動脈と左総頸動脈にカニューレを挿入して脳分離体外循環を確立した．末梢側の大動脈は，急性解離に準じて断端形成し大動脈グラフトに縫合した．側枝から末梢側灌流を開始し，中枢側も同様に断端形成し，グラフトと縫合した．しかし，右腋窩動脈に端側吻合したグラフトから血液が出てこない．右鎖骨下動脈内で何かが起こっているのだろうが，わからない．このグラフトを大動脈グラフトの側枝と端々吻合し，末梢には血液が流れるようにした．

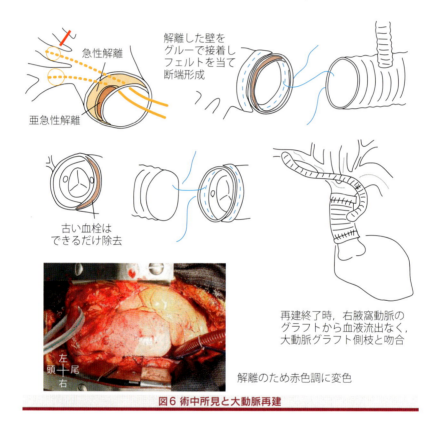

図6 術中所見と大動脈再建

　さて，ひととおりの手技が終わる頃までに，「次にチェックすべきこと」を考えておかなければならない．それが何であるか，自分で考えてみよう．

THINKING TIME ↗

COLUMN 12
修羅場ではとにかく情報を！

　このようなとんでもないことが起こると，誰しも頭が一瞬真っ白になってしまうものである．無理もない．そんなときに救ってくれるものは，「情報」である．何が起こったのかわからないのが一番怖いし，次に何が起こるか不安である．筆者がこれに気づいたのはまさに偶然だが，その偶然を生んだのは，いつものルーチンチェックを行っているからである．Pump-onのとき何か起こらないかと網を張っていたからこそ目に飛び込んできたのである．

❻ 大動脈再建中〜後のチェック

考えておくべきことは，次の2点である．

①大動脈再建終了後，順行性送血での臓器灌流
②弓部以下の大動脈の破裂

①は大動脈解離手術のルーチンチェックだが，この症例ではなおさら大切である．弓部〜腹部大動脈に新たに起こった解離の早期破裂も考えておかなければならない．

グラフト側枝から末梢側に送血を開始し，大腿動脈送血を中止した時点で，弓部分枝と腹部分枝をチェックした．グラフト送血を開始した瞬間，右総頸動脈では真腔に血流が現れ，偽腔血流はほとんどないことが体表エコーで確認できた（図7）【 V-09】．また，TEEで下行大動脈〜腹部大動脈を観察し，明らかな異常は認めなかった．

もし，どこかに灌流障害があったり，大動脈出血があったりしたら，すぐに対策を講じなければならない．この症例では，この時点でこれ以上の追加治療は必要なしと判断し，復温して体外循環から離脱した．離脱中に，各分枝の灌流を最終チェックした．

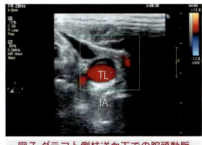

図7 グラフト側枝送血下での腕頭動脈

❼ 体外循環離脱中の評価

弓部分枝

Direct echoで弓部3分枝をチェックした【 V-10】．腕頭動脈，左総頸動脈，左鎖骨下動脈とも真腔血流だが，右鎖骨下動脈は入口部でほぼ閉塞となっているようだ．原因はこの時点では不明である．

弓部〜下行大動脈（図8）【 V-11】

弓部では真腔メインの血流となっている．遠位弓部に食道側から起始する動脈が，2,3本見える．肋間動脈，気管支動脈，あるいは食道枝だろうか．これがどうなるか，注意しておこう．下行大動脈では，肋間動脈が起始する側は解離しておらず，大動脈の真腔から灌流されているので，脊髄虚血の懸念はなくなった．

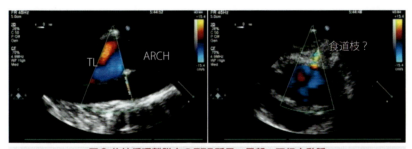

図8 体外循環離脱中のTEE所見：弓部〜下行大動脈

弓部分枝【 V-12】

左総頸動脈，左鎖骨下動脈とも解離しており，後者は偽腔内に血流もみられるので，リエントリーがあると思われる．腕頭動脈は，真腔が十分回復し，90°で良好な順行性血流が確認できる．右鎖骨下動脈には，偽腔血流がみられるが，今回できた解離のエントリーがリエントリーとなっているのだろう．右総頸動脈には偽腔血流を認めず，真腔も広がって順行性血流が認められる．

腹部大動脈と分枝（図9）【V-13】

　腹部大動脈は，画像が横倒しになり描出が難しいが（A），フラップが内腔を二分している．少なくともSMAには豊富な順行性の血流が認められる（B）．腹腔動脈の描出が難しかったが，トランスデューサの近くに見える膵臓に沿っている脾動脈と脾静脈の血流を確認できたので（C, D），腹腔動脈灌流はよしとした．

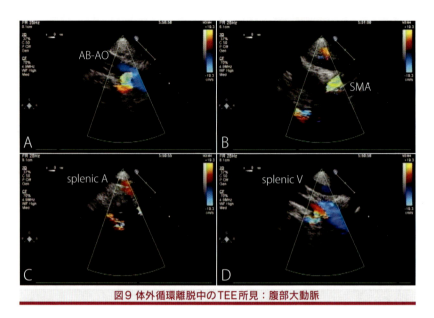

図9 体外循環離脱中のTEE所見：腹部大動脈

　ここまで確認したうえで，止血，閉胸したが，これで終わったわけではない．弓部大動脈以下とその分枝には，発症第一病日の急性B型解離が存在している．破裂と灌流障害の可能性を想定内に置いておくべきである．そして，それが必要であったことを後で知ることとなった．何が起こったか，想像できるだろうか？

THINKING TIME ↗

COLUMN 13
所見が取れないことも：2つ以上の切り札を持とう

　この症例でおわかりのように，たとえTEEにかなり慣れていても，取れない情報もある．そのときには，その代わりとなる情報が何かを考え，それを取りにいくことが大切である．たとえば，弓部分枝が見えなければ，眼球ドプラ，体表頸動脈超音波，NIRSなど，腹部内臓分枝が見えなければ，肝，脾での血流，腸管蠕動，腸間膜内の血流，腎実質血流などである．分枝や内臓の描出法，コツについてはTOPIC Iと腎腫瘍の項を参照していただきたい．

⑧ 翌日のTEE評価

翌朝，TEEで大動脈と分枝動脈の灌流をチェックした．

弓部～下行大動脈（図10）【 V-14】

縦隔内にecho-free spaceを伴う血腫が新たに現れている（A）．血胸は認めないが，縦隔側（9～12時方向）の大動脈壁の構造が不明瞭である．昨日，食道枝か，と思っていた部位だろうか．これらの内膜が引き抜け，脆弱化したのかもしれない．明らかな血流シグナルは認めないが，echo-freeの部分があるということは，血栓化していない何かがあるということである．このまま沈静化してくれることを期待するが，いずれにしても，いきなり胸腔内に穿破する可能性を想定しておかなければならない．隣に左肺動脈があるので，肺門部レベルであることがわかる．その壁に拍動性の速度がやや高い血流シグナルが見えるが，これは気管支動脈だろうか（B, C）．

もし，このecho-free space内に血流を伴っていたら，B型解離の胸腔内穿破の可能性が高いと考え，緊急でステントグラフト治療を行う必要があるだろう．

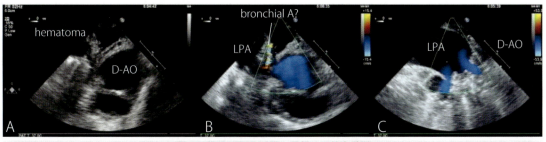

図10 翌日のTEE所見：弓部～下行大動脈

腹部大動脈（図11）【 V-15】

プローブが胃の中で横倒しになるのか，今日も大動脈の画像は横倒しとなっている（A）．側方屈曲を使いながらなんとか短軸像を描出した．腹部大動脈には，解離があり，偽腔内血流が残っている．今日はCEAの起始部が見えた（B）．真腔狭小化があるかもしれない．SMAには明らかな問題を認めない．左腎動脈の血流は容易に描出できないが，左腎を描出し，腎実質内に拍動性の良好な血流を確認できたので（C），灌流障害はなしと判断した．ここから腎門部を通って大動脈方向にプローブを向けると，今度は左腎動脈とその血流を描出することができた．残念ながら，右腎動脈の血流は確認できなかったが，必要なら体表から腎実質血流をチェックすればよい．

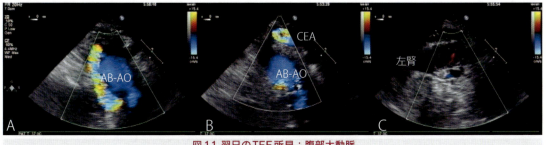

図11 翌日のTEE所見：腹部大動脈

弓部分枝（図12）【V-16】

　左総頸動脈，左鎖骨下動脈とも偽腔血流を認めず真腔狭小化も認めない（A，B）．腕頭動脈〜右総頸動脈，右鎖骨下動脈も真腔が50％以上の面積を占めており，偽腔内血流は消失している（C〜E）．弓部分枝に関しては，有意な灌流障害はないと考えた．

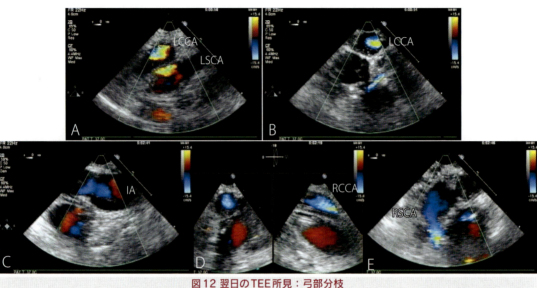

図12 翌日のTEE所見：弓部分枝

　以上の所見から，灌流障害の心配はほぼ消えたが，遠位弓部の破裂のおそれありと考えて密にフォローアップすることとした．

COLUMN 14
術中解離の周術期管理：なぜCTではなくTEE？

　なぜ術翌日にCTを撮らないのか，という声もあるだろう．メリットとデメリットの駆け引きである．多くの静脈ルート，カテコールアミンとともにCT室へ移動すると，点滴の高さが変化してカテコールアミン速度が変わったり，鎮静が浅くなって血圧が急に上がることもある．CT室で急な血圧上昇，次いで急降下，カテコールアミンのショット無効．ふたを開けてみたら，カテコールアミンルートの点滴が逆流，という笑えない話もある．
　CTでなければ診断できないなら危険をおかしていくが，TEEや体表エコーで情報が得られれば，その必要もなくなる．要は，TEEでどこまで情報が取れるかにかかってくる．実際，この症例は縦隔へ少し破裂してもちこたえており，CT室で胸腔内穿破し急変，というストーリーもありえた．また，CTでなければ診断できないなら，実際に破裂したときにもCT室に搬入するのだろうか．それを考えたうえで，TEEにこだわっているのである．

　術後2日目にCTを撮った．どのような所見だったか想像できるだろうか．

THINKING TIME ↗

⑨ 2日目のCT所見（図13）

CTでは，明らかな縦隔血腫，破裂は認識できない【💿V-17】．所見は次のとおり．

冠動脈：左冠動脈洞内に少し影があるが，冠動脈は左右ともintact
弓部～下行大動脈：解離あり，真腔は開存，偽腔は血栓化
腹部大動脈：腎動脈以下で解離は終了（偽腔は開存），以下はintact
弓部分枝：左鎖骨下動脈は解離，真腔，偽腔とも血流あり
　　　　　AX-AXバイパスグラフトからの血流で灌流される
　　　　　左総頸動脈は基部でやや真腔が狭いが，末梢はintact
　　　　　腕頭動脈の真腔が狭く，偽腔は血栓化，右総頸動脈はintact
　　　　　右鎖骨下動脈は閉塞し，上行大動脈から右腋窩動脈へのバイパス

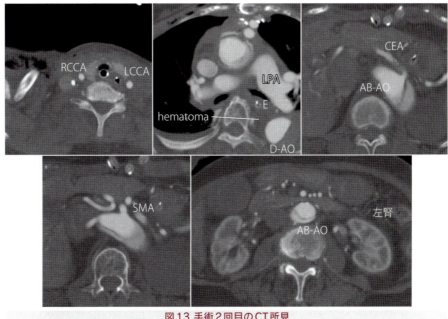

図13　手術2回目のCT所見

その後のCTで，腕頭動脈，左総頸動脈起始部の真腔は徐々に回復した．

COLUMN 15
想定外のイベント時：「司令塔」の大切さ

　想定外のイベントが起こったとき，各人が自分の考えで動き，全体としてうまく機能しない，という「烏合の衆」になりがちだ．こんな場面では「司令塔」の存在が必須である．では，誰がその役割を果たすべきか．以前は立場が一番上の人，声や態度が大きく押しが強い人だったが，それは方針が正しいか否かをすぐその場で判断する手段がなく，後から「生死」や「合併症」で評価（反省）せざるをえなかったからである．司令塔が2人いて，意見が異なると，どちらが正しいか判断する材料がなくケンカ腰になることもあった．
　TEEで情報が手に入る現在，司令塔になるべきは，冷静に状況を理解し，何の情報が必要かを判断して集め（または集めさせ），的確に決断を下せる人である．外科医とはかぎらない．見渡せば自然に決まってくるだろう．司令塔は救急でもORでも必須の存在だ．しかし，はじめからそれができる人はいない．育つのを待たなければならないが，育てるためにも，事後にdiscussionするにも，その材料が必要だ．TEEはその情報を提供するツールである．ただし何の情報が必要かを自分で判断し，自らそれを獲得しなければ情報は入らないが．

07 胸痛，失神，ST上昇，ショックで搬入された症例：思わぬ展開に

CASE　8○歳女性．高血圧，高脂血症，血液透析．

透析中に胸痛を訴えて失神し，血圧が60 mmHgに低下，心電図で前胸部誘導にST上昇を認め，心エコーで心尖部の運動低下，心嚢液貯留を認め，AMIによる左室破裂の疑いで緊急搬送されてきた．来院時，意識は回復したがドパミン5γ投与下でも，低血圧と徐脈(84/40 mmHg, HR 20/min)を認める．

❶ 胸部X線，心エコー　（図1）

胸部X線で心拡大を認める．心エコーでは心嚢液貯留を認め，中にclotがあるようだ【V-01】．下大静脈は拡張し，呼吸性変動を認めない．左室心尖部の前壁がakinesisである．大動脈弁の開放が低下している印象を受ける．圧較差は20 mmHg程度だが，low outputのため過小評価となっている可能性もある．総頸動脈に解離の所見はなかった．

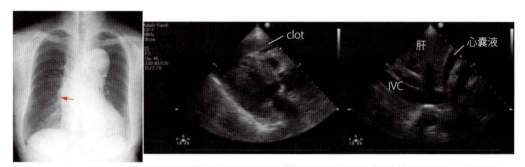

図1　術前胸部X線，経胸壁心エコー所見

さて，ここからどうする．オプションをあげよう．

　①心嚢ドレナージを行う
　②CAGを行う
　③CTを撮りにいく
　④ORに直行する

心嚢ドレナージは，循環が破綻しORにも行けないときに血圧を持ち直すのに役立つが，大動脈疾患の可能性や血餅でドレナージ困難な状況も考えると得策ばかりとはいえない．CAGはCABGやPCIを行うなら必要だが，責任病変以外の病変により心不全が起こるリスクとCAGを行うリスクを考えるべきだ．また，血行再建は左室破裂を助長する可能性もある．血圧が落ち着いているなら，単純CTだけ撮りにいってもよいかもしれない．IABPやPCPSが必要になる可能性も考えると，下行大動脈の瘤や腸骨動脈の情報は貴重だ．

さて，筆者は①～③をすっ飛ばしてORに搬入し，麻酔導入直後にTEEを行った．あなたは何をまずチェックする？　筆者はこの方針をとって本当によかったと思った．

🅱 THINKING TIME ↗

❷ 麻酔導入後のTEE所見　（図2）【V-02】

TG SAXで，心嚢液貯留と前壁のakinesisを認める．ルーチンチェックでME 4C，下行大動脈，弓部大動脈と見ていったとき，中枢側の異常拡大に気づいた（A）．「何か変だ」と思い上行大動脈を見ると，内腔にフラップ（B，C）．この瞬間，診断は「A型大動脈解離」に覆った．

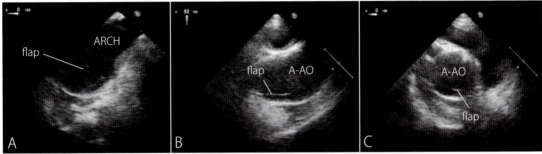

図2 麻酔導入後のTEE所見：大動脈

術前の心エコー（図3）を後から見ると，大動脈弁の開放を見るため胸骨傍長軸像を描出したとき，上行大動脈の拡大とフラップは見えていたのだが，そのときにはすっかり先入観にとらわれていた．とりあえず，やるべきことは次の2つである．

①解離の治療方針を立てること
②本当に左室破裂でないかを確認

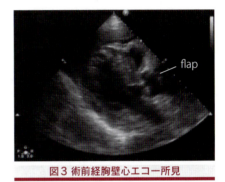

図3 術前経胸壁心エコー所見

開胸後に得られる情報は後回しとし，まずは解離の情報と送血路の決定を急いだ．

さて，あなたは，何をチェックし，どのような方針にするかだろうか．

COLUMN 16
ショック症例の診断：やっぱりCT？

ここまで来ると，「ほら，やっぱりCTを撮っておけばよかったじゃないか」と言われるかもしれない．たしかに単純CTでもSCENARIO 01のようにフラップが見えることがあるが，見えない場合もある．造影しても，心タンポナーデがあると灌流障害の正確な評価は難しい．トータルで考えると，筆者はORで体外循環の準備をしながらTEEでチェックするほうを選びたい．

もしCT室やカテ室に行っていたら，そこで大動脈解離に気づき，みんなが仰天していただろう．急遽ORに移動となるが，それまでに破裂したら，どうなる？ OR内にいれば，すぐ体外循環に乗せられるが，CT室やカテ室で血圧が急降下したら，PCPSをつけて，あるいは心臓マッサージしながらORに運び込み，ドタバタの中で手術になる．高率に脳合併症や感染をきたすだろう．この運命の分かれ道でキーを握っているのは，自分である．

🚶 THINKING TIME ↗

❸ 解離のTEE評価（図4）

上行大動脈【V-03】
　解離は前壁側にあり，中枢側はSTJで終了している（A）．弓部に解離を認めないので，エントリーは上行大動脈にあるはずである．しかし，ここで時間をかけてエントリーの正確な所見を撮るより，他の評価を急ごう．解離は，次の瞬間破裂するかもしれない病態である．今一番必要で，ことが起こったら得られなくなる情報から集めていくべきだ．

冠動脈【V-04】
　冠動脈洞に解離はない．LMT～分岐部に狭窄，閉塞はなく，#6の血流が見える．明らかな起始異常はない．右冠動脈はSTJ近くに開口している．大動脈切開が低くなりすぎないようにしよう．

弓部～下行大動脈，弓部分枝【V-05】
　腋窩動脈送血となる可能性があるので，左鎖骨下動脈や腕頭動脈をチェックしたが，いずれもintactである．下行大動脈にも解離，高度粥状変化を認めず，両側腋窩動脈送血も大腿動脈送血も使えそうだ．

左室【V-06】
　TG SAXで局所壁運動異常と心尖部を見た．心尖部は壁が菲薄化しており，陳旧性心筋梗塞と判断した（B）．心尖部の血栓も見当たらない．

大動脈弁【V-07】
　弁尖の石灰化は著明でない（C）．弁口面積は，Bモード計測で0.7 cm²と小さいが，低心拍出量のため十分に開いていない可能性がある．術野での評価に任せよう．

腹部大動脈【V-08】
　CEAレベルまでは異常なし．ここまでチェックする理由は，大腿動脈送血で万が一新たな解離が生じた場合，その診断にコントロールが必要だからである．そのときとなっては得られない対照情報である．

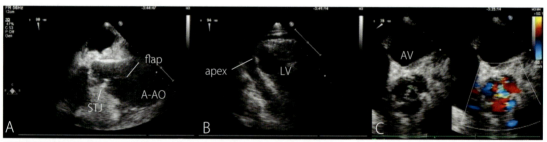

図4　麻酔導入後のTEE所見

さて，あなたはどのような術中所見を予想するだろう．

THINKING TIME ↗

❹ 術中所見と手術　（図5）【 V-09】

　右大腿動脈と右腋窩動脈から送血し，体外循環を確立した．
　心囊内には，血性心囊液と心表面の血腫を認めた．上行大動脈〜弓部は暗赤色である．大動脈を切開すると，大きなtearと広い偽腔があり，中枢側にはSTJまで，末梢側は腕頭動脈直前まで解離を認めた．大動脈弁の弁尖は容易に開放するが，左冠尖のみ，石灰化のために可動性が低下していた．有意な狭窄ではないため，上行大動脈置換のみとした．両側とも断端形成して人工血管と吻合した．

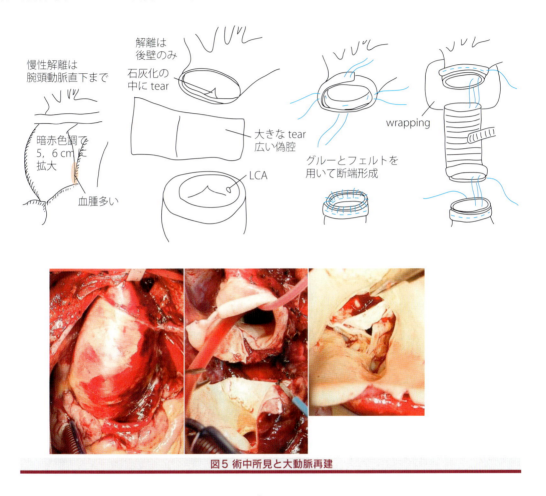

図5　術中所見と大動脈再建

　体外循環離脱後，両側冠動脈の灌流を評価した【 V-10】．

❺ 術後経過

　術後経過は良好であったが，リハビリを開始したところ，胸痛を認めたため，CAGを行った．#4PD 99％，#4AV 90％，#7 100％，#9 90％，#12 90％，#13 90％と多枝病変であった．心尖部近くの陳旧性心筋梗塞は，#7閉塞によるものだった．

08 ULPを伴う血栓閉塞型大動脈解離：
ULPの実像と隠された併存疾患

CASE　７０歳男性．慢性腎不全で透析導入している．
前胸部痛を自覚したが自然軽快．4日後にCTで上行大動脈解離を指摘された．

❶ 胸部X線，心電図　（図1）

胸部X線では軽度心拡大，心電図では左室肥大，左房負荷以外，特記すべき所見なし．

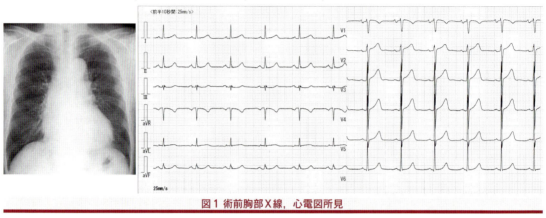

図1　術前胸部X線，心電図所見

❷ CT　（図2）【V-01】

　上行〜弓部大動脈に解離を認める．偽腔はほとんど血栓閉塞しており，上行大動脈の左側にあるULPがエントリーと考えられる．弓部分枝，下行大動脈に進展なし．

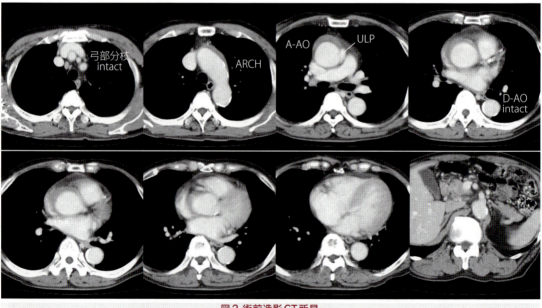

図2　術前造影CT所見

この画像から読み取ってほしい所見がもう1つある．TEE所見を見ていこう．

THINKING TIME ↗

③ TEE所見

上行大動脈～弓部（図3）【V-02】

　ME AAO LAXで，大動脈の前壁に解離を認め，後壁側には心囊液貯留が見える（A）．偽腔内は低輝度で，Vmaxを20 cm/sec台に落としても血流シグナルが認められないので，血栓閉塞と考えられる（B）．xPlaneモードで大動脈基部から見上げていくと，基部では偽腔内は低輝度だが少し末梢では3～6時方向がecho-freeで，弓部近くでは再び低輝度となっている（C～E）．このecho-freeのレベルが，CTで見えた偽腔内の造影部位にあたり，この近くにエントリーがあると思われる．

　弓部から上行大動脈を見下ろした画像では，偽腔内は血栓化している（F，G）．弓部長軸像で見る偽腔も閉塞しているようだ．

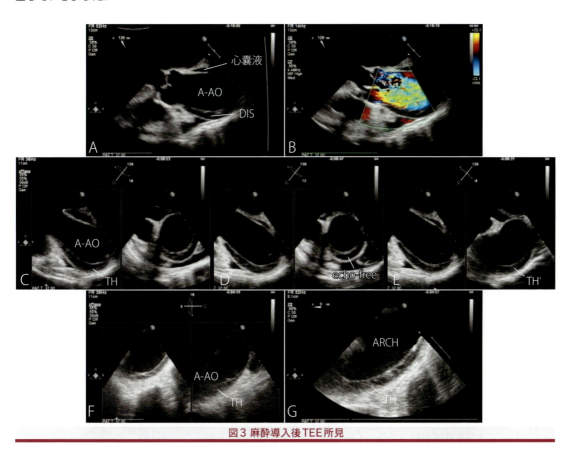

図3　麻酔導入後TEE所見

　さて，前ページで謎かけした「もう1つの所見」はわかっただろうか．答えは，「冠動脈病変」である．今からそれをTEEで見ていくので，CT所見と対比してほしい．

THINKING TIME ↗

❹ CT所見（図4）

＃6 just にあたる位置に厚い石灰化を認める．LAD末梢の造影効果は＃3～＃4PDより悪く，心室中隔の造影効果が左室後下壁より弱い．LADの高度狭窄が疑われる．

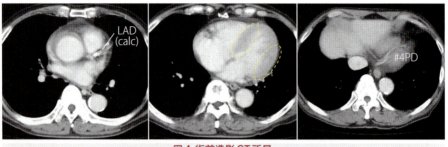

図4 術前造影CT所見

❺ TEE所見

冠動脈（図5）【V-03】

右冠動脈はintactで入口部狭窄なし（A）．LMT～LCXは見えるが，LADが見えない（B～F）．ME LAXでは，＃6 just に石灰化と細い血流が見え，狭窄が疑われる．LADにバイパスを置くこととした．

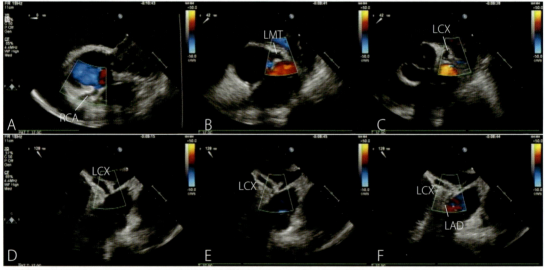

図5 麻酔導入後のTEE所見：冠動脈

弓部分枝（図6）【V-04】

さて，弓部分枝を見ようとしたが，図のようにpoorである．どうやって切り抜ける？

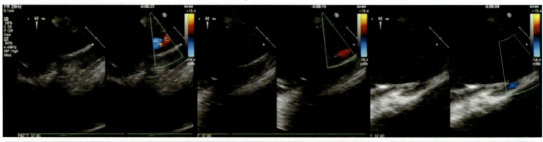

図6 麻酔導入後のTEE所見：弓部大動脈

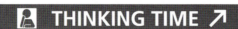

❻ 弓部分枝の描出改善 （図7）【 V-05】

見えにくかったのは，弓部の天井にある結合織で超音波が減衰し，血流の方向も超音波とほぼ直交するためである．プローブを1，2 cm進め，少し上方屈曲をかけると，弓部がacoustic windowとなって描出がよくなり，入射角も60°程度で血流シグナルがとらえやすくなる．

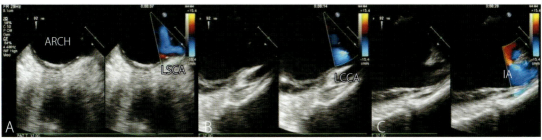

図7 弓部大動脈の描出改善

冠静脈洞カニューレ（図8）【 V-06】

上行大動脈置換の方針とし，逆行性心筋保護用の冠静脈洞カニューレを挿入したが，なかなか入らない．バルンが横倒しになる所見に加え（A，B），中心静脈にカニューレが見えたため（C），すぐストップをかけた．術者は指で冠静脈洞の入口を探り，カニューレを誘導しようとしたが（D），指は術者にも指導医にも見えないため，正しく誘導できているかわからない．TEE情報をフィードバックするのが習得に役立ちそうだ．このテクニックについては，TOPICを参照してほしい．

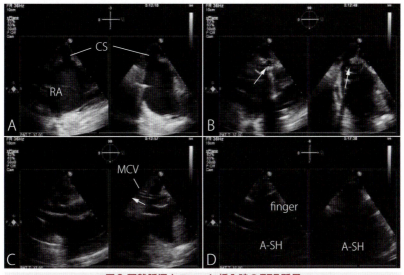

図8 冠静脈洞カニューレ挿入時のTEE所見

順序が逆だが，脱血管を挿入するとき，なかなか下大静脈に入りにくかった．何とか入ったが，CEから「脱血が悪い」と声がかかる．何を考え，何をチェックする？

🚶 THINKING TIME ↗

❼ 下大静脈カニューレの先端　（図9）【V-07】

　脱血不良のとき，脱血管の先端が肝静脈内や肝下部下大静脈にないかをチェックする．Aは，音響陰影を伴う高輝度陰影が肝静脈内に見える．狭い腔に先端が入り，脱血が悪くなったのだ．この画像では肝静脈内に高輝度陰影がはっきりわかるが，脱血管の向きによっては高輝度陰影が見えないことがある．音響陰影は必ずあるので，肝静脈から伸びる音響陰影がないかをチェックするとよい．

　脱血管を引くと，肝静脈に入った脱血管が下大静脈に戻ってくる(B)．脱血管の本幹は，表面が平滑なため高輝度陰影が見えづらいことが多いが，先端は凹凸が多いため高輝度陰影として見えやすい．方向を変えて進めると，下大静脈に入った(C)．高輝度陰影は見えないが，肝静脈を含め画面右半分が音響陰影で隠れているため，そう判断できる．

　脱血管の見え方は，走査面との位置関係でかなり変化する(D, E)．脱血管の端を走査すると，脱血管が超音波に直交する向きでも，音響陰影が見えないことがある．このpitfallに陥らないためには，xPlaneで短軸像も合わせて描出するとよい．

　ところで，D，Eで画面左端に見える白い陰影は，肝下面の組織で起こる多重反射である．二段脱血管は，しばしば先端がこの近くまで達しているが，溝や側孔がいくつもあれば，脱血効率は落ちない．しかし，caval cannulaはあまり側孔が多くないので，肝下面以下に深く入りすぎると，壁が先端口に張りついて脱血効率が低下する．今見えている範囲に先端が位置するのがよい．

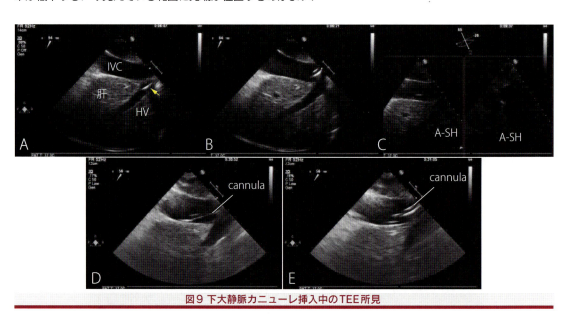

図9　下大静脈カニューレ挿入中のTEE所見

❽ 所見と手術

　上行大動脈置換の予定で，両側腋窩動脈送血で体外循環を確立し，25℃に全身冷却した．前述したTEE所見から，あなたはどのような術野所見を想像する？　そして，手術で何に注意する？

🗨 THINKING TIME ↗

⑨ 術野所見　【V-08】

TEE所見から考える戦略

　TEEでは，上行大動脈の偽腔内血栓は大半がecho-free〜低輝度である．流動性がある軟らかい血栓ではないかと思われる．また，CTで大動脈遮断レベルにULPが見えるが，この周囲の血栓は特に軟らかいだろう．大動脈を遮断すると，偽腔内の血栓がエントリーを通って真腔に入り，全身灌流の血流で巻き上げられて末梢〜総頸動脈に入ったり，ルートカニューレから心筋保護液を注入するときに冠動脈に入るおそれがあるため，直腸温が25℃になった時点で循環停止とし，まず弓部分枝を遮断し，上行大動脈を弓部よりで切開した．直視下に見ながら左総頸動脈にカニューレを挿入し，選択的脳灌流を開始した．これなら脳に血栓が飛ぶことはない．

手術所見（図10）

　偽腔は軟らかい血栓で充満しており，上行大動脈の肺動脈側に約1cmのW形のエントリーを認めた．CTでULP，TEEでecho-freeであった高さである．心筋保護液を左右冠動脈に注入して心停止を得た後，大伏在静脈をLADに吻合した．
　まず大動脈の末梢側を断端形成した．腕頭動脈起始部まで解離が及んでおり，偽腔内の血栓を除去しグルーで接着して，フェルトで補強して断端形成を行った．大動脈グラフトと吻合した後，グラフトを遮断して弓部分枝を遮断解除し，末梢循環を再開，復温した．次いで，中枢側も同様に断端形成を行った．前壁〜右側壁の解離はSTJまで及んでいた．人工血管と吻合し，大伏在静脈グラフトを人工血管に吻合して遮断解除した．

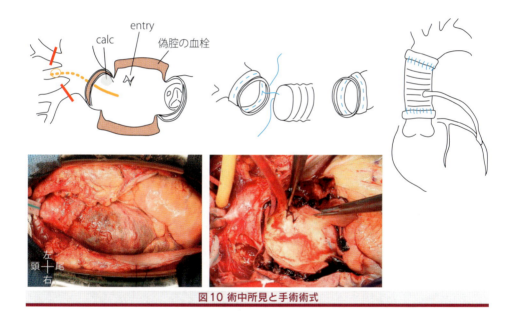

図10　術中所見と手術術式

さて，体外循環から離脱するときには，何を気にかけ，何をいつチェックする？

🧠 THINKING TIME ↗

❿ 体外循環離脱中の評価

まず、冠動脈と弓部分枝をチェックする。断端形成部分で糸によるcuttingが起こり、解離が中枢側、末梢側に進展していないかチェックしておくためである。「術野から見えるだろう」と言われそうだが、解離の進展が前面でなければ見落としてしまう可能性がある。

冠動脈（図11）

TEEで左冠動脈は短軸像、長軸像ともに容易に確認できたが、右冠動脈の血流はVmaxを10 cm/sec台に下げても確認できない【V-09】。右冠動脈洞に解離はなく、内腔もBモードで確認できる。まだ左室のasynergyは評価できないが、もし虚血があるなら、このまま離脱するのは心筋にとっては負担となる。

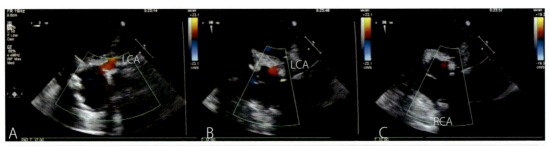

図11 体外循環離脱中のTEE所見：冠動脈

そこで、direct echoを用いて右冠動脈をチェックした（図12）【V-10】。右冠動脈は、トランスデューサから近いのでdirect echoで評価しやすい。図のように明らかな血流が（ずいぶん速度レンジを下げて）確認できた。冠動脈内の血流速度が低いためにTEEでシグナルを検出できなかっただけで、閉塞はないことが確実にわかったので、冠動脈についてはOKとした。TEEも完璧ではないので、このような第二の手段があると助かる。

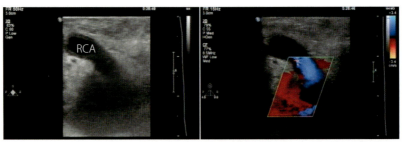

図12 Direct echoによる右冠動脈の評価

弓部分枝

次いで弓部分枝をTEEでチェックしたが、明らかな解離進展は認めなかった。もし描出が難しいなら、direct echoで術野で見える範囲でチェックすればよい。起始部近くがintactで、末梢のみに解離が起こることはないからである。また、万が一腋窩動脈送血で逆行性解離を起こしていたとしても、腕頭動脈がintactで右総頸動脈のみ真腔がつぶれることはないと思う。

体外循環離脱後、左室のasynergyもなく、手術を終了した。術後経過は順調であった。

09 ショック状態で搬入されたA型大動脈解離：
脳分離体外循環のpitfall

> **CASE**　8○歳女性．特記すべき既往なし．

突然，自力で立てなくなった．血圧は50 mmHg台．意識障害（JCS 3）あり．

❶ 胸部X線，心電図　（図1）

胸部X線で著明な心拡大（右第1，第2弓，左第4弓，大動脈陰影：赤矢印），気管の右方偏位（黄矢印）を認める．心電図では，Ⅱ，Ⅲ，aV$_F$でのflat Tを認める．

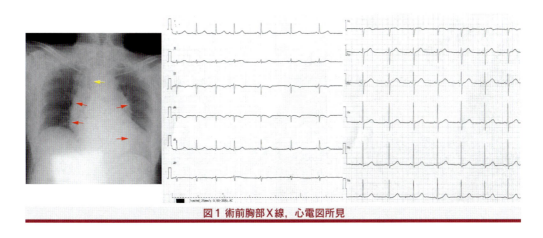

図1　術前胸部X線，心電図所見

❷ CT（単純）　（図2）【 V-01】

上行大動脈から腹部大動脈に達する急性A型大動脈解離である．上行大動脈は5 cm以上に拡大し，偽腔はややdensityが高い（血栓化を疑う）．弓部は全周性に解離している．分枝への進展は不明である．下行大動脈は，横隔膜レベルで約4 cmに拡大している．明らかな心嚢内出血はないが，下大静脈は緊満している．

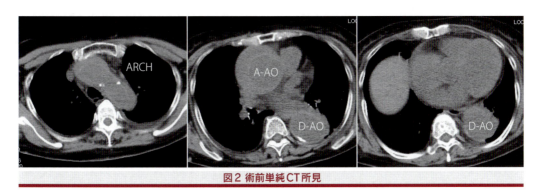

図2　術前単純CT所見

血圧低下，意識障害を伴う急性A型解離で，明らかな心タンポナーデはないが上行大動脈は破裂の危険性大と考え，造影CTは撮らずそのままORに搬入することとした．

さて，あなたは麻酔導入後のTEEで何の情報を集める？　手術方針は？　送血路は？

🅂 THINKING TIME ↗

❸ 麻酔導入後のTEE所見

左室，大動脈弁【 V-02】

麻酔導入頃には血圧が100 mmHg台に回復したが，血圧低下の原因がまだ不明のままなので，まず左室をチェックした．心タンポナーデも左室のasynergyも認めない．まず一安心．中等度ARを認める．冠動脈を詳しく見たい衝動に駆られるが，その前に大動脈をチェックしておこう．

上行大動脈（図3）

解離の進展はSTJまでで，冠動脈洞には進展していない（A）【 V-03】．上行大動脈は約7 cmに拡大している（B）．エントリーは上行大動脈にあり，比較的小さい．その近くの偽腔は開存しており血流を認めるが，血栓閉塞している部分もある．

UE ARCH LAXからxPlaneで上行大動脈の遠位部を90°で覗き下ろすと（C），偽腔はほとんど血栓化し，偽腔が開存しているのは上行大動脈の近位部だけのようだ【 V-04】（この描出法についてはTOPICを参照）．

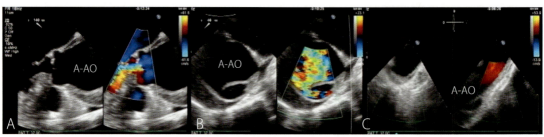

図3 麻酔導入後のTEE所見：上行大動脈

弓部大動脈〜下行大動脈（図4）【 V-05】

下行〜弓部大動脈は全周性に解離しているが，偽腔に明らかな血流を認めない．左鎖骨下動脈，左総頸動脈には解離は及んでいない（A，B）．腕頭動脈は気管の左側から見える．ちらりと見える程度だが，解離して真腔が若干虚脱しているように見える（C）．

ところで，弓部分枝を見ているとき，違和感があり手が一瞬止まったのだが，気づいただろうか．後でこの謎解きをしよう．

もっと見たかったが，腹部分枝も気になるのでこの時点ではここまでとした．

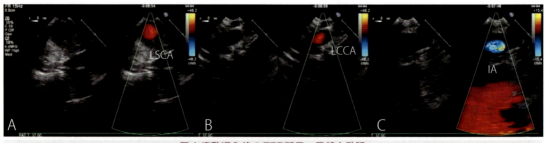

図4 麻酔導入後のTEE所見：弓部大動脈

腹部大動脈（図5）【V-06】

　CTでは全周解離に見えたが，TEEで見ると3〜6時方向だけのようだ．CEA，SMA，左腎動脈には解離が及んでおらず，起始部の狭窄がないことは確認できた．右腎動脈は確認できなかったが，まず開腹は必要なさそうだ．意識がはっきりしていれば腹痛について聞くことができるのだが，この症例のように意識障害があり問診もできないこともある．しかも単純CTしかないので，内臓虚血の診断はTEEにかかってくる．

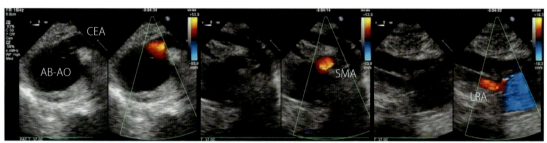

図5　麻酔導入後のTEE所見：腹部大動脈

冠動脈（図6）【V-07】

　左冠動脈の入口部まで解離は進展しておらず，LMTの開存は確認できた．右冠動脈は確認できなかったが，右冠動脈領域の左室収縮が良好なので，よしとした．ARを中等度認めるが，上行大動脈〜STJの拡大によるものと考えた．上行大動脈置換で小さめのグラフトを使えば，軽減するだろう．

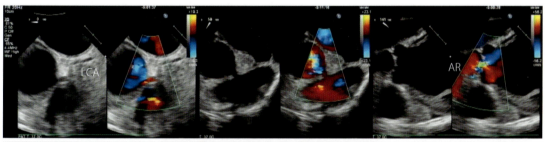

図6　麻酔導入後のTEE所見：冠動脈，大動脈弁

　さて，手術術式，送血路をどうする？また，弓部で気になったものとは？

THINKING TIME

COLUMN 17
緊急時TEEの鉄則：1ヵ所にこだわらない

　TEEで観察しているとき，何かが気になって，あるいは今ひとつきれいな画像が出せないため，もっと見ようとして思わず時間をかけてしまうことがある．しかし，大動脈解離のように，次の瞬間すべてが変わってしまう可能性のある疾患では，まず全体をざっと1回見ておくことが大切だ．常に全体に目を向けることを心がけよう．それが終わった時点で余裕があればもう一度見ればよいのだから．また，1回目にはよく見えなくてもいったんよそを見てから戻ってくると，すんなり見えることもある（ただし逆もあるが）．また，観察しながら，流し撮りで記録しておこう．後から確認したくなることや，振り返ってみると非常に貴重な情報がその中に埋もれていることもけっこうある．

❹ 手術と送血路

ここまでの情報からわかったことをまとめてみる．

- エントリーは上行大動脈→腹部大動脈まで解離進展
- 偽腔開存：上行大動脈のみ
- 弓部分枝：腕頭動脈のみ分枝内に解離しているが，真腔狭小化は軽度
- 腹部分枝：右腎動脈以外はOK
- AR：吸い込み血流あり，中等度以上，STJの拡大によるもの
- 冠動脈：起始部近くはintact

　意識障害は急な血圧低下による脳血流低下が原因と考えられ，術式は上行大動脈置換でよさそうだ．腋窩動脈，大腿動脈とも送血路として使えそうである．右腋窩動脈＋右大腿動脈送血とし，左総頸動脈と左鎖骨下動脈には内腔からカニュレーションの予定とした．術野では，大腿動脈と腋窩動脈のテーピング，開胸にまで進みつつある．

❺ 弓部分枝　（図7）【 V-08】

　先ほど気になった弓部分枝を見てみよう．
　UE ARCH LAX（A）からプローブを引いてくると，左鎖骨下動脈と左総頸動脈が見える位置に血管が3本見える（B）．プローブを時計方向に回転すると腕頭動脈があるので（C），4本起始していることになる．これは「左椎骨動脈単独起始」である．左鎖骨下動脈を末梢に追ってみると，水平部分に移行するところで，左椎骨動脈が起始していない．90°でも確認しておこう．遠位部大動脈から中枢側へ走査面を回転していくと，まず左鎖骨下動脈が見え（D），次いで左総頸動脈と左椎骨動脈が併走しているのが見えた（E）．

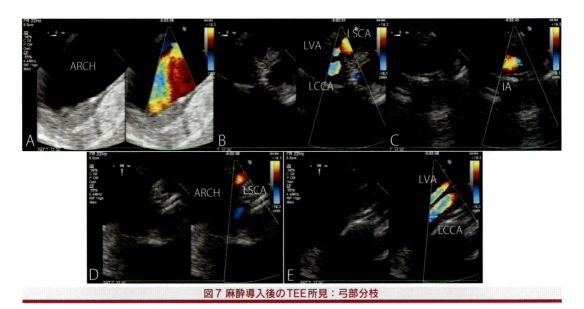

図7　麻酔導入後のTEE所見：弓部分枝

TEE所見と術後のCT画像を対比して，左椎骨動脈についてまとめておこう．

TEE（図8）【V-09】

左椎骨動脈は，左総頸動脈，左鎖骨下動脈と並走し（A, B），左鎖骨下動脈はまもなく画面下方に遠ざかる（C）．左椎骨動脈は左総頸動脈の背側に向かい（D），蛇行しながら椎体に近づき，その音響陰影の中に消える（E〜G）．プローブを前後するとこの位置に脊髄が見えるので（H），左椎骨動脈で間違いなさそうだ．

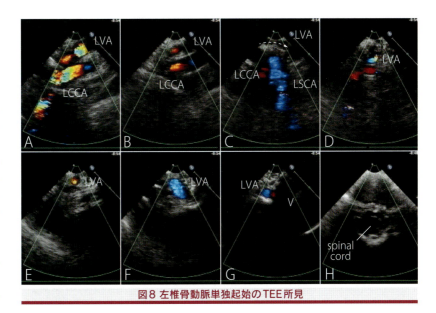

図8 左椎骨動脈単独起始のTEE所見

術後造影CT（図9）【V-10】

左椎骨動脈は左総頸動脈の食道側で起始し，その少し左側で左鎖骨下動脈が起始する．3本は並走した後，左鎖骨下動脈が左方へ伸び，左総頸動脈は食道のそばにいるが，左椎骨動脈は背側に向かい，椎体に達する．

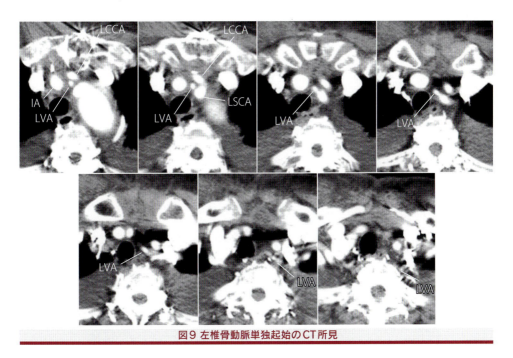

図9 左椎骨動脈単独起始のCT所見

さて，脳分離体外循環をどうするかを決める必要がある．あなたならどうする？ また，どのような術中所見を想像する？

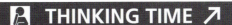

THINKING TIME ↗

❻ 体外循環

弓部3分枝と左椎骨動脈をテーピングした．脳分離体外循環は，右腋窩動脈(腕頭動脈遮断)，左総頸動脈(内腔から)に送血し，左鎖骨下動脈と椎骨動脈は遮断の方針とした．右腋窩＋右大腿動脈送血，右房脱血で体外循環を開始し，全身冷却しVFになったところで上行大動脈を遮断し，大動脈を切開，左右冠動脈に選択的に心筋保護液を注入した．

❼ 術中所見と手術　(図10)【V-11】

エントリーは上行大動脈にあり，スリット状である．解離はSTJ直上で終了し，偽腔には血栓が充満していた．血栓を吸引除去し，グルーで接着しフェルトの帯を当てて断端形成し，人工血管と吻合した．次いで，循環停止として遮断解除し，上記のとおり脳分離体外循環を確立した．末梢側大動脈も偽腔内は血栓化しており，同様に断端形成して人工血管と吻合した．

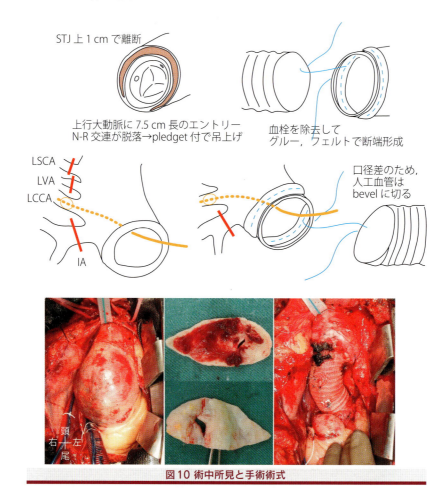

図10 術中所見と手術術式

さあ，体外循環離脱後には何をチェックする？

THINKING TIME ↗

⑧ 体外循環離脱後のTEE評価

　末梢側吻合部から末梢に解離が進んでいないことを確認した．偽腔に若干echo-freeな部分が見えるが，偽腔の拡大もない．弓部分枝の血流も良好で，分枝内に解離の進展はなさそうだ．

　大動脈基部では，冠動脈洞に解離の進展はなく，冠動脈もintactである．左室の収縮にも問題はなく，容易に体外循環から離脱できた．ARは，軽度となった．

　腹部大動脈や腹部内臓動脈にも解離は進んでおらず，大腿動脈送血の合併症は起こっていないようだ．

⑨ 術後経過

　術後，けいれんが出現したが明らかな脳梗塞も認めず，薬物的に管理した．覚醒がやや遅れたが，明らかな神経学的所見も認めず回復した．

COLUMN 18
脳底動脈灌流の管理：未解決の課題

　この症例で気になったのは，左椎骨動脈に灌流できていないことである．左椎骨動脈が左鎖骨下動脈から起始していれば，左腋窩動脈からの送血で左椎骨動脈に灌流できるが，独立起始なので細すぎて灌流が困難である．右椎骨動脈と合流して脳底動脈を灌流していれば，右腋窩動脈送血で十分なのだが，期待どおりになっているのか，また開存していなくても，Willis動脈輪を通って頸動脈系から灌流されているのか，まったくわからない．前頭葉であればNIRSでモニターすることもでき，心配であれば眼球ドプラで血流をチェックすることもできる．しかし，脳底動脈系にはそのようなモニターがない．今回は幸い何も重大な合併症は起こらなかったが，起こっても何ら不思議ではない．これは今後の課題である．

10 ステロイド内服症例のTEVARで大動脈破裂：透視とTEEのコラボ

CASE ７〇歳女性．ストーマ造設，長期ステロイド内服中．

　食欲不振で近医受診．胃潰瘍疑いで内視鏡を行ったが，明らかな異常所見を認めなかった．腹部症状が続くためCT（図1）を撮ったところ，胸腹部大動脈瘤を認め，紹介された【V-01】．横隔膜〜腎動脈レベルの大動脈瘤に対し，open repairは侵襲が大きく，ストーマがあるためアプローチが難しく，対麻痺のリスクも高いことを考え，debranch TEVARの予定とした．

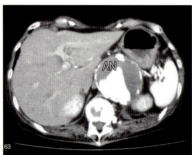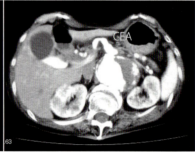

図1 術前造影CT所見

❶ 手術手技 （図2）

　左腸骨動脈全体が石灰化し性状不良のため，CEA，SMA，腎動脈へのdebranchグラフトは，右外腸骨動脈に縫着した．右大腿動脈からシースカテーテルを挿入してステントグラフトを留置する間，グラフト血流が減少して内臓虚血をきたすおそれがあるため，debranchグラフトに左大腿動脈からのバイパスを造っておいた．

　大動脈造影後に末梢側のステントグラフト-1をdeployし，造影で確認後，中枢側のステントグラフト-2を留置して軽くtouch upした．中枢側にtype 1のエンドリークを認めたため，touch upを追加したところ，突然血圧が80 mmHgに低下した．大動脈外への造影剤漏出を認めた【V-02】．

　通常は透視ガイドでステントグラフトを追加挿入して造影剤で確認するのだが，この症例ではTEEを用いて評価した．筆者が何を見ようとしているのか，おわかりだろうか．次頁に種明かしをするが，あなたは逆に筆者がTEEで得た情報を透視で得るとしたら，どうすればよいか答えてほしい．

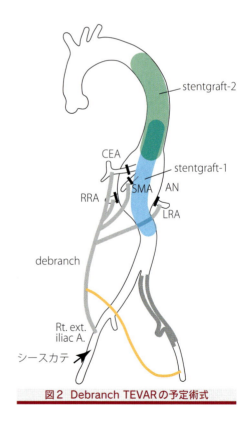

図2 Debranch TEVARの予定術式

THINKING TIME

❷ TEE所見（図3）

　下行大動脈にはステントグラフトが密着し，瘤腔内はモヤモヤエコーが見える【V-03】．tochu upは有効であったようだ．Endoleakが残っていたら，瘤腔の中にecho-free spaceがあり，血流シグナルが見えるだろう．しかし，本症例では大動脈周囲にecho free spaceと縦隔内血腫が見えた．ステントグラフトが密着する大動脈の3時方向から椎体の方に拍動性の血流を認める【V-04】．touch upで大動脈壁が過度に伸展されて亀裂が入り，周囲に出血したのだろう．造影透視と所見が一致した．縦隔内の血腫は輝度がやや高めだが，穿孔部位に近いところはecho-freeである．高さはちょうどステントグラフトの中枢端のレベルである．ステントグラフトを固定するために必要な拡張力を受け止める大動脈壁に亀裂が入って脆弱になっているため，亀裂がさらに広がり，大動脈が大破裂をきたすおそれもある．止血のため中枢側にステントを1つ追加することとなり，今準備を進めている．

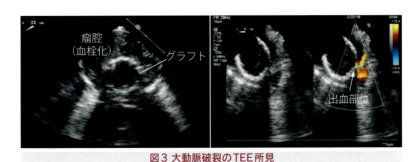

図3 大動脈破裂のTEE所見

❸ 腹部内臓血流

　筆者は，この間に腹部内臓血流をチェックした．内臓血流は右外腸骨動脈からdebranch人工血管で灌流されているが，ここにシースカテーテルが挿入されている間，血流が減少するのに備え，左大腿動脈からbranchグラフトでサポートしているが，血圧が低下している上にサポートの経路が長いため，内臓血流低下が懸念される．ステントグラフトを2つ入れるだけなら時間が短いが，止血のための追加ステント挿入の時間を加えると，全内臓虚血の時間が延長してしまう．特に肝は20分以上虚血にしたくない．

　TEEで見ると，左腎実質内や膵近くに血流が見えた【V-05】．血流は，減少してはいるが途絶ではない．後でシースカテーテルを抜去した後，内臓血流が回復することを確認することとしよう．血流が減少している間に，人工血管内に血栓ができ，内臓動脈に塞栓を起こす可能性もあるからだ．そのためのコントロールとして記録しておいた．

　さて，追加ステントを入れたら，上記の所見がどうなるだろうか．

THINKING TIME ↗

COLUMN 19
ヘパリンを効かせているから大丈夫？

　ヘパリンを投与し，ACTが300秒を超えていれば，血流が途絶しても大丈夫だと思っている人がある．抗凝固薬は凝固するまでの時間を延長しているだけであり，血流が止まっている時間が延びれば，血栓が形成される．AFの症例でいくらきっちりと抗凝固しても左心耳に血栓ができることがあるのが，それを物語っている．この点を誤解しないでほしい．

④ 追加ステント挿入

追加のステントグラフトをステントグラフト-2の中枢端をカバーするように留置した【V-06】．造影では明らかなリークは認めなくなった．おそらくこれでよさそうだ，と胸をなで下ろした．しかし，TEEで見るとなお大動脈壁を通過する血流シグナルが見える【V-07】．To-and-froに見える．造影剤のactiveな漏出がないだけで，完璧に止まって血栓でカバーされているわけではないのだ．

大動脈壁の亀裂部分に内腔からステントグラフトを押しつけて止血するのだが，その力は亀裂を広げるように働くはずである．また，重ねた2枚のステントグラフトが完璧に密着しないかぎり，隙間を血流が通る．実際，大動脈壁を通過する血流シグナルはまだ拍動性であり，なお予断を許さない．ただ，これ以上ステントグラフトを追加してもプラスの効果は得られず，かえって合併症を増やす可能性が高いため，これでいったん手技を終了することとした．

さて，筆者はここで両側冠動脈をチェックした【V-08】．なぜだとお思いか？

THINKING TIME ↗

COLUMN 20
血管外漏出：造影所見とエコー所見の違いとは？

エコーと造影では見えているものや見え方が異なっている．

造影透視では，造影剤が血管外に移動する所見を「漏出(extravasation)」と診断する．Aのように突出したULPの形があれば認識できるが，固まりかけた平滑な面で覆われ，造影剤がこの面を越えないと，漏出として認識できない．しかし，この場合でも仮性瘤の外壁には圧がかかり続けている．だから，造影で漏出所見がないのに胸腔に穿破することがあるのだ．

エコーでは，血管外の血腫を低エコー領域として認識し，完全に固形化していない部分はぷるぷる揺れるのが見える．Aの状態のとき，ULPの部分には血流シグナルが見える(B)．Cの状態のときには，大動脈の亀裂部に一部echo-freeとなる部分ができる(D)．この状態のときには，血腫の部分に直接圧がかかっている．

また，エコーでは大動脈周囲の異常なスペースを血腫として認識でき，胸腔内への出血(血胸)や無気肺も描出できる．これは，造影透視では得られない情報である．

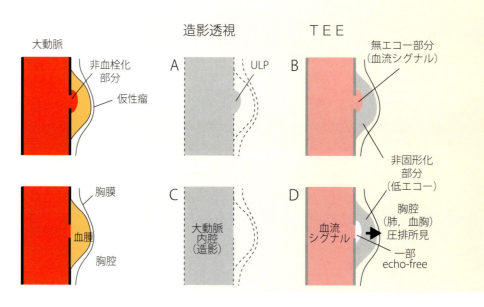

❺ 起こりうるイベント

「血管外漏出が見られなくなったら一件落着」とするのは早計だと思う．この状況で次に起こる可能性があるイベントについて考えをめぐらそう．ひょっとしたら起こるかもしれないと想定した不本意なイベントは，えてして起きるものである．そして，あいにくそれが実際に起こったとき，それを即座にかつ確実に診断するには，その時点での所見をイベント発生前の所見と比較する必要がある．そのための布石として，万が一に備え，この時点で画像を記録しておくのである．イベントが起こった場合，その予後を少しでもよくするには，早期に診断するのが望ましいが，早期であるほど些細な違いを見逃さないことが必要である．

さて，起こりうるイベントとは，次の2つである．

①逆行性の解離発生→上行大動脈への進展

ステントグラフトの中枢端では，大動脈壁に予想外の力がかかり，ここから解離が起こって逆行性に進展することが報告されている．冠動脈洞まで達した場合，冠動脈が巻き込まれて閉塞する可能性もある．筆者はその場合を想定して冠動脈を観察したのだ．万が一，冠動脈閉塞による心筋虚血が疑われる状況が起こったときに，比較するコントロールとなる．もちろんこのとき異常はなかった．

②亀裂の入った大動脈の破裂→左胸腔内出血，縦隔血腫拡大

追加ステントを入れて明らかな漏出はなくなったが，なお破裂部位にはto-and-froの血流シグナルが見えており，縦隔内血腫にある程度の圧がかかり続けている．破裂までにその危険を察知するとしたら，血腫拡大だろうか．透視では血腫拡大はどのように見ていくのだろう．ショックになったら胸腔内穿破を疑って造影するのだろうか．それとも経時的に胸部X線で左第1弓の拡大と左肺野を見ていく？

TEEのメリットは，血腫の厚さを被曝も造影剤もなく経時的に見ることができ，胸腔内出血をベッドサイドですぐ診断できることである．もちろん鎮静下にかぎるが．

❻ 内臓血流再検

シースカテーテルを大腿動脈から抜去した後，内臓血流を再検した【V-09】．先ほどと異なり，それぞれの血管内の血流は勢いがよく，容易に検出できる．正常なら記録しなくてよいだろうと思われるかもしれないが，この記録は，これから数日以内にグラフトトラブルが起こったときを想定し，有事の際にコントロールとして使えるようにという目的である．

さて，あなたはこれから破裂部位などをいつ（数時間後？ 1日後？ 数日後？），どうやって（CT？ それとも他の手段で？）評価する？

🔍 THINKING TIME ↗

❼ 血圧低下

翌朝，TEEで再検しようと思っていた矢先に「血圧低下」の連絡が入った．すわ，大動脈破裂か．先を越された．可能性のある原因として，大動脈破裂，中枢側への解離進展，右外腸骨動脈破裂などがあるが，考えても答えはでない．対処が必要だ．すぐORに搬入し，造影の準備を進める間にTEEで観察した【V-10】．所見は次のとおり．

①大動脈壁の亀裂部位で，大動脈外への出血は認めない
②弓部〜上行大動脈もintactである
③ステントグラフト周囲に1ヵ所だけスリット状のリークを認める

これだけ除外をしたところで，術野で右外腸骨動脈−debranchグラフトの吻合部からの出血と判明し，縫合止血した．

❽ 脊髄所見　(図4)【V-11】

本症例では，ステントグラフト2本に加え，追加ステントも入った．広範囲のステントグラフトで心配なもう1つのことは脊髄虚血である．TEEで椎間板を通して脊柱管の中にある脊髄を描出した．脊髄側枝は拍動性に動いており，脊髄虚血はなさそうだと判断した(M-300)．

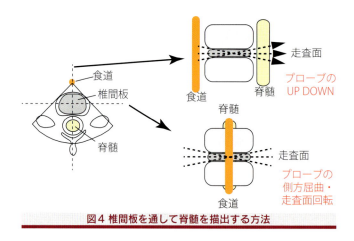

図4　椎間板を通して脊髄を描出する方法

Debranchした内臓動脈の血流も良好に検出できた．その後は出血もおさまり，経過は良好である．対麻痺も認めなかった．

COLUMN 21
治療でいかに取りこぼしを減らし完璧を目指すか

何か新しい手法を導入しようとすると，決まって「今までのやり方でうまくいっているんだから必要ない」と言う人がいる．しかし，9割以上うまくいくようになっても，一部の症例で足下をすくわれるような想定外のことが起こるのが現実である．それをいかにゼロに近づけていくかがこれからの課題だし，他の外科医との差になってくる．当県(高知)のように80歳以上の手術がかなりの割合を占め，2025年問題が10年前倒しでやってきているような高齢先進県では，わずかのトラブルも，大きな合併症や在院日数延長につながりかねない．今100％を目指しても決して遅すぎることはないし，精一杯頑張っても決して100％にはならないのだ．挑戦するターゲットは常に一歩先を行っている．

11 数週間で真腔が狭小化したB型解離に対するTEVAR：TEEの役割は？

CASE　6〇歳男性．腹部大動脈置換の既往．COPDで通院中．

突然の胸背部痛で受診した．血圧160 mmHg，心拍数140/min．造影CTで急性B型大動脈解離と診断された（図1）【 V-01】．左鎖骨下動脈起始部の直下にエントリーがあり，解離は腹部大動脈に達している．明らかな内臓虚血や破裂など，緊急で外科的治療が必要となる所見はないため，保存的に経過を見ることとなった．ただし，解離の進展が人工血管の吻合部で強制的に止められ，中枢側の大動脈で偽腔内圧上昇，真腔狭小化をきたしやすいため，経過を注意深く観察していた．

5週後に横隔膜レベルの真腔狭小化，腹部大動脈の拡大を認めた【 V-02】．CEA，SMA，左腎動脈は真腔から起始しているが，中枢側の真腔に高度狭窄がある．右腎動脈は入口部で内膜が引き抜け，中枢側の偽腔と内膜の断裂部から灌流されている．下半身と腹部内臓の灌流障害および大動脈破裂の懸念があり，エントリーを閉鎖する目的でTEVARが予定された．

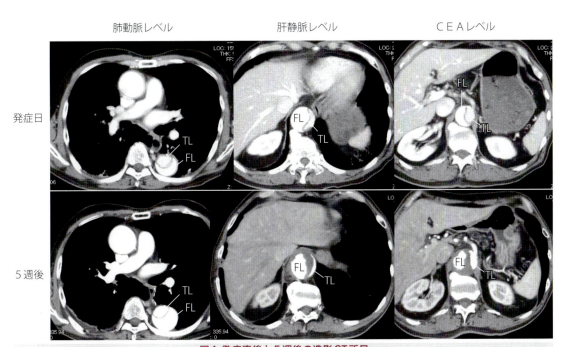

図1　発症直後と5週後の造影CT所見

❶ 治療方針

中枢側のlanding zoneを確保するため，左鎖骨下動脈をdebranchし，ここをlanding zoneとして使ってステントグラフトをdeployする予定とした．下行大動脈では，肋間動脈が引き抜けてできた交通孔も開いているため，偽腔へ流入する血流を増加させているので，これらも可能なかぎり減らすよう大動脈内にステントグラフトを2本留置することとした．可能であればリエントリー部分も閉鎖したい．

まず，鼠径部で右大腿動脈を露出し，ガイドワイヤ，シースカテーテルを上行大動脈まで進め，ステントグラフトを留置する予定とした．左鎖骨下動脈は塞栓することとした．

さて，あなたは「TEEなどいらない．視野のじゃまになるし，透視と造影で十分だ」と言うかもしれない．しかし，はたしてそうだろうか．筆者が実際にこの症例でTEEをどのように使ったかをお見せするので，「透視と造影」で留置した場合にこれらの情報をどのようにカバーするのか，答えていただこう．

🅰 THINKING TIME ↗

❷ 治療の目的とその評価

治療を計画し，実行する際には，常にプラス面（効果，効率）の確認とともに，マイナス面の回避（安全性）も考慮する必要がある．今回の治療の目的は，ステントグラフトでエントリーを閉鎖することにより，安全かつ確実に次の2点を達成することである．

　　①下行〜腹部大動脈の真腔を回復
　　②大動脈の拡大，破裂のリスクを軽減

ステントグラフトが予定どおり留置され，目的が達成できたことを術中に確認する指標として，筆者は次を考えた．

　　①エントリー閉鎖：偽腔への流入血流↓，順行性血流消失，腔内血栓化
　　②真腔の回復：真腔のサイズ拡大，腹部大動脈・内臓分枝の血流増加

マイナス面も考えよう．「ステントグラフトを留置し，偽腔が造影されなくなった」で手技を終了し，数日後のCTで治療効果を評価する，というのが通常のやり方であるが，予定どおりの結果になっていなかったり，想定外の有害なイベントが起こったりした場合，どうやって術中あるいは術後評価までの間にそれを見抜くのだろう．術中に見つけ，対処できさえすれば，緊急手術や再手術の必要はなくなる．
起こってほしくない想定外の合併症を，リストアップしてみよう．

　・フラップの亀裂→新たなエントリー形成
　・左総頸動脈の閉塞，左鎖骨下動脈の開存（→エンドリーク）
　・エントリーの血流残存
　・ステントグラフトの位置異常，migration→破裂のリスク
　・脊髄虚血

これらがTEEでどこまで見えるかは症例によって異なる．本症例でどこまで描出できるかをまず確認し，術前の状態を記録しておこう．CT所見と対比しながら，TEE画像を見ていただきたい．

その前に，自分だったらTEEでどこを描出し，何をチェックするかを考え，書き出してみよう．それとともに，うまく描出できなかった場合，それを補うためにどのような手を使えばよいかも考えてみよう．次頁に筆者のやり方を説明していくが，それをあなたなりのやり方でどこまでカバーできるかも考えてみてほしい．

THINKING TIME ↗

COLUMN 22
腹部大動脈置換術後のB型解離

腹部大動脈に解離が及ぶtype IIIbのB型解離では，CEA〜腸骨動脈分岐部付近にリエントリーができることが多い．それによって偽腔内はある程度ventingされ，真腔を圧迫する力が弱まる．しかし，リエントリーができないと，真腔は盲端となって灌流障害が起こりやすくなる．
　腹部大動脈を人工血管で置換している症例では，中枢側吻合部のところが頑丈でリエントリーができにくいため，灌流障害や大動脈拡大が起こりやすい．この症例のように，B型解離が腹部大動脈置換術後に起こった場合は，綿密な経過観察が必要である．

❸ 術前の評価

下行大動脈とエントリー（図2）【 V-03】

　下行大動脈では，偽腔が拡大し真腔を虚脱している．近位下行大動脈のエントリーは，直径5mm程度である．Bモードではフラップの途切れ，カラードプラモードではそこを通過する血流が観察できる．3Dで見ると，エントリーは楕円形である．これをブロックすることがステントグラフトの使命である．

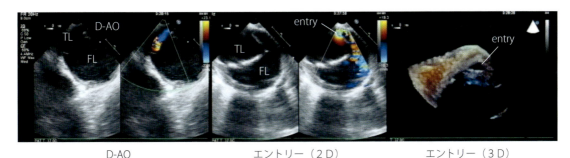

D-AO　　　　　　　エントリー（2D）　　　　　　エントリー（3D）

図2 麻酔導入後のTEE所見：エントリー付近

　下行大動脈の偽腔内には，ゆっくり末梢に向かうモヤモヤエコーが見える【 V-04】．血流速度は低いことを示している．おそらく，リエントリーが小さいのだろうと想像できる．血行動態的には，偽腔は袋小路状態に近く，大動脈壁にかかる力は大きくなる．だから5週間でここまで変化したのだ．

腹部大動脈【 V-05】

　下行大動脈の真腔狭小化により減少した内臓血流が，ステントグラフト留置後に増加あるいは少なくとも減少していないことを術中に確認しておきたい．そのため，あらかじめコントロールとして血流評価を行った．
　術前評価で内臓血流の評価はなされていない．ここまで必要なのかと疑問に思われるかもしれないが，この治療の合併症の1つは血流動態の変化による内臓虚血である．それが万が一起こった場合，それを診断する際に血流評価のためのコントロールが必要となるだろう．それを撮っておけるのは，「今」なのである．

COLUMN 23
なぜそこまで見る必要があるのか？

　おそらく筆者は「なぜ，そこまで見る必要があるのか？」という反応に直面するだろう．「そこまで面倒なことをして手順を複雑にしなくても，これまでの方法でまずうまくいくのだから」と．しかし，想定外のイベントでどんなに大変なことが起こるかをよく知っているのもまたあなたである．
　「**まず**うまくいく」というのは「うまくいかないことがある」ということだ．うまくいかなかった場合，「しかたない」と言って肩をすくめるのかもしれないが，本当に「しかた」はないのだろうか．どうして打開策をもっと模索しようとしないのか．手間がかかるから？ 循内や麻酔科医にTEEを頼むのが嫌だから？（それは本当のチームと言える？）TAVIを導入するときには，チームを作り複雑な手順を踏まなければならないにもかかわらず，そのための労力は惜しまないではないか．TEEの情報は，航空機のレーダーのようなものだと筆者は思うが，レーダーの導入が面倒でコストがかかるなら有視界飛行だけで飛びたいだろうか．
　いわゆる「想定外」のことが，いつになったら「想定内」になるだろう．自分が治療を受ける側に立ってみると（この「治療を受ける側の立場に立つ」というスタンスは診療における筆者の基本姿勢である），想定範囲の狭さが我慢ならない．「しかたない」とは単なる言い逃れと患者さんは感じるだろうが，何も言えないし，言わない．でも，その分を何とかカバーしてほしいと常に願っている．他の方に聞いた話だが，インフォームドコンセントのため合併症も含めて熱心に説明していたら，患者さんから言われたそうだ．「さっきから聞いてりゃ，何だよ．言い訳ばっかりじゃねえか」その気持ちもわかる気がする．それくらい未完成の治療だと自分で説明しているのだから．また，それでなくても，「手術」という重圧があるのに，延々と怖い話を聞かされる側の気持ちも考えなくては．治療成績が向上したとはいっても，まだこのあたりの成熟度は十分とはいえないレベルのようだ．

弓部大動脈

　この症例では，ステントグラフトを留置して左鎖骨下動脈を閉塞し（あらかじめVascular Plug™で塞栓），左総頚動脈は温存する予定である．あらかじめこれらの分枝が描出できることを確認し，おのおのの血流を評価し記録しておく【V-06】．もしステントグラフトで十分左鎖骨下動脈をカバーできなかったり，Vascular Plug™がうまく機能しなかった場合，エンドリークの原因となるので，血流消失は確認しておきたい．

脊髄虚血

　下行大動脈をステントグラフトで広範囲にカバーすると，Adamkiewicz動脈を閉塞し対麻痺をきたす懸念がある．手術治療に比べて発生頻度は低いが，それでも数％のリスクがある．留置後に脊髄血流が減ったからといって，根本治療ができるわけではないが，血圧を高めに維持し脊髄腔ドレナージ追加などの戦略を立てることができ，対麻痺の程度を軽減できないだろうか．そうと知らずに数日経過するのとは，異なってくると思う．

　TEEで椎間板を通して脊髄を見ることはできるが，最も見えやすい頸髄でもパルスドプラモードやカラードプラモードで血流を評価できる症例はごく一部である．最も虚血に弱いTh8レベルは，椎間板が狭く描出が難しいが，Bモードは何とか見えることが多い．そこで，TEE評価では脊髄の側枝の拍動で評価している．あらかじめ，拍動があることを確認し，記録しておく【V-07】．透視ではどうやってこれを評価する？

リエントリー（図3）

　右腎動脈レベルにリエントリーがある【V-08】．腹部大動脈で真腔を追っていくと，このあたりで偽腔から勢いよく吹き込んでくる血流が見える．また偽腔内血流の勢いを見ていくと，このレベルで最大となることで，リエントリーが近くにあることを知ることができる．

　ステントグラフト挿入後には，ここが新たなエントリーとなることが予想されるため，あらかじめカラードプラモードで描出し，血流を記録しておく．ここで偽腔内に吹き込む血流が消失すれば，治療成功である．

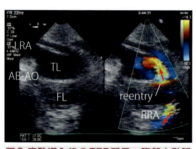

図3 麻酔導入後のTEE所見：腹部大動脈

　ここから治療に入るが，筆者がどのようにTEEを使っていくのか予想できるだろうか．

THINKING TIME

COLUMN 24
血流や開存のエコー評価：TEE vs 造影

　TEEと造影による評価を対比してみよう．COLUMN 20で紹介したULPの図も，合わせて見てほしい．

流速・血栓	エコー所見	造影所見
通常流速（＞10 cm/sec）	echo-free，血流シグナルあり	素早く造影
ごく低流速（＜10 cm/sec）	echo-free，血流シグナルなし	ゆっくり造影～造影されない
血栓形成（≒0 cm/sec）	モヤモヤエコー，動きあり	造影されない
血栓閉塞（＝0 cm/sec）	エコー輝度上昇，動きなし	造影されない

❹ 治療のガイド

ガイドワイヤ（図4）

まず，大腿動脈からガイドワイヤを挿入した．このガイドワイヤが真腔内にあることをTEEで確認した【V-09】．もちろん造影でも見ているが，造影は透過像なので2方向の造影ではじめて真腔内であることが確認できる．TEEでは，大動脈の短軸像を見るだけでわかる．たとえば，腎機能障害の症例では，TEEを使えばこの部分の造影をskipできるわけである．TEE情報を信頼できるかどうかは，TEE術者とどれくらい「チームとしての（真の）結束」ができているかによるだろう．

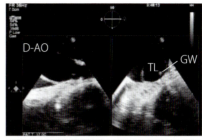

図4 治療のTEEガイド：ガイドワイヤ

次いで，左上肢からガイドワイヤも挿入したが，これも真腔内にあることを確認した．

左鎖骨下動脈塞栓（図5）

Debranchの血行再建終了後，Vascular Plug™を左鎖骨下動脈に挿入した．TEEで見ると，この時点ではまだ中に少し血流がある【V-10】．後で，①血流が消失すること，②migrationが起こっていないことを確認することとした．もしここに血流が残ると，エンドリークの原因になりうるからだ．ステントグラフトを留置したときに左総頸動脈の血流が途絶しないかが一番の気がかりだが，それをチェックする際，このplugが左鎖骨下動脈と左総頸動脈を同定するメルクマールとなる．

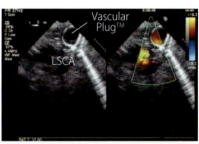

図5 治療のTEEガイド：左鎖骨下動脈塞栓

ステントグラフト-1留置（図6）

まず遠位側のステントグラフトを挿入した【V-11】．まず造影で位置を確認し，deployする．このとき，deploy直後に中枢側の大動脈内圧が高まり，エントリーに負荷がかかって亀裂が広がったり，偽腔に圧がかかって破裂を誘発する可能性もある．万が一そうなった場合，破裂を知るメルクマールは血圧低下と造影剤漏出だが，破裂のタイミングは留置直後とはかぎらないし，血圧が変動するたびに造影する訳にもいかない．まずここでTEEで一度チェックしておく【V-12】．現時点で血胸もないし，エントリー血流にも変化はない．

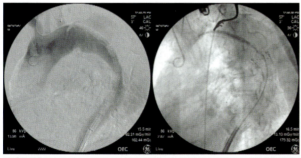 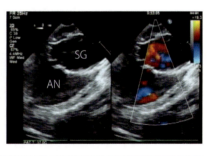

図6 ステントグラフト-1の留置：造影透視とTEE所見

ステントグラフト-2留置（図7）

次いで，中枢側のステントグラフト-2を留置した【V-13】．左総頸動脈入口部のすぐ末梢に先端がきて，ステントグラフト-1と1連以上重なるように位置決めをして，deployした．このとき一番大切なのは，左総頸動脈を閉塞しないことである．ステントグラフトをdeployした直後からTEEプローブが動き始めたのに気づいただろうか．左鎖骨下動脈が閉塞し左総頸動脈がintactであることを確認するために造影を準備しているうちに，TEEでの確認は終わっていた（A，B）【V-14】．そしてその評価が正しいことが，すぐ造影で裏付けされた．さらに，エントリーがほぼ閉塞したこともTEEで確認した（C）．血流がわずかに残っているが，量はかなり減っている．造影で二重に確認した．

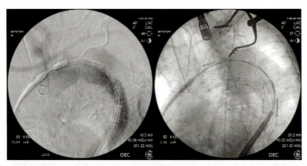

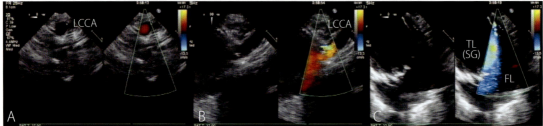

図7 ステントグラフト-2の留置：造影透視とTEE所見

❺ イベント①

しかし，この造影後に血圧が50 mmHg台に低下した．原因は何か．何を考え，どうチェックする？ 造影をするなら，どこを撮す？

🤔 THINKING TIME ↗

COLUMN 25
TEE術者を育てる一策

TEEを担当してくれる若手（年齢は問わないが）を鍛えるために外科医にできることは，TEEで見てくれたことが正しかったかどうかを，可能なかぎりfeedbackすることである．ときには誤った解釈をすることもあるだろうが，それをしかり飛ばすのではなく，誤りを正し，なぜ間違えたかを自分で考えさせ，あるいはいっしょに考えることである．たとえば上記のようにTEEと造影で同じものを見る場合が最も適している．

最近脈管学会で，CVT（cardiovascular technician：血管診療技師）として認定が始まっているが，下肢動脈の描出，評価を動脈造影で「答え合わせ」すると，めきめき力がついてくる．外科医の理解と協力がなければできないことなので，逆に外科医の教育能力を測る1つの尺度ともなるだろう．

血圧低下の原因と鑑別

血圧低下の原因として，心臓の駆出力低下，出血，動脈圧ライン経路の異常を考える．TEEの役割として最も可能性が高く，緊急性の高いものは出血であるのでまず第一にチェックした．出血部位として，次の4つを考え，それぞれをチェックした【 V-15】．

①解離の逆行性進展→腕頭動脈閉塞，冠動脈閉塞，心タンポナーデ
②大動脈破裂→胸腔内・縦隔内出血
③術野での出血
④TEE操作による消化管出血

まず，手術操作に近い左胸腔をチェックした．胸腔内で最も低く，出血した血液が最も早く見つかる場所である横隔膜上の下行大動脈近傍で液貯留を認めないので胸腔内出血は除外．縦隔内血腫も認めず，大動脈出血は除外した．

次いで弓部，上行大動脈に逆行性解離がないことを確認した．解離を発生する可能性が最も高いステントグラフト中枢端を念入りにチェックしたが，異常は認めなかった．逆行性解離がないので，腕頭動脈や冠動脈の閉塞も除外できる．心臓周囲にecho free spaceなく，心囊内出血も除外した．少なくとも緊急開胸の必要はないことがわかり，スクランブル体制は解除された．胃の中にecho free spaceが増えておらず，食道内腔の拡大もないことを確認でき，消化管出血も否定的と考えた．

術野では，大腿動脈のシースカテーテル周囲に出血があり，これが原因と判断した．輸液で血圧は回復した．血行動態が安定したのを確認して，ステントグラフト留置後の評価を始めた．

下行大動脈〜弓部のTEE評価

①下行大動脈

偽腔内では，モヤモヤエコーの末梢側への移動が，まだ少し認められる【 V-16】．肋間動脈から少し流入し，リエントリーから流出しているだろう．偽腔内のエコー輝度は徐々に上昇し，一部で血栓形成が始まっている．偽腔内の血流はほとんど制御できている．

②弓部分枝【 V-17】

左鎖骨下動脈は閉塞し，血流シグナルを認めない．左総頸動脈の血流は良好である．入口部の直前にステントグラフト先端がある．

③腹部内臓分枝

CEA，SMAとも良好な血流が確認できた【 V-18】．

⑥ イベント②

このときMEPの電位が右だけ低下した．脊髄虚血か．片側なので，シースカテーテルによる右下肢虚血の可能性が高いが，脊髄虚血も否定できない．あなたならどうする？ 虚血を心配して，昇圧薬で血圧を高める？ 解離を管理するには，辛い処置だが．

🚪 THINKING TIME ↗

脊髄灌流評価

TEEで脊髄の拍動を確認した．拍動はしっかり認められ，MEP低下の原因は右下肢の虚血と考えた【V-19】．この症例は，左鎖骨下動脈の起始部を塞栓しているため，左椎骨動脈の灌流はdebranchグラフトに依存している．もしこれが閉塞すると，脊髄灌流も影響を受ける可能性がある．脊髄の拍動がはっきりと認められたということは，脊髄側枝からの血流が途絶していないことを示している．ステントグラフトで閉塞した肋間動脈より末梢レベルからAdamkiewicz動脈が起始しているか，椎骨動脈からの灌流が十分かのいずれかである．

リエントリー（図8，9）

CEA近くにあったリエントリーでは，真腔→偽腔の血流（エントリー）となっている【V-20】．解離の進展により右腎動脈入口部の内膜が引き抜けてできたものだ．このエントリーが残存していると，遠隔期に腹部大動脈の拡大が起きることをしばしば経験している．

そこで，エントリーから右腎動脈にカバーステントを留置することとした．透視ガイドで留置を行い，造影で偽腔への洩れがほぼ消失したことを確認できた【V-21】．引き続き，TEEでもこの部位を描出した．エントリー血流はほぼ消失した【V-22】．

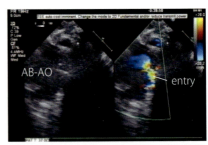

図8 ステントグラフト留置後エントリーとなった元リエントリー

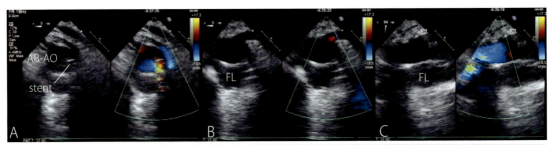

図9 元リエントリー（現エントリー）へ留置したカバーステントと血流

COLUMN 26
脊髄灌流のTEE評価

開胸による胸腹部大動脈瘤手術が主流だった頃，脊髄虚血による対麻痺を何とか回避しようと試行錯誤していた．血流をパルスドプラやカラードプラで直接見ようとしたのだが，ほとんどの症例では検出限界よりさらに低い血流で，シグナルを検出できたのは1割もなかった．そのため，Bモードで側枝の拍動を見て評価することとした．しかし，手術では部分体外循環を使うため，脊髄が遮断レベル以下から灌流される場合，灌流が十分あるにもかかわらず，定常流となり拍動が消失するのが難点であった．しかしTEVARでは拍動が消失しないので，脊髄灌流の指標としての価値が改めて再評価できないかと期待している．

肋間動脈からの供給が途絶したとき，近くの肋間動脈から，あるいは脊髄内の側副血行路を通って血流が補充されることが対麻痺回避のキーである．これらのいずれかから灌流されさえすればよいので，その総和としての結果を側枝の動脈拍動で評価する方法が使えるかもしれない．

❼ 最終チェック

　近位下行大動脈のエントリーは閉鎖され，偽腔内に吹き込む血流は認めない．偽腔内を下行する血流もほぼ消失した【💿V-23】．一部では，すでに血栓形成が始まっている．弓部では，左総頸動脈が開存し，左鎖骨下動脈は閉塞し，末梢はdebranchによる逆行性血流となっていることを確認した【💿V-24】．また脊髄側枝の拍動も残存していることを確認した．腹部では大動脈内と分枝内血流の定量的評価を行い，リエントリーだった場所に血流が消失していることを確認した．

❽ 術後CT　【💿V-25】

　エントリーは閉鎖され，近位下行大動脈の偽腔は造影されない．左総頸・左鎖骨下動脈とも開存している．横隔膜レベルでは偽腔内が少し造影される．腹部内臓分枝は開存しており，リエントリー部分もうまく閉鎖されているようだ．

　術後経過は良好で，独歩退院した．

COLUMN 27
TEVAR：TEEなしでもできるよ

　「透視ガイドでできるから，エコーなんてなくても十分できる」とよく言われる．たしかに，エコーがなくてもひととおりの標準的なことはできるだろう．透視だけですべてうまくいくなら，TEEはいらない．灌流評価がすべて造影できるなら，TEEはいらない．想定外のことは術後CTで評価するのなら，TEEはいらない．

　しかし，学会発表や論文でいまだにトラブルケースについての報告をしばしば見聞きするのはなぜだろう．報告に至っていないトラブル症例もあるだろう．どうやら，すべてうまくいくとはかぎらないようだ．対象患者は，動脈硬化がベースにあり，腎機能障害を伴っていることも多い．そのような症例に遭遇したときになってエコーもいっしょに使おうとしても，普段からやっておかなければ，急にはできない．また，想定外のことはしばしば手技の最中に起こり，診断するためにCT室に搬入することなどできないこともあるだろう．

　そもそも，外科と内科の違いは何か？　少なくとも筆者は，自分の目で病変を見て自分の手で触ることができ，自分の手でそれを治すことができるから外科を選んだ．しかし，最近，自分の目で見えず手でも触ることもできない状況が増えてきている．だから，術野の背後にあって見えないものを手に取るように見ることができるTEEをせっせと使っているのである．慣れてくれば，触った感触も何となく感じられるようになる．なぜ，見ようとしないのだろう．見ようとすれば見えるツールがすでにあるのに，なぜ目を閉じて治療をするのだろうか．筆者には不思議に思えてならない．

12 AVR＋CABG症例が閉胸時に突然VTに：原因は？ そして対処は？

CASE　8○歳女性．既往に胃潰瘍．

1年前より労作時息切れがあり，受診した．

❶ 胸部X線，心電図，心エコー（図1）

胸部X線で心拡大，心電図で左室肥大，左房負荷，T波平低化，心エコーでAS（max PG 112 mmHg），中等度MR，TRを認める．

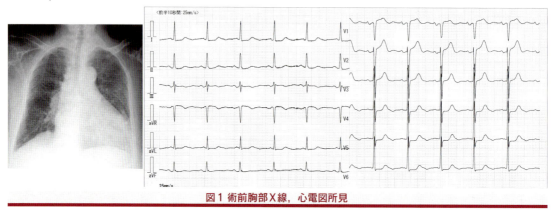

図1 術前胸部X線，心電図所見

❷ CAG，CT

CAGで#1 50％，LMT intact，#6 90％，#11 75％であった（図2）．単純CTでは，大動脈などに散在性の石灰化病変を認める【 V-01】．

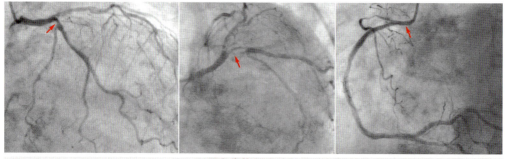

図2 術前CAG所見

AVRとCABG（LADとLCXに大伏在静脈）の方針となったが，麻酔導入後のTEEで新たな2つの所見が見つかった．1つはPFOである（図3）【 V-02】．もう1つは，まずTEE画像を見ていただき【 V-03】，この手術で何に注意し，何を準備して置くべきかを考えてほしい（CT画像も参考に）．

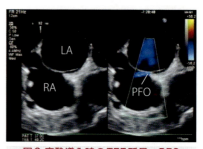

図3 麻酔導入時のTEE所見：PFO

🧍 THINKING TIME ↗

COLUMN 28
PFOごときでナーバスになりすぎ？

「PFOごときで何だ」という声が聞こえてきそうだが，当院のように80歳以上で種々の既往歴を有する症例が多いと，些細なことでもドキッとするようなイベントにつながることがあり，最善を目指してもなお足りないと感じている．前任地の広島と比べても，対象となる症例のfrailtyやtoleranceは明らかに異なっていると感じる．おそらく全国的に近い将来同様の状況となり，より取りこぼしのない手術や周術期管理が必要とされる時代が来るだろう．

❸ なぜPFOを問題にするのか

ASと冠動脈疾患のため，術前には左心系に負荷がかかり，心房中隔は右房側に凸だが，体外循環離脱時にプロタミンで肺血管抵抗が高まったり，ASや心筋虚血が解除されて左房圧が下がり，陽圧換気で右房圧が高くなると，右左短絡を起こし低酸素血症をきたすことがある．奇異性塞栓症も気がかりだ．しかし，PFOを閉じるには，caval cannulaへの変更と右房切開が必要となる．

COLUMN 29
インフォームドコンセントの内容と異なる術式が必要となったとき

「そんなことは今回の手術に関係ないし，そもそもインフォームドコンセントのときに話していない」というかもしれない．しかし今治療しておくほうがトータルのメリットが大きいなら，家族に説明し術式を加えることも考慮すべきだろう．

ただ，この症例のようにもともと体外循環が必須の場合はよいが，OPCABの場合は体外循環を新たに加えることになる．そのため，off-pumpで簡単にPFOを閉じるデバイスを現在開発中である．

この症例は90歳近く，EF低下の状態で，AVRとCABGが必要であるため，PFOには触らず，存在を念頭に周術期管理を行うこととした．そして，それがある意味正解であったことが，後で明らかになった．

❹ 冠動脈

左冠動脈（図4）

CAGでは左冠動脈入口部はスムーズだが，TEEで見ると高輝度であり【V-04】，起始部近くでは音響陰影を伴っている．CTで見える入口部近くの石灰化に相当する．LADにはaliasingを認め（≒ #6 justの90％狭窄），#11は内腔が細い（≒ 75％狭窄）．

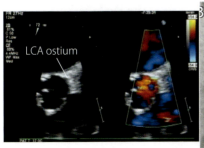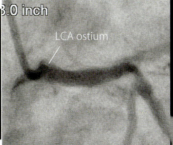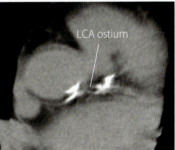

図4 左冠動脈入口部所見：TEE，CAG，CT

右冠動脈（図5）

入口部に高輝度陰影があり，サイドローブを認める【V-05】．Direct echo で見ると，入口部近くに狭窄があり，末梢では90°屈曲し，狭窄もあるようだ【V-06】．さらに末梢では，石灰化で内腔が見えない部位や，両側に厚い粥腫が付いている部位もある．CAGからは想像できない病変だ．

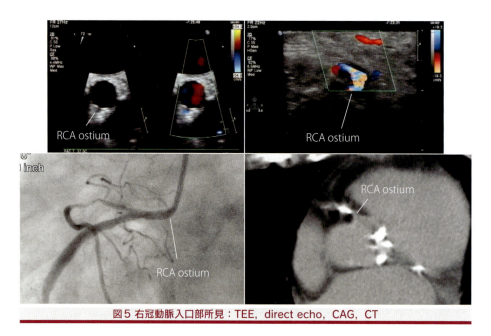

図5 右冠動脈入口部所見：TEE，direct echo，CAG，CT

TEEで#4PDを描出した（図6）【V-07】．TG SAXで後室間溝をズームで描出し，それを正中に置いて走査面を90°にする．心尖部に向かう血流が見えれば，#4PDであり，中枢側に完全閉塞はないと考えられる（CAGを参照）．この観察が後で役立つ．

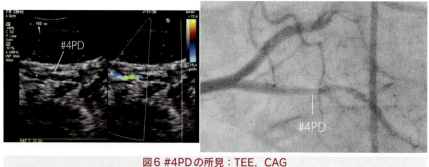

図6 #4PDの所見：TEE，CAG

⑤ 大動脈弁 【V-08】

弁は三尖であり，いずれも厚く，輝度が高く，開放が制限されている．NCC側の弁輪に軽い石灰化があり，僧帽弁前尖側に続いている．STJのところにも石灰化を認める．

さて，これらの所見からどのような術中所見を想像する？　また，何が必要となるか，わかっただろうか．

THINKING TIME

❻ 術中所見と手術 （図7）

　送血管は通常の位置に挿入できたが，direct echoで遮断レベルの大動脈後壁に石灰化を認めたため，それを避けるように遮断鉗子をかけた．LADとLCXに大伏在静脈を吻合した後，大動脈弁置換に移った．
　大動脈弁は三尖で，いずれも厚く，石灰化結節を弁腹〜弁輪に認める．弁尖を切除し，弁輪の石灰化を脱灰した．左右冠動脈とも入口部が硬く，選択的心筋保護の際，カニューレを挿入できず，先端を軽く当てたまま保持し，かろうじて注入した．漏れは許容範囲内だが，多いようなら別のカニューレを用意する必要があっただろう．
　生体弁を植え込み，冠動脈バイパスの中枢側吻合を行った．

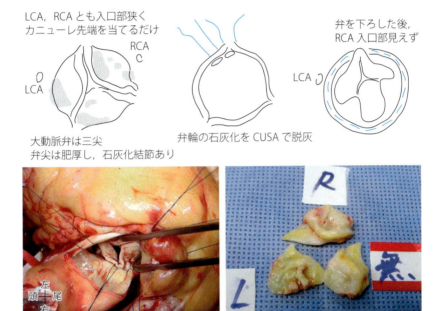

図7 術中所見と手術術式

❼ 体外循環後のイベント

　大動脈遮断を解除し離脱に移ったが，心臓からの拍出は心許ないため【 V-09】，時間をかけて体外循環から離脱した．ようやく心収縮も改善し閉胸に入ったが，胸骨ワイヤを締めた頃から血圧が低下し，突然VTとなったため，急いで再開胸した．
　心膜を開くと，すでに心停止寸前であり，すぐ心臓マッサージを始めた．アドレナリンも効かない．PCPSに載せる準備をしながら，原因を見つけなければならない．

　さて，あなたは何を疑い，どのようにそれを特定あるいは除外して対処する？

🔍 THINKING TIME ↗

⑧ PCPS （図8）【 V-10】

急いで循環を立て直すためにPCPSを準備するとき，絶対避けるべきは，①慌てて粗暴な手技を行い合併症を起こすこと，②脱血不良で循環が維持できない事態である．

まず，大腿静脈から挿入したガイドワイヤが右房に現れるのをTEEで確認した．よし，対側の腸骨静脈や分枝に迷入していないことはたしかだ．次いで脱血管を挿入し，先端が右房～上大静脈付近にあることを確認した．これなら，脱血効率は最大になるだろう．

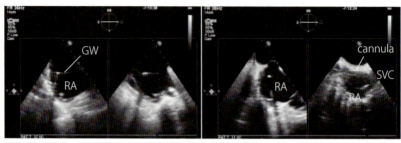

図8 PCPS脱血管挿入時TEEガイド

⑨ 原因チェック

循環破綻の原因として，以下を考えた．これらを1つずつ調べていく．

　　①人工弁の機能不全
　　②冠動脈グラフト閉塞
　　③酸素化障害
　　④心機能の予備能が低下

人工弁（図9）

生体弁では，jammingやeversionを考えなければならない．体外循環離脱後にこれらが新たに起こることはないだろうが，もしこれらが原因なら，体外循環に切り替えて修復する必要も出てくる．弁には流出血流の欠損も有意な逆流も認めず，人工弁の問題ではないと判断した【 V-11】．

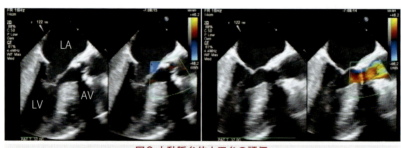

図9 大動脈弁位人工弁の評価

冠動脈，左室（図10）

ME 4CとTG SAXで左室収縮をチェックした【 V-12】．新たな局所壁運動異常があるなら，バイパス追加が必要になり，大伏在静脈を採り始めなければならないからだ．左室はまだ少しよたよたしているが，どの領域も収縮しているようだ．

左冠動脈入口部の血流をTEEでチェックした【 V-13】．ステントポストに近いが，入口部はintactだ．右冠動脈はTEEですぐに描出できなかったので，direct echoで右冠動脈入口部と大伏在静脈グラフトの血流を確認した【 V-14】．#4PDの血流も順行性であることをTEEで確認した（体外循環前と同様）【 V-15】．冠動脈やグラフトのトラブルではなさそうだ．

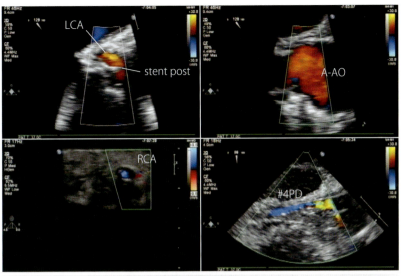

図10 左右冠動脈の評価：TEE，direct echo

肺（図11，12）

左肺に広範な無気肺を認める【 V-16】．今のところ，SpO$_2$は正常で，低酸素血症が原因ではなさそうだが，PFOは残っており，ICUで低酸素血症をきたす可能性もあるため，今のうちに解除しておきたい．気道内の吸引を勧めた．

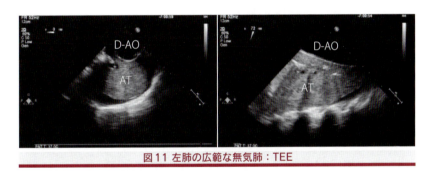

図11 左肺の広範な無気肺：TEE

これらを除外したうえで，左室拡張能がまだ低く，閉胸に耐えられなかったと結論した．PCPSで循環を維持し，胸骨を閉めずに数日間左室の回復を待つこととした．それに備え，TEEで脱血管の位置を再確認した【 V-17】．脱血管自体の陰影と音響陰影だけでなく，カラードプラで内腔の血流を見ながら先端位置を判断した．

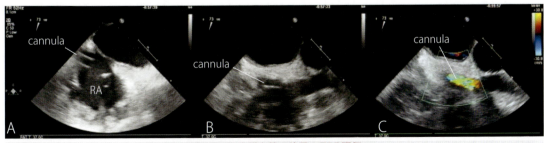

図12 PCPS脱血管の位置のTEE評価

その後数日でPCPSは離脱でき，閉胸にも耐え，心機能も回復して独歩退院となった．

13 左鎖骨下動脈の高度石灰化を伴うAVR＋CABG症例：LITAは使える？

CASE　7〇歳女性．20年来血液透析．発作性心房細動．

透析中に血圧低下を認め，心電図で発作性心房細動とST変化があり，精査目的で紹介となった．

❶ 胸部X線，心電図，心エコー （図1）

胸部X線で軽度心拡大，心電図で上室性期外収縮，下壁梗塞疑い，左室肥大，全誘導でST，T異常，心エコーで中等度AS（max PG 41 mmHg，AVA 0.87 cm^2）を指摘された．

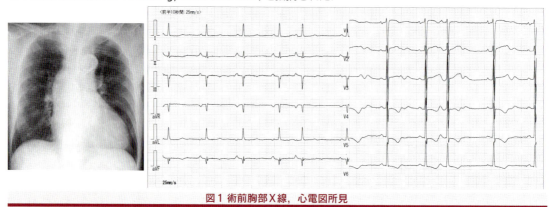

図1　術前胸部X線，心電図所見

❷ CAG，CT （図2）

CAGでは，#1 99％，#2 90％，#3 99％，#6 90％，#9 99％の狭窄，CTで上行大動脈〜弓部に散在性の石灰化を認めた【V-01】．

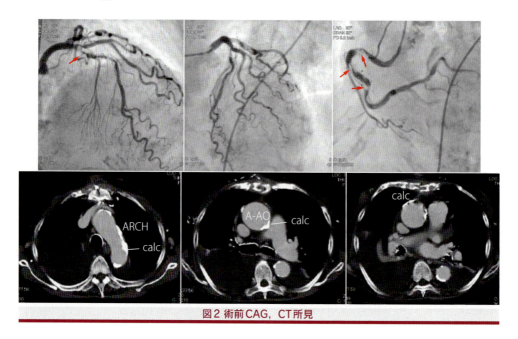

図2　術前CAG，CT所見

AVR，CABG，肺静脈口隔離術の方針だが，起こりうるイベントは？　いつ何を確認？　まとめておこう．

THINKING TIME

❸ 麻酔導入後のTEE

上行大動脈（図3）【V-02】

　大動脈切開部（A）や遮断レベル（B）に石灰化を認める．遮断による石灰脱落や壁の損傷を回避するためには，これらを避けて低めで遮断する必要があり，石灰化を避けて高めの大動脈切開とすると，ルートベントやグラフト中枢側吻合の場所がなくなってしまう．

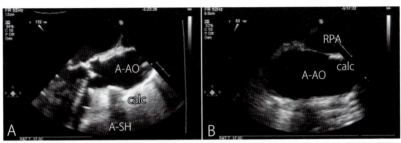

図3　麻酔導入後のTEE所見：上行大動脈

　TEEのメリットは，術者が上行大動脈を触りながら病変の位置を術野でピンポイントで確認できることである（術者がdirect echoで確認できれば，それに勝るものはないが）．この症例では，後壁の石灰化を避けながら，前壁側が頭側気味になるよう，斜めに遮断鉗子をかけることとした．

大動脈弁（図4）【V-03】

　弁は，三尖である．ME AV LAXで弁の開放は制限されている．弁尖の辺縁は比較的軟らかいが，弁腹〜弁輪が硬く，弁輪には厚い石灰化がある．NCC側では，石灰化が僧帽弁に連続しており，前尖の開放が弁輪側で制限されている（R-23）．

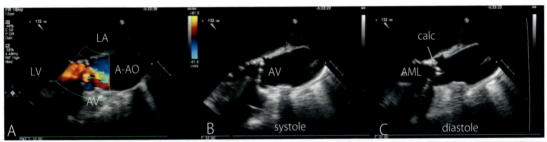

図4　麻酔導入後のTEE所見：大動脈弁

冠動脈（図5）【V-04】

　AVR症例では，入口部の石灰化や起始異常で困惑することがまれではない．具体的な評価では「低い－高い」と「交連に近い」に注目し，以下のトラブルに気を配る（R-20）．通常，「起始異常」には低い高いは含まれないが，これらを総称するよい表現がないため，本書では起始異常と表現する．

　　①低い：冠動脈口が人工弁で閉塞する可能性
　　②高い：大動脈切開が低いと，縫合閉鎖時に右冠動脈を損傷する可能性
　　③交連に近い：縫合輪による冠動脈口閉塞の可能性

　①，②はME AV LAX，③はME AV SAXで評価する（A，B）．3Dで石灰化のため陰影がdropoutし見えづらいときには，ME AV SAXで冠動脈起始部を描出し，3Dに切り替えると，冠動脈が溝のように見える画像となる（C）．そこからトラックボールで入口部を正面視する（D）．この症例では，偏位はなさそうである．

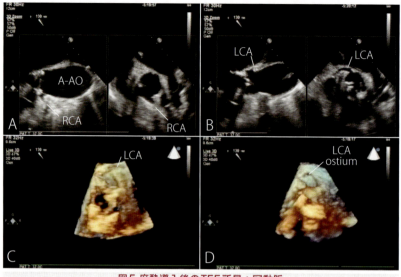

図5 麻酔導入後のTEE所見：冠動脈

❹ CT所見 （図6）

さて，術前CTで気になる所見が2点あった．

左鎖骨下動脈

左鎖骨下動脈に，ほぼ全周性の石灰化がある（A）．CAGの際に大動脈造影は行っていないが，カテーテルは大動脈まで抵抗なしに進めることができ，有意所見なしとのことであった．カテーテルが楽々通るといっても，ひょっとしたら内径2～3mm程度かもしれない．

腹部大動脈

腹部大動脈や右総腸骨動脈にも全周性石灰化がある（B，C）．単純CTのため，内腔がどれくらいあるのかわからない．ABIは測定上0.9以上あるが．

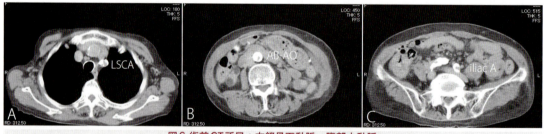

図6 術前CT所見：左鎖骨下動脈，腹部大動脈

大切なのは，LITAの灌流源である左鎖骨下動脈だ．あなたなら，左鎖骨下動脈をどのように評価する？ また，PCPSやIABPが必要な状況にはしたくない症例だ．

THINKING TIME ↗

❺ **左鎖骨下動脈** （図7）【 V-05】（ M-111）

　走査面0°で左鎖骨下動脈入口部から描出していくと，起始部近くに石灰化があり，内腔がよく見えず，狭窄があっても確認することができない（A，B）．末梢には狭窄を認めず，左内胸動脈起始部の血流も確認することができた（C，D）．左椎骨動脈の血流も順向性である．

　走査面90°で見ると，左鎖骨下動脈の入口部に石灰化があり，内腔に突出しているように見える（E）．プローブを引くと，縦隔組織と石灰化のため内腔が見えない．弓部大動脈から見上げるようにして描出し，CWで血流速度を見た．中枢側の速度低下なく，狭窄疑いの部位に加速が認められないことから，有意な内腔狭窄はないと判断し（F～H），LITAをグラフトとして用いた．

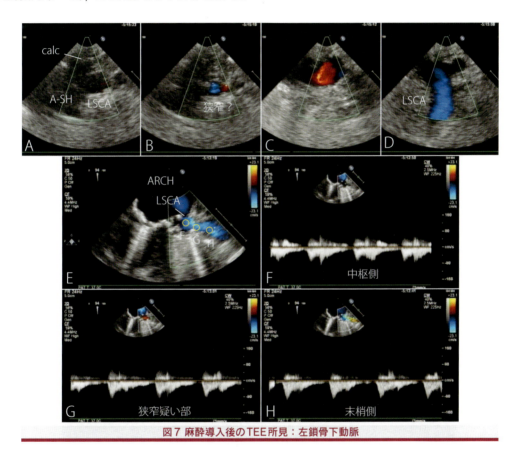

図7 麻酔導入後のTEE所見：左鎖骨下動脈

　術後の造影CTで見ると，25～50％程度の狭窄であった（図8）【 V-06】．周囲の石灰化がCTとTEEで見るとどのように見えるかを対比しよう．

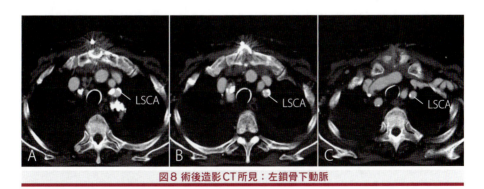

図8 術後造影CT所見：左鎖骨下動脈

SCENARIO 13 左鎖骨下動脈の高度石灰化を伴う AVR＋CABG 症例：LITA は使える？

　左鎖骨下動脈狭窄にこだわるのは，理由がある．左鎖骨下動脈に狭窄・閉塞がある症例で LITA を LAD に吻合すると，左上肢を灌流する血液が LAD から steal し，心筋虚血を起こすことがあるからである．VT を起こして発見されたという報告もある．LITA は一生もののグラフトだからこそ，左鎖骨下動脈には健全であってほしいし，狭窄がある場合にはそれを念頭にフォローアップしてほしい．
　しかし，「なぜこんな不確実な評価を」と言われそうだ．「造影 CT や CAG 時に大動脈造影をすればいいじゃないか」と．しかし，緊急手術や腎機能障害の症例ではどうするのか．それを理由に，かまわずグラフトとして使うのだろうか．
　よく血圧脈波検査で両上肢の圧較差で判断されるが，左鎖骨下動脈に有意狭窄があっても，側副血行路のため差がほとんどない症例も経験する (Orihashi K: Ann Thorac Surg 79: 580-584, 2005)．よく見ると，脈波の立ち上がりやピークの遅れがある．この点について，トピックスでさらに掘り下げて考えよう．

❻ 冠動脈評価

　CT（図9）で見ると，冠動脈の走行に沿って広範囲に石灰化が見られる．術野で触ると，冠動脈に沿って石のように硬いものが触れる．どこに吻合すればよいのだろうか．

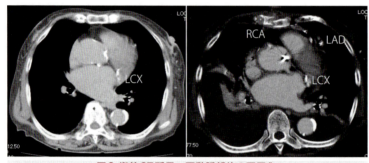

図9 術前CT所見：冠動脈部位の石灰化

　Direct echo で見ると，冠動脈壁には広範に石灰化が認められるが，その中で1ヵ所だけ，石灰化の後に続く音響陰影の軽い場所がある（図10）【V-07】．少しは内腔が見える場所，といったほうがいいかもしれない．その場所に吻合するしかない．シャントチューブのサイズを決めるために内径を測定した．

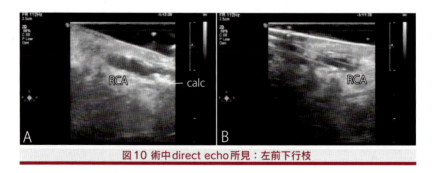

図10 術中 direct echo 所見：左前下行枝

　さて，以上の所見から，術中の所見を想像してみよう．

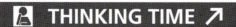

THINKING TIME

❼ 術中所見　(図11)【🅥 V-08】

　LITAは拍動もfree flowも良好で，#8へ吻合した．大伏在静脈グラフトを#4と#9にoff-pumpで吻合し，左右の肺静脈口をそれぞれアブレーションし，左心耳を結紮した．右房脱血，上行大動脈送血で体外循環を確立し，大動脈遮断鉗子は，前述のように斜めにかけた．また，ルートカニューレは石灰化部分を避けてやや外側よりから挿入した．

　大動脈は，石灰化を避けるようにやや高めで切開したが，それでも切開線に沿って石灰化があったため，後で縫合閉鎖できるようCUSAで脱灰しておいた．大動脈弁は三尖で，LCC，RCCの弁腹に石灰化結節が多く，開放が制限されていた．弁輪部から冠動脈洞に連続する石灰化を認め，NCC側では僧帽弁に向けても石灰化が連続していた．慎重に脱灰して生体弁を植え込んだ．

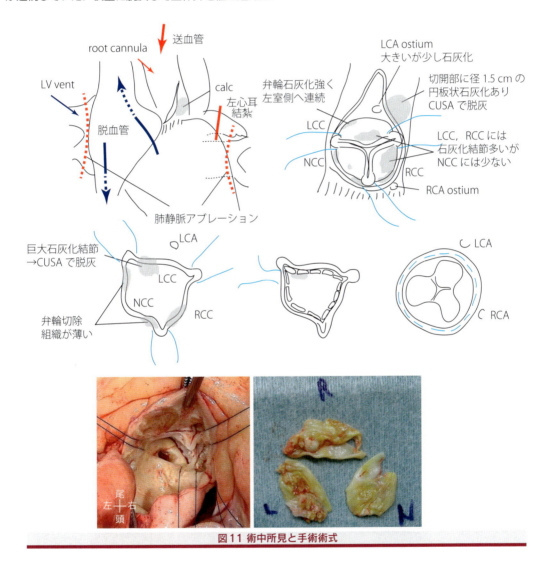

図11　術中所見と手術術式

体外循環離脱後の肺静脈所見を示す【🅥 V-09】．どう考える？　また，どう対処する？

🔖 THINKING TIME ↗

⑧ 肺静脈

　右上肺静脈の起始部で血流シグナルが細く，加速を認める（図12A）．右下肺静脈や左肺静脈には加速を認めない．念のため，体外循環前の所見と比べてみよう（図12B）【V-10】．体外循環前には右上肺静脈の加速は見られなかった．

　原因は何だろう．この手術では，心房細動に対し，左房は開かず，右上下肺静脈，左上下肺静脈をアブレーションしているが，もしこれが原因なら右下肺静脈にも狭窄が起こるはずである．可能性の高い原因は，左室ベント挿入部での狭窄である．

　問題は，このままでよいかどうかである．おそらくベント挿入部のタバコ縫合が肺静脈径の割に広かったのかもしれない．あるいは止血のため，補強でかけた糸によるものかもしれない．それを外して修復するのが望ましいが，すでに体外循環を下りて，送脱血管も抜去しているので，修復するならかなりの出血も覚悟しなければならない．もう一度ポンプに載せてまで修復すべきかどうかの判断が必要だ．

　Aを見ると，肺静脈血流にaliasingはあるが乱流ではなく，Vmax 0.65 m/secで2回目のaliasingを認めないので，最大流速は1.3 m/sec以内，つまり圧較差は6.8 mmHg以下である．リスクも考えたうえで，そのままにすることとした．ただし，術後に右上中葉のうっ血に注意が必要だ．

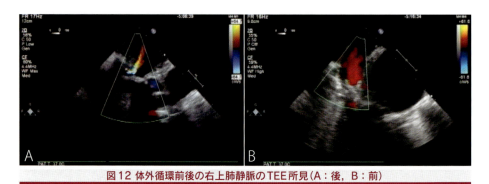

図12 体外循環前後の右上肺静脈のTEE所見（A：後，B：前）

　幸い，術直後に胸部X線（図13）ではっきりわかるほどの肺うっ血所見はなく，低酸素血症も認めなかった．

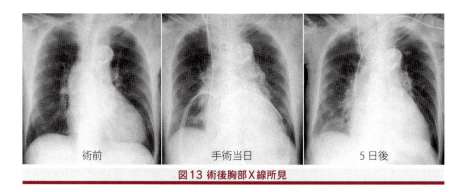

図13 術後胸部X線所見

　ちなみに右上肺静脈が閉塞したらどうなるかを供覧しよう（図14）．CABGと右上葉の肺癌の合併手術の症例である．まずLITA-#8をoff-pumpで吻合し，同じ術野で右開胸して右肺上葉切除に取りかかったが，右上肺静脈を処理した後に肺動脈と気管支を処理しようとしたところで，腫瘍が予想外に進行していることが術野で判明し，外科的切除の適応なしと判断せざるをえなかった．当日の胸部X線で右上葉全体の透過性がすでに落ち，2日後には真っ白になっている．ただし，困った低酸素血症もきたさず（無効換気のみだからか），そこをピークとして次第に透過性は回復し，2ヵ月後にはほとんどわからない程度になった．

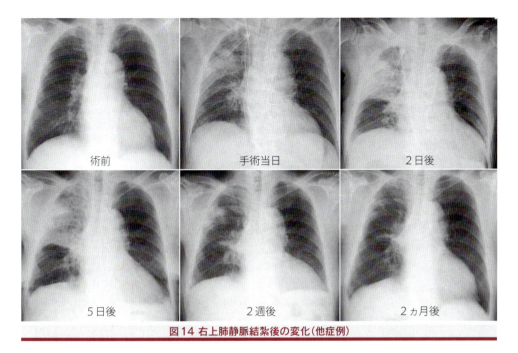

図14 右上肺静脈結紮後の変化（他症例）

元の症例で，右上肺静脈のCT像を手術前後で比較してみよう（図15）．右上肺静脈は術前よりやや細い程度で，明らかな肺内肺静脈の拡張はみられず，肺野条件でも肺実質のdensityはほとんど変わらなかった．

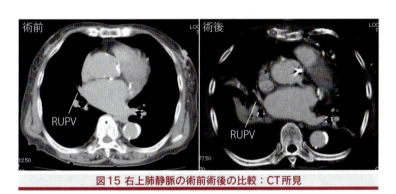

図15 右上肺静脈の術前術後の比較：CT所見

最後に，肺静脈をTEEで観察するとき，肺静脈ごとに注目すべきポイントをまとめておこう（図16）．

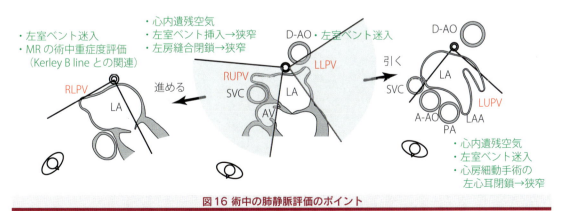

図16 術中の肺静脈評価のポイント

14 上行大動脈全体が高度石灰化で遮断できないAVR症例

CASE　７〇歳男性．血液透析中．

血液透析中に心窩部の違和感，息切れを自覚するようになり，精査入院となった．

❶ 胸部X線，心電図，心エコー （図1）

　胸部X線で心拡大，肺うっ血，心電図で洞性頻脈，左室肥大，左房負荷，V_{5-6}のST-T変化を認める．心エコーで左室拡大，前〜側壁のsevere hypokinesis，中等度MR，左房拡大，左室機能低下を伴うAS（max PG 51 mmHg，AVA 0.78 cm^2），PFOを認める．

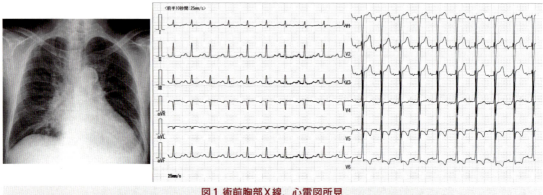

図1　術前胸部X線，心電図所見

❷ CAG, CT （図2）

　CAGで有意狭窄はないが，short LMTで，右冠動脈は低形成である．CTでは，弓部〜上行大動脈に著明な石灰化を認める【 V-01】．

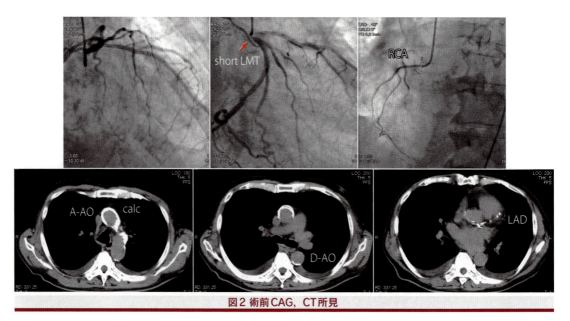

図2　術前CAG，CT所見

　上行大動脈置換も念頭にAVRを行う方針だが，何に注意し何をチェックする？

THINKING TIME

③ 麻酔導入後のTEE

左室機能とMR【V-02】
　左室収縮は減弱し，左室拡大のため僧帽弁のtetheringを認める．ASを解除すればMRは軽減するだろうが，そのためにも左室機能を落とさないよう，確実な心筋保護が大切である．選択的冠灌流が難しいときに備え，逆行性心筋保護も用意しておこう．

左冠動脈（図3）【V-03】
　右冠動脈はhypoplasticなので，左冠動脈への心筋保護液注入が大切である．左冠動脈は，short LMTで，入口部は輝度が高く音響陰影を伴っており，心筋保護液注入時の漏れが心配だ．右冠動脈への注入のために，先端が細いカニューレを用意しておこう．

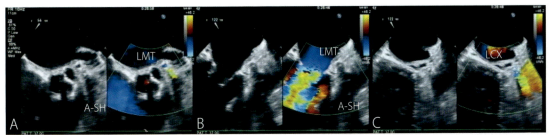

図3 麻酔導入後のTEE所見：冠動脈

上行大動脈，大動脈弁（図4）【V-04】
　STJ直上の大動脈壁は，輝度が高めである．右肺動脈レベルでは音響陰影を伴う高輝度部分があり，さらに頭側では音響陰影ばかりだ．CT所見と対比してみよう．
　大動脈弁は三尖で，全体的に弁尖は厚く高輝度で，開放が制限されている．弁輪径は22 mmだが，STJの内径が21 mmしかない．21 mmの人工弁では，STJを通過しづらく，糸の結紮も難しいかもしれない．

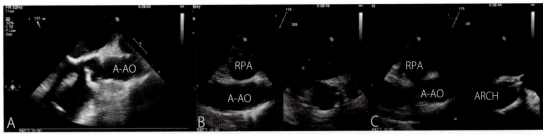

図4 麻酔導入後のTEE所見：上行大動脈，大動脈弁

PFO【V-05】
　この症例でもPFOが見つかった．これを閉鎖するためにわざわざ右房を開けるかどうかは，外科医との相談である．

　さて，術中の様子を想像してみよう．

🤔 THINKING TIME ↗

❹ 術中所見と手術 （図5）【 V-06】

両側腋窩動脈で送血路を準備し，胸骨正中切開で開胸した．上行大動脈全体が高度石灰化をきたしている．上行大動脈置換が必要かもしれないが，中枢側吻合，末梢側吻合とも高度石灰化のある部分で行うことになり，弓部大動脈置換まで必要となる可能性も高い．心機能も低下しているため，循環停止下で大動脈遮断をせずにAVRを行うこととした．それに伴いPFO閉鎖はskipすることとした．直腸温25℃まで冷却して，脳分離体外循環を確立した．左総頸動脈は直接側面からcannulationした．

大動脈は石灰化が高度な部分を切開せざるをえない．前壁を弁鉤で引いてかろうじて視野を展開しながら，手術を進めた．弁は三尖で，右冠尖のみ可動性がある．選択的心筋保護を行うスペースと視野が得られず，さらにshort LMTのためLADとLCXの一方にしか心筋保護液が入らないおそれもあることから，逆行性心筋保護のみとした．慎重に弁尖を切除し，弁輪と大動脈壁の石灰化をCUSAで脱灰しながら生体弁を植え込んだ．

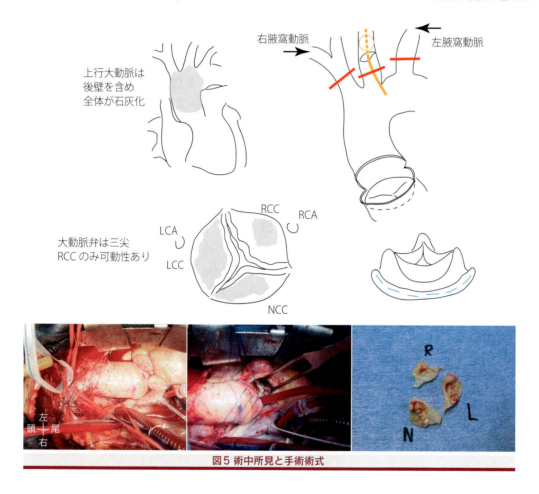

図5 術中所見と手術術式

大動脈壁は，石灰化の間に針を刺しながら縫合閉鎖した．出血もなく何とかなったが，ほっとするのはまだ早い．遮断解除～ポンプ離脱でチェックすることは？

🚶 THINKING TIME ↗

❺ 体外循環後のチェック項目

左室，冠動脈【V-07】
　AVRにより左室の後負荷が軽減したためか，左室収縮はずいぶん楽そうになった．体外循環からスムーズに離脱でき，明らかなasynergyも認めなかった．離脱後も左室の収縮は良好で，僧帽弁のtetheringも軽減した．

大動脈弁【V-08】
　人工弁の開放，閉鎖は良好である．右冠動脈側からわずかにリークを認めるが，許容範囲内と考える．冠動脈も両側で血流が確認できた．

　この症例では，ざっと全体を見渡しているうちに2つの所見を認めた．

無気肺【V-09】
　左胸腔内の液貯留と無気肺を認める．術野から胸水を吸引し，肺を加圧した．無気肺を解除した．しかし，術後にも無気肺は起こしやすいと考えられ，低酸素血症をきたしたときには，原因の1つとして考えよう．

左総頸動脈狭窄（図6）【V-10】
　左総頸動脈の起始部に狭窄が認められる（A）．少し末梢にも内膜肥厚があり，50％程度の狭窄がある（B）．術中に明かなrSO$_2$低下はなかった．CT（単純）を見直してみたが，明らかな外径の変化はない（C）．ここは頸動脈エコーでもカバーできない範囲である．

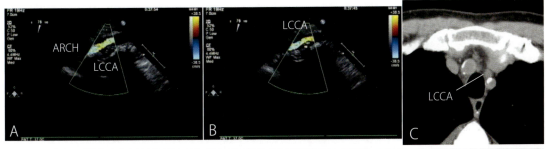

図6 左総頸動脈のTEE，術後単純CT所見

　術後，問題なく覚醒し，明らかな神経学的異常も認めなかった．血行動態も安定しており，リハビリも順調に進んだ．左室機能は徐々に回復し，MRも軽減している．

15 通常どおりのAVR＋CABGとなるはずが：潜んでいた複数の伏兵

> **CASE**　６０歳男性．血液透析患者．

２週前から前胸部痛を自覚し，来院した．

❶ 胸部X線，心電図，心エコー　（図1）

　胸部X線で軽度心拡大，心電図でAF，前胸部誘導のQ波とST上昇，左室肥大の所見を認めた．心エコーで前壁，中隔のhypokinesis，収縮障害（EF 44％），左室肥大，中等度AS（max PG 42 mmHg, AVA 1.23 cm^2），左房拡大（LAD 53 mm）を認めた．

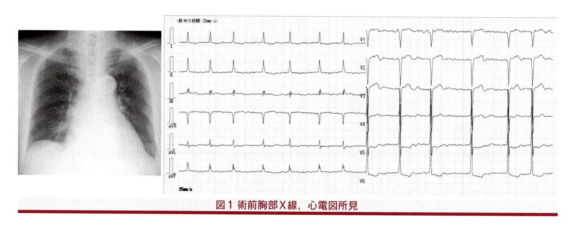

図1　術前胸部X線，心電図所見

❷ CAG

＃6 75％，＃7 100％の所見であった．

❸ CT　（図2）【V-01】

　両側胸水を認め，左鎖骨下動脈起始部にほぼ全周性の石灰化，上行大動脈にも後壁を中心に石灰化を認める．

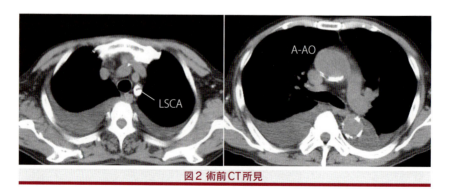

図2　術前CT所見

　AVR＋CABG（＃8，＃9）の予定となったが，術中にどんなことに注意し，TEEで何をチェックする？　この症例では思わぬことが持ち上がった．想像してみよう．

🧍 THINKING TIME ↗

❹ 麻酔導入後のTEE

左心耳内血栓

ルーチンチェック中に，左房内のモヤモヤエコーに気づき，念のために周囲を見ていくと，術前に診断されていなかった左心耳内血栓が見つかった（図3）【V-02】．血栓は球形で，左心耳先端で浮遊している．周囲はやや輝度が高く，中央は低めである．

術前検査（図4）を見直してみると，CTは単純撮影のみだが，左心耳の中にややdensityの高い円形の像が写っている．心エコーの心尖部二腔像では左心耳の先端近くにやや輝度の高い塊が見えるが，肺からの多重反射あるいはサイドローブとも取れ，自信をもって診断するのは困難である．TEEでは容易に診断できるが，ルーチンチェックをしていなかったらおそらく見逃してしまい，術後のCTかエコーで見つかって悔しい思いをしたことだろう．

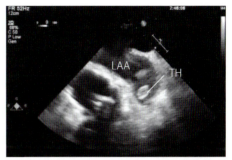

図3 麻酔導入後のTEE所見：左心耳内血栓

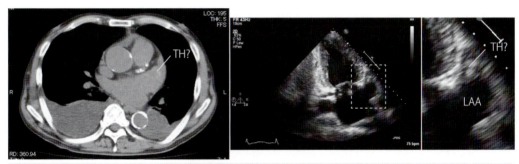

図4 術前CT，経胸壁心エコー所見：左心耳

術前CTで左鎖骨下動脈の起始部付近にほぼ全周性の石灰化を認める．この患者では，LITA-#8の予定だが，LITAを使ってよいだろうか．もし狭窄が有意であったらLITAからLADに供給される血流は乏しく，ひょっとしたらsubclavian stealならず，LAD stealが起こりかねない．

血圧脈波検査では，上肢血圧の左右差は5 mmHg程度だが，この所見だけで有意狭窄は否定できるだろうか．内腔の狭小化をチェックするため，麻酔導入後にTEEで観察を行った【V-03】．この画像を見て，あなたはどのように評価し，判断する？

🛡 THINKING TIME ↗

COLUMN 30
ワルファリンは万能ではない

この症例は慢性AFがあり，ワルファリンで管理されていたが，それでも血栓ができていた．2週前に発症した心筋梗塞のため心機能が低下して左房内のうっ滞が増強し，血栓を形成したのかもしれない．この症例は，前情報にとらわれず，ルーチンチェックを大切にすべきという教訓を与えてくれる．

❺ 体外循環前のTEE評価2

左鎖骨下動脈（図5）【V-03】

　左鎖骨下動脈は，起始部から末梢まで全周性石灰化のため内腔がまったく見えない（A，B）．90°で入口部を見上げても見えない（C）．CTでは，血管のあるスペースをほとんど石灰化が占めているので，たとえ内腔が開存していたとしても有意狭窄はあると考えるほうがよいだろう．内腔狭小化の可能性が否定できないため，LITAの使用を断念した．

　「何だ，役にたたないじゃないか」と言わないでほしい．この症例では評価できなかったが，TOPICでいろいろなテクニックを紹介しているように，大多数の症例で評価できるのである．CTとの合わせ技による評価も見ていただきたい．

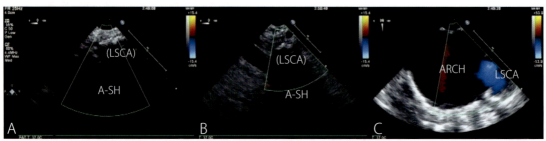

図5 麻酔導入後のTEE所見：左鎖骨下動脈

上行大動脈（図6）【V-04】

　STJ直上〜右肺動脈レベルの大動脈前壁に石灰化を認める（A，B）．遠位部には，後壁側にも散在性の石灰化を認める（C）．

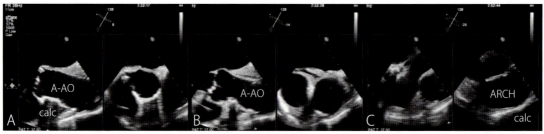

図6 麻酔導入後のTEE所見：上行大動脈

大動脈弁（図7）【V-05】

　中等度ASである．これ単独だったら手術適応にはならないと思うが，これくらいの所見のとき，実際の肉眼所見がどのようなものかをお見せしたい．弁尖の先端近くは肥厚も軽く軟らかいが，弁輪近くは輝度が高く可動性が低下している．弁輪はRCC側もNCC側も石灰化を認める．左冠動脈入口部近くに板状の石灰化がある．左冠動脈近くには石灰化結節があり，RCC側の弁輪にも石灰化結節がある．

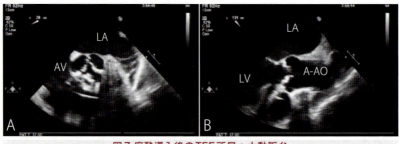

図7 麻酔導入後のTEE所見：大動脈弁

⑥ 術中所見と手術 （図8）

　心嚢内には全面癒着が認められ，まず癒着剥離から始めた．さすがにTEEでも見抜けなかった．上行大動脈は，遠位部に石灰化が散在しており，遮断レベルにも後面に石灰化を認めた．Direct echoでも確認したうえで，上行大動脈送血はやはりリスクが高いと判断し，右腋窩＋右大腿動脈送血とした．大動脈遮断は石灰化のある部位を外しながら，注意深く鉗子をかけた．

　大動脈基部は癒着が高度であったため，やや高めで大動脈を切開した．左冠動脈入口部には巨大な石灰化結節を認めた．弁は三尖で，弁腹に散在性の石灰化結節を認めるが，石灰化は軽度で軟らかい部分も残っている．石灰化は弁輪よりで強く，弁輪には全周性の石灰化を認める．可及的に脱灰した．動脈硬化性のASが弁尖よりも弁輪から始まることをよく示している所見である．人工弁を植え込み後，冠動脈入口部は目視で確認できた．

　左心耳内の血栓は，まず左心耳基部を鉗子ではさみ，先端部分を血栓とともに切除し，断端は縫合閉鎖した．血栓は，ところどころに石灰化を伴う部位もあり，これがCTでややhigh density，エコーで高輝度に見えたのだろう．

　病理検査では，フィブリンや血小板が主体の部分と赤血球が混在した部位を認め，一部石灰化もある．辺縁には毛細血管の侵入もあり，器質化がうかがわれた．どうやら，2週程度の血栓ではなさそうだ．

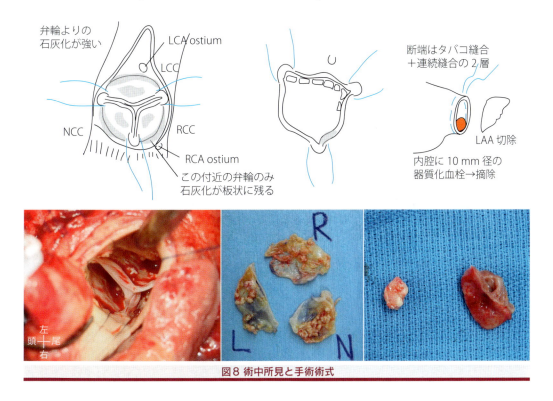

図8 術中所見と手術術式

さて，体外循環離脱時にはどのようなことをチェックする？

THINKING TIME ↗

7 体外循環離脱後の評価

冠動脈
左右冠動脈の血流を確認した．縫合輪から十分距離はある．左室の収縮も良好である．

Perivalvular leak（図9）【V-06】
左冠動脈の正面で縫合輪のラインを横切る血流シグナルを認める（A：perivalvular leak）が，ジェットも短く，有意ではないと判断した．ただ，この時期は左房内の空気から伸びる多重反射や音響陰影が左室流出路にかぶり，評価が難しい．空気がまばらになったときを狙って，また空気が少なくなった後に再検する．

ME AV LAXで生体弁の弁葉は正常に開閉している．ステントポストのため，血流が半分隠れるが（B），少しプローブを引いて下方屈曲をかけると，見えるようになる（C）．

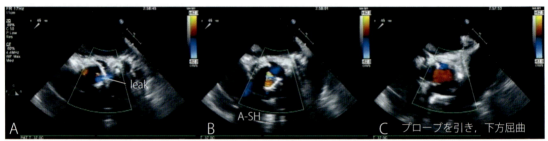

図9 体外循環離脱後のTEE評価：大動脈弁位人工弁

心内遺残空気（図10）【V-07】
右上肺静脈と左房内，左室内に空気が見られる．左房内に見える二重の高輝度陰影は，左室ベントである（A）．何度も高輝度陰影のない音響陰影が横切るが（B），これもベントである．右上肺静脈内，左室心尖部内に貯留型空気がある（C）．左室ベントから吸引しながら心臓を揺すって出そうとしている（TOPIC参照）．

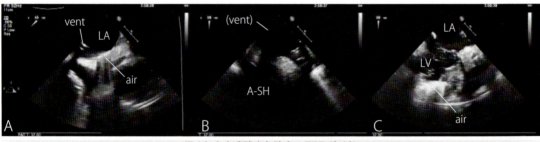

図10 心内遺残空気除去のTEEガイド

左心耳（図11）【V-08】
左心耳内に血栓の遺残がないことを確認した．ずいぶん切除したように思ったが，ほとんどの腔が残っている．OPCAB症例でも，心房細動の症例ではときに左心耳を結紮することがあるが，先端のほうしか閉鎖できていないようだ．

Perivalvular peakは空気消失後も増大なし．このままみることとした．術後経過は良好であった．

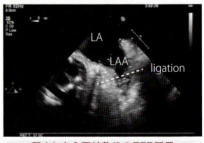

図11 左心耳結紮後のTEE所見

16 大動脈弁輪の石灰化が半端ではないAVR＋CABG症例

CASE　　　　　　　　　8○歳女性．

整形外科の術前評価で指摘されたASが次第に進行し，手術予定となった．

❶ 胸部X線，心電図，心エコー　（図1）

胸部X線では心拡大は認めないが，心電図で左房負荷とV_{4-6}のST-T変化を認める．心エコーで，左室肥大とAS(max PG 96 mmHg, AVA 0.9 cm^2)を認める．

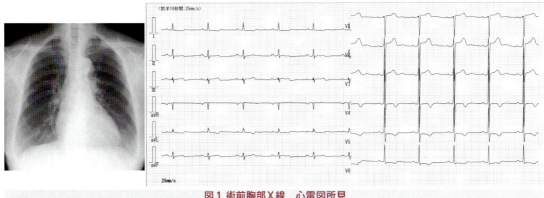

図1　術前胸部X線，心電図所見

❷ CAG, CT　（図2）【 V-01】

CAGで#6 just 75％，#14 75％の狭窄を認める．CTでは，左鎖骨下動脈に石灰化はほとんど認めず，上行大動脈には散在性程度だが，大動脈弁輪付近に石灰化が著明である．

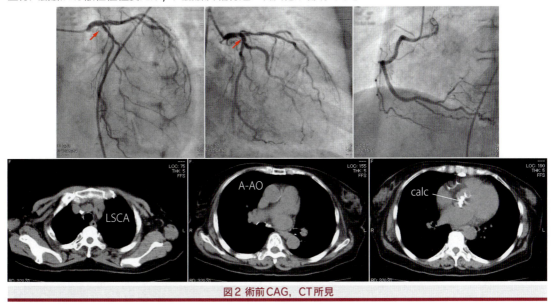

図2　術前CAG，CT所見

AVR＋CABG(LITA-LAD, SVG-#14)の予定だが，麻酔導入後に何をチェックする？

THINKING TIME

❸ 術前評価

大動脈弁（図3）【V-02】

　全体的に石灰化が強く，ME AV LAX で弁輪〜弁尖に広範な音響陰影を認める（A）（特に NCC 側）．ME AV SAX では，大動脈弁の広い範囲で音響陰影が見える（B）．STJ の径が，弁輪径とあまり変わらない（C）．

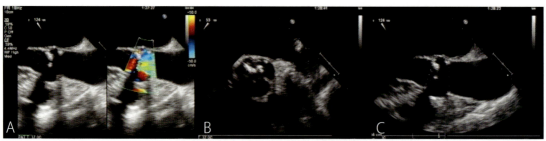

図3 麻酔導入後の TEE 所見：大動脈弁

冠動脈（図4）【V-03】

　LMT に有意狭窄は認めないが（A），LAD 付近は広い高輝度陰影があり，そばに加速した血流が数 cm にわたり見える（B）．#6 の 75％狭窄にあたる？ 右冠動脈の入口部は STJ 直下と高めで起始している（C）．

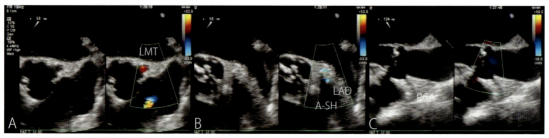

図4 麻酔導入後の TEE 所見：冠動脈

左鎖骨下動脈（図5）【V-04】

　高度狭窄はないが，全体的に内膜肥厚がある（A）．単純 CT ではわからなかった．LITA の使用には問題なさそうだが，今後この部分病変が進行し，左冠動脈が閉塞する可能性も視野に入れてフォローアップする必要がある．

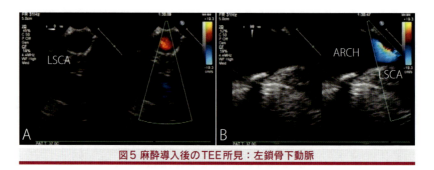

図5 麻酔導入後の TEE 所見：左鎖骨下動脈

　さて，以上の所見から，どのような術中の様子を想像するだろうか．

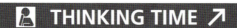

❹ 術野所見 （図6）

　LITAは，拍動もしっかりしており，性状も良好であった．LITA-LAD吻合とSVG-#14の末梢側吻合を行った．

　上行大動脈を遮断し，大動脈前壁を切開すると，大動脈壁は薄く，脆弱な印象を受ける．これは，CTでもTEEでもわからなかった．大動脈弁は三尖で，いずれの弁尖も高度石灰化を認め，可動性が低下している．特にNCCは，分厚い石灰化が弁尖から弁輪まで連続している．石灰を除去していくと，NCC側では筋層が露出した．左右冠動脈入口部は確認できたが，STJが狭小で人工弁を下ろすのがやや難しかった．弁輪レベルに下ろし，弁葉を開いて弁座が弁輪レベルに沈んでいることを確認しながら糸を結紮したが，両側冠動脈とも入口部が見えなくなった．逆行性に心筋保護液を流すと弁上に血液が戻ってくることで，左冠動脈だけは閉塞していないことを確認したが，右冠動脈はわからない．大動脈を縫合閉鎖した．

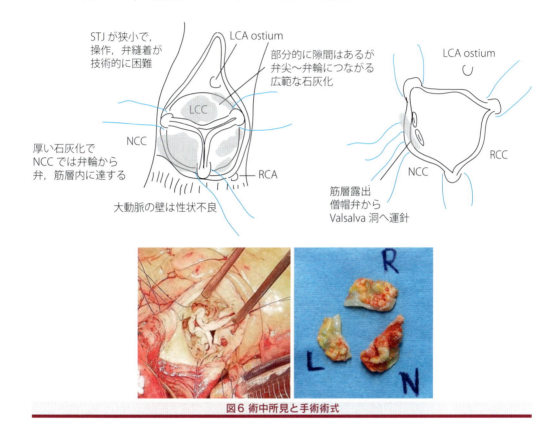

図6　術中所見と手術術式

さて，体外循環離脱時，離脱後に何をチェックする？

🚶 THINKING TIME ↗

❺ 体外循環離脱中〜後の評価

Hot shot時（図7）

確認できなかった冠動脈を，チェックしておきたい．右冠動脈はTEEで見えなかったので，direct echoで評価した【 V-05】．入口部，起始部の血流を確認できた．CAGでは気づかない壁の不整がdirect echoで描出されている．

体外循環離脱後の冠動脈評価（図8）【 V-06】

ME AV LAX, ME AV SAXで左冠動脈を描出した（A，C）．LMTの血流も確認でき，閉塞はないことがわかった．ただ，入口部が少し縫合輪に近いようだ．

右冠動脈も血流を観察できた（D，E）．少し見下ろす形で，ステントポストの音響陰影をかいくぐって描出している．長軸像で見るときに少しコツがいる．ちなみに，音響陰影の中に見える右冠動脈様のシグナルはmirroringである（F）．間違えないように（D，Eと比較）．

図7 右冠動脈起始部のdirect echo所見

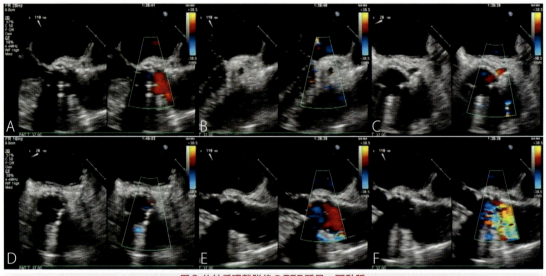

図8 体外循環離脱後のTEE所見：冠動脈

#4PDでの確認（図9）【 V-07】

右冠動脈がTEEで見えない場合，筆者は#4PDで右冠動脈血流を評価している．TG SAXで後室間溝に見える#4PDと中心静脈の短軸像をズームアップし，走査面を90°回転して長軸像で見る．心基部方向の血流は中心静脈，心尖部に向かう血流は#4PDである．もし後者が見えないときは，右冠動脈中枢側の閉塞を疑う．

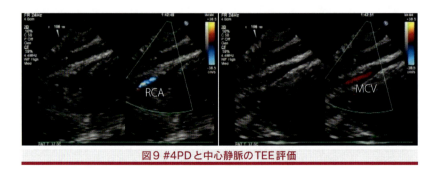

図9 #4PDと中心静脈のTEE評価

術後経過は順調であった．

17 AVR＋CABG症例：
体外循環離脱時に持ち上がった問題とは？

CASE　　8○歳男性．高血圧の既往あり．

1年前より労作時の動悸と眼前暗黒感を自覚し，軽快しないため受診した．

❶ 胸部X線，心電図，心エコー （図1）

　胸部X線では，弓部の石灰化，心電図で左室肥大，左房負荷，四肢誘導でT波平低化を認め，心エコーでAS（max PG 86 mmHg, AVA 0.9 cm^2）を認める．

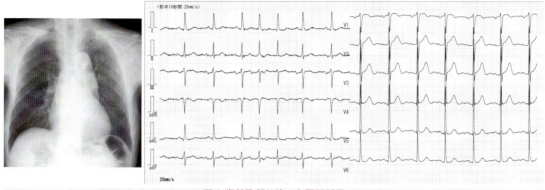

図1　術前胸部X線，心電図所見

❷ CAG, CT （図2）

　CAGでは，#1 25％，#4PD 90％，#7 75％である．CTで上行大動脈に石灰化を認め【V-01】，頸動脈エコーでは内膜の肥厚を指摘されている．

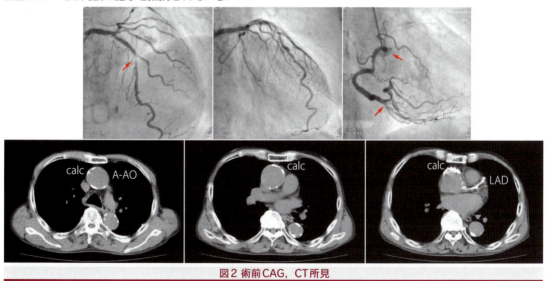

図2　術前CAG, CT所見

　AVR＋CABG（LITA-#8）の予定だったが，想定外のイベントが起こった．想像できるだろうか．またあなたなら，この症例で何に注意し，TEEでどんな情報を集める？

THINKING TIME ↗

③ 術前評価

上行大動脈（図3）【V-02】
　送血管レベルの前壁に石灰化を認める（A）．遮断レベルはやや軽めだが（B），STJ直上の大動脈壁にも石灰化がある（C）．

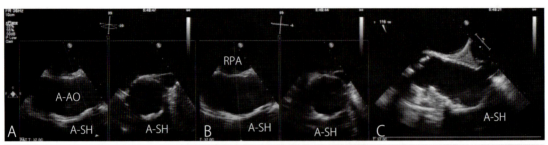
図3 麻酔導入後のTEE所見：上行大動脈

大動脈弁（図4）【V-03】
　ME AV LAXで，RCC，NCCとも硬化し，開放が制限されている（A）．少しプローブを回転すると，右冠動脈洞〜弁輪に連続する石灰化が著明である．xPlaneで見ると，三弁尖とも石灰化が著明で，3Dで開放の制限が明らかである．

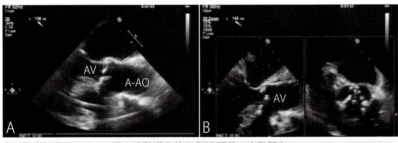
図4 麻酔導入後のTEE所見：大動脈弁

冠動脈（図5）【V-04】
　ME AV SAXで右冠動脈，左冠動脈が見えているが，左冠動脈入口部には高輝度の縁取りがあり，硬そうだ．ME AV LAXで見ると，右冠動脈はSTJの直下から起始している．大動脈は少し高めで切開したほうがよさそうだ．プローブを回転すると，左冠動脈も比較的高位から起始している．

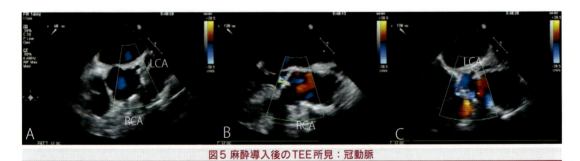
図5 麻酔導入後のTEE所見：冠動脈

　さて，これらの所見から，どのような術中所見をイメージする？

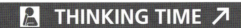

❹ 術野所見と手術 （図6）

　以上の所見から，上行大動脈の送血管挿入はリスクが高いと考え，上行大動脈置換も念頭に，まず両側腋窩動脈にグラフトを吻合して全身送血路とするとともに，選択的脳灌流に備えた．開胸すると，上行大動脈は全体的に石灰化を認め，大動脈送血はやはり無理と判断した．

　触診とdirect echoで上行大動脈を観察し，石灰化が軽度な帯状の隙間があったため，ここで遮断することとした．遮断の際には，通常麻酔科側で総頸動脈を用手圧迫してもらうのだが，この症例では頸動脈エコーで内膜肥厚を認めていたため，圧迫がためらわれた．Direct echoで左総頸動脈起始部の性状が良好であることを確認したうえで，左総頸動脈は術野で一時遮断した．右総頸動脈は右腋窩動脈からの送血なので，遮断，圧迫の必要はない．

　上行大動脈近位部は石灰化が高度で，通常上行大動脈を切開するレベルで切開できないため，少し基部寄りを切開した．右冠動脈の7 mm程度上と思っていたが，切開してみると，実際には右冠動脈入口部にかなり近かった．

　大動脈弁は三尖で，いずれも石灰化結節が著明である．弁尖を切除し，弁輪の石灰化をCUSAで脱灰した．生体弁を植え込んだ後，大動脈切開部を慎重に縫合閉鎖した．

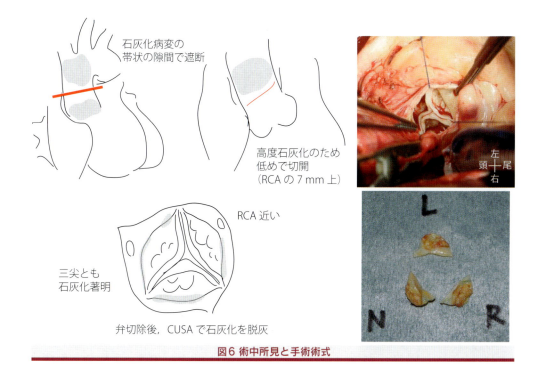

図6 術中所見と手術術式

　さて，ここであなたには，すぐにやらなければならないことがある．何か？

🯄 THINKING TIME ↗

❺ 大動脈遮断解除後 （図7）

Hot shot時にTEEで左右冠動脈をチェックした．左冠動脈は開存と血流を確認できたが，右冠動脈の血流が確認できない．とりあえず遮断を解除した．

再度TEEでチェックしたが，やはり見えないのでdirect echoで観察した．しかし，それでも見えない【 V-05】．まだ灌流圧が低いためかと思い，少し後で再確認しようとしたが，心拍動が始まってTEEで左室の壁運動を確認すると，どうも下壁の収縮が弱いように思える．ただ，このときには左室がよく描出できていなかった．左室の描出が不明瞭なま

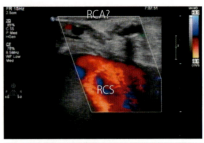

図7 大動脈遮断解除後の右冠動脈入口部：
direct echo所見

ま冠動脈トラブルを診断するのは適切ではないので，もう一度きちんと胃壁がきっちり見るようにして評価した．やはり，左室下壁〜右室が広範にsevere hypokinesisである【 V-06】．

ある程度の血圧が得られたにもかかわらず，TEEで右冠動脈血流をとらえることができず，direct echoで確認しても血流が取れないため，右冠動脈に1本バイパスを追加することとし，急遽大伏在静脈を採取した．しかし，今度は上行大動脈に中枢側吻合をする場所がない．唯一使えるのはルートカニューレ刺入部である．冠動脈側もびまん性の石灰化があり，#4も触れる範囲ずっとカチカチで触診上は吻合できるところがない．術前のCAGからは想像できない所見だが，CTを改めて見直してみると，なるほどと納得できる．触診とdirect echoで，唯一吻合できると判断したのがacute margin付近のみであった．ここに末梢側吻合を置いた．

バイパス後は，心機能も改善し，体外循環からスムーズに離脱することができた．術後，脳梗塞は認めず，経過は良好であった．

18 左室内狭窄を伴うAVR症例：弁置換後に狭窄が増強しないか？

CASE　7〇歳男性．高血圧，高脂血症で通院中．

数ヵ月前から労作時呼吸困難あり，軽快しないため受診した．

❶ 胸部X線，心電図（図1）

　胸部X線で心拡大（左第4弓突出），大動脈弓部の石灰化を認め，心電図で洞性徐脈，左室肥大，左房負荷，I，aV_L，V_6でT波平低を認める．

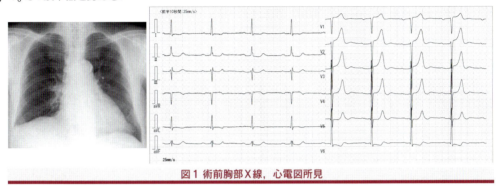

図1　術前胸部X線，心電図所見

❷ 心エコー（図2）

　高度AS（max PG 118 mmHg，AVA 0.86 cm^2）で，左室心尖部〜中部にモザイク血流を認める（A）．圧較差がValsalva負荷時に増強する（26 mmHg→65 mmHg）（B，C）．

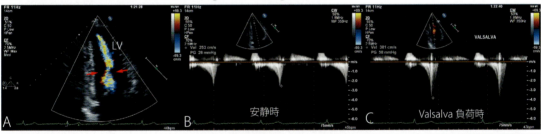

図2　術前経胸壁心エコー所見

❸ CAG，CT（図3）

　CAGで#6 99％，#7 75％．CTで上行〜弓部大動脈，左冠動脈，CEA，SMAに石灰化著明．【▶V-01】

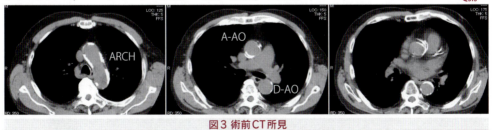

図3　術前CT所見

　AVR＋CABG（LITA-LAD）の予定となった．麻酔導入後にTEEで観察すべきは何か．

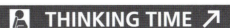

SCENARIO 18 左室内狭窄を伴うAVR症例：弁置換後に狭窄が増強しないか？

❹ 体外循環前の評価

　左室内狭窄を有するAS症例である．心筋切除をすべきか，するならどこを切除するかを決める必要がある．しない場合，AVR後に流出路の抵抗が軽くなり，左室内狭窄が強くなる可能性があるため，AVR後の圧較差を術中に評価しておきたい．

大動脈弁，左室内狭窄（図4）【V-02】

　ME LAXで，大動脈弁の開放は制限されている（A）．NCCは高輝度で，冠動脈洞～弁輪に連続する高度の石灰化を認める．左室中央レベルで収縮期に狭窄を認める（B）．連続波ドプラで評価すると，daggerパターンで最大流速が3 m近い（C）．

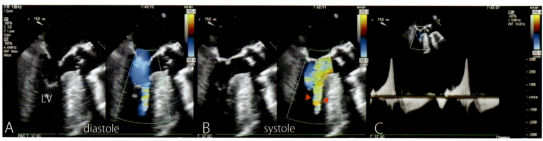

図4　麻酔導入後のTEE評価：左室内圧較差

ASの圧較差（図5）【V-03】

　圧較差を評価する際，ME LAXでは入射角が大きいため，TG LAXで評価した．音響陰影のため，上行大動脈やモザイク血流は見えないが，方向だけ定めてチェックした．Vmaxは約4 m/secであった．

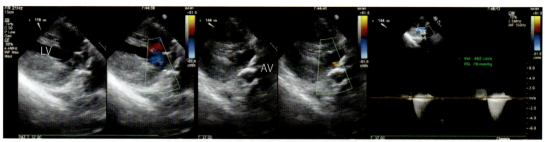

図5　麻酔導入後のTEE評価：左室内圧較差

冠動脈（図6）【V-04】

　右冠動脈は，ややNCCよりから起始している（A）．高さは問題なし．LAD起始部に加速血流，高輝度陰影を認める（B）．99％狭窄にあたる所見だろう．

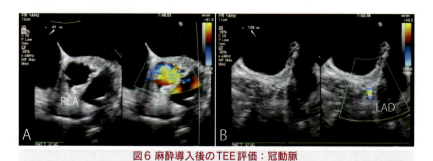

図6　麻酔導入後のTEE評価：冠動脈

上行大動脈（図7）【V-05】

　大動脈基部の前壁には，高度石灰化と音響陰影を認める（A）．遮断レベルの上行大動脈にも前壁と後壁に石灰化を認める（B）．送血管挿入部位も広範に高度の石灰化を認める（C）．

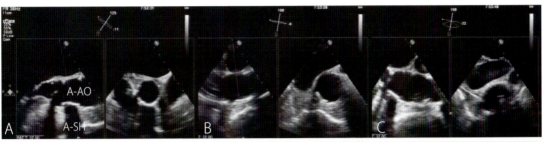
図7 麻酔導入後のTEE評価：上行大動脈

　Direct echoの所見もここで示しておこう（図8）【V-06】．遮断レベルで前壁と後壁に石灰化がある（A）．トランスデューサとの間で多重反射を生じている．1ヵ所だけ比較的性状のよいところがあった（B）．STJ直上は高度石灰化でまったく内腔が見えない．

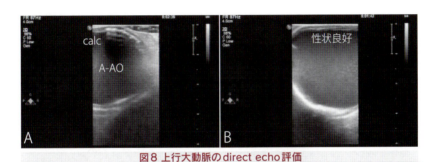
図8 上行大動脈のdirect echo評価

腹部大動脈（図9）【V-07】

　CEA起始部はやや狭いかもしれない．左腎動脈入口部に狭窄疑い．CTでCEA，SMAとも両側に石灰化がある所見に相当する．このような症例では，壊疽性胆嚢炎を頭の片隅に置いておく．

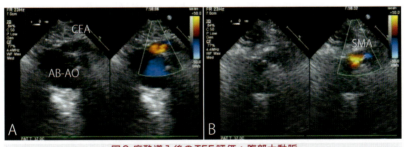
図9 麻酔導入後のTEE評価：腹部大動脈

　左室内狭窄はmid-ventricular typeで，大動脈弁越しの心筋切除は困難なため，そのままとした．以上の所見から，どのような術野所見を想像する？ またどのような戦略で臨む？

THINKING TIME ↗

❺ 術中所見，手術　（図10）【 V-08】

　以上の所見から，上行大動脈送血が難しい可能性が高いため，また上行大動脈置換が必要となる可能性もあるため，両側腋窩動脈送血を準備した．

　開胸すると，上行大動脈には，広範に高度石灰化を認める．特に遠位部では送血管を安全に挿入できる場所がない．触診やdirect echoの所見も加味すると，遮断は1ヵ所だけできそうな場所があるが，大動脈遮断により大動脈損傷を起こす可能性も考えておかなければならない．万が一，緊急上行大動脈置換が必要となる状況も視野に入れて，最終的に両側腋窩動脈送血にすることに決定した．左右腋窩動脈を露出し，カニューレによる送血とした．

　かろうじて見つかった，比較的性状のよいところで大動脈を遮断することとしたが，その上下には前後壁に石灰化があるため，左右から遮断すると大動脈壁に亀裂が入ったり，石灰化を破砕するおそれがある．そのため，やや前後方向に遮断するようにした．大動脈基部は冠動脈洞に連続する石灰化が高度なため，やや高位で切開した．

　大動脈弁は三尖で，すべての弁尖に高度石灰化があり，板状の硬化のため可動性が低下している．交連近くの弁輪まで石灰化が連続している．NCC側では，弁輪から心筋にまで連続する石灰化を認めた．

　左冠動脈の入口部は確認できた．弁尖を切除し，生体弁を植え込んだ．左右冠動脈とも人工弁上に確認できた．大動脈壁は硬化があるため，小さいbiteで2層に縫合閉鎖した．

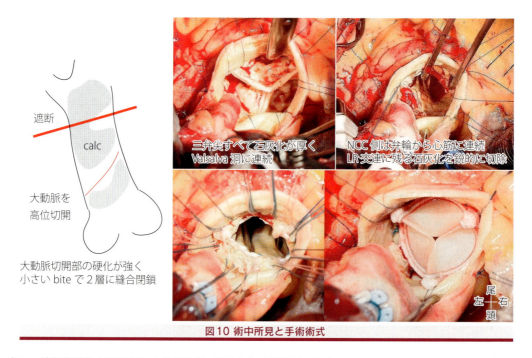

図10　術中所見と手術術式

　幸い，遮断解除後に遮断部に大動脈損傷の明らかな肉眼所見はなかった．さて，ここでいくつか評価すべきことがある．あなたなら，何をどのように評価する？

🚶 THINKING TIME ↗

❻ 遮断解除後の評価

通常のAVR後評価に加え，左室内狭窄と上行大動脈壁も評価した．

冠動脈（図11）【 V-09】

ME AV SAXで，左冠動脈の血流はすぐ確認できた（A，B）．縫合輪から十分な距離がある．右冠動脈の血流をチェックしようとしたが，起始部は音響陰影に隠れて見えない．しかし，少し離れた場所で血流を確認することができたので，少なくとも高度狭窄や閉塞はないと判断した（C，D）．例によってEで右冠動脈血流に見えるのはmirroringである．

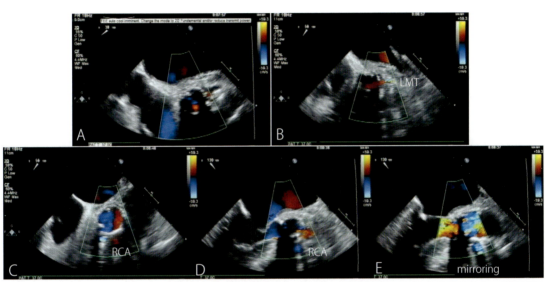

図11 大動脈遮断解除後のTEE評価：冠動脈

人工弁

正常に開閉し，軽度transvalvular leakはあるが有意な perivalvular leakは認めない．

上行大動脈

遮断部と大動脈切開部は，術野で見るかぎり特記すべき異常なし．ただし，後壁や内面は見えない．TEEで内面，壁を見たが，明らかな解離や血腫は認めない．

左室（図12）【 V-10】

収縮は良好で，asynergyも認めない．右冠動脈はintactでよさそうだ．弁置換後の左室内圧較差は，2 m/sec前後とむしろ軽減している．大動脈弁位人工弁の圧較差は，2 m/sec以下であった．

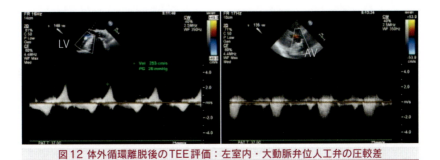

図12 体外循環離脱後のTEE評価：左室内・大動脈弁位人工弁の圧較差

脳梗塞もなく，術後経過は良好であった．

19 AVR＋CABG症例で上行大動脈の広範な石灰化：遮断は？ 切開は？

CASE　8○歳男性．AMI で PCI（#1 にステント）の既往．
労作時の胸痛が次第に増悪し，受診した．

❶ 胸部X線，心電図（図1）

　胸部X線で特記すべき異常なく，心電図で洞性徐脈，1度房室ブロック，不完全右脚ブロック，左室肥大，Ⅰ，aV_L，V_{4-6}で ST-T 異常を認めた．心エコーで，AS（max PG 65 mmHg, AVA 0.8 cm^2）を認めた．

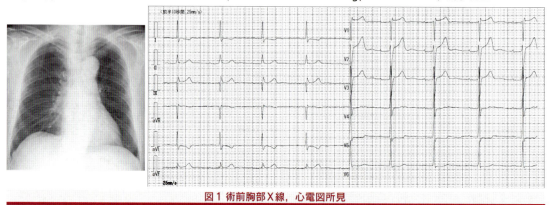

図1　術前胸部X線，心電図所見

❷ CAG, CT（図2）

　CAG では，#6 75％，#9 90％，#10 100％，CT で上行大動脈の高度石灰化を認めた．CT では，上行大動脈全体に石灰化を認め，右鎖骨下動脈単独起始もある【V-01】．

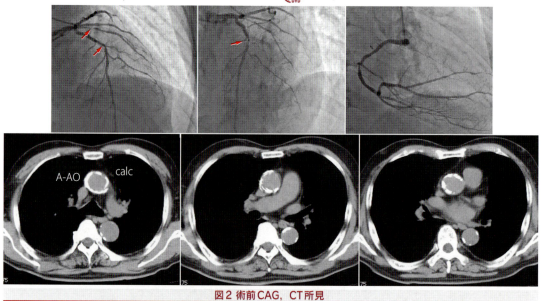

図2　術前CAG，CT所見

AVR＋CABG の予定となったが，TEE でどのような情報を集める？

THINKING TIME

❸ 麻酔導入後のTEE検査

大動脈弁（図3）【V-02】

ME AV LAXで，弁尖の石灰化は著明ではないものの，弁輪に石灰化を認める．NCC側では弁輪下に石灰化結節を認める．ME AV SAXでは，N-R交連近くのNCCやN-L交連部に石灰化結節を認める．

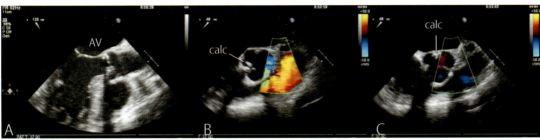

図3 麻酔導入後のTEE評価：大動脈弁

冠動脈（図4）【V-03】

左冠動脈入口部では，狭窄はないが，壁が高輝度でありLMT内まで続いている．LADは分岐した直後に加速血流を認める．

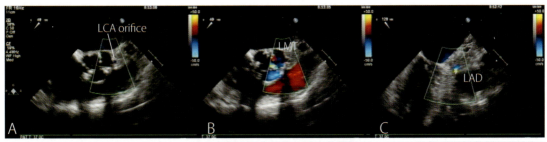

図4 麻酔導入後のTEE評価：冠動脈

上行大動脈（図5）【V-04】

びまん性に壁の肥厚，輝度上昇を認める．明らかな隆起はないが，全周性の石灰化が近位部から遠位部まで続いている．

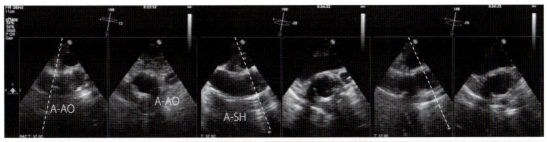

図5 麻酔導入後のTEE評価：上行大動脈

このような情報を元に，送血管の挿入部位，大動脈遮断部位はどう決定する？

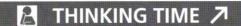

④ 送血路

上行大動脈送血

　上行大動脈に送血管を立てることができるかどうかの判断だが，CTで見ると上行大動脈の遠位部に石灰化が軽度な部位がある．また，TEEで見るかぎり，この部位に明かな厚い粥腫はなさそうだ．最終的にはdirect echoで評価することになるが，ピンポイントで挿入可能な場所はあると考える．しかしその周囲に石灰化病変があり，万が一挿入部位からの出血がある場合に遮断鉗子をかけて修復することは困難で，たとえできたとしても石灰化部分を破砕して脳梗塞を招く可能性が高い．穿刺により，Seldinger法で挿入する方法もあるが，同様の問題がつきまとう．

　もし出血がコントロールできない場合には，急遽弓部置換が必要になる可能性もあり，その場合，右鎖骨下動脈単独起始があるため，右鎖骨下動脈と右総頸動脈それぞれに送血が必要となる．

大腿動脈送血

　単純CTで見るかぎり，下行〜腹部大動脈には石灰化も軽度で，腸骨動脈にも閉塞をきたすほどの石灰化はないと思われ，大腿動脈送血も候補としてあがってくる．しかし，腹部大動脈〜腸骨動脈の粥腫についての情報はなく，逆行性灌流の距離も長く，やはり脳梗塞の懸念はある．

腋窩動脈送血

　この症例では，両側腋窩動脈送血を選択したが，この症例の問題点として右鎖骨下動脈単独起始の影響を考えるべきである．通常は腕頭動脈を回り込んで右総頸動脈を灌流することになるが，本症例では右腋窩動脈から送った血液はいったん下行大動脈に入り，左腋窩動脈送血とともに弓部大動脈を逆行性に流れて右総頸動脈を灌流することになる．つまり，通常の腋窩動脈送血に比して逆行性灌流の距離が長くなる．下行大動脈〜弓部に明かな粥腫はなさそうだが，散在性に石灰化を伴う小さな隆起性病変はある．決して安全なばかりの選択ではなさそうだ．

⑤ 大動脈遮断

　上行大動脈には，びまん性に石灰化病変があり，できれば遮断したくない．しかし，循環停止下に脳分離体外循環を行って弁置換をするにしても，右鎖骨下動脈単独起始のため送血路がかなり複雑になる．

　上行大動脈の中央レベルに1ヵ所だけ少し石灰化が全周性でない場所がある．術野の所見によるが，ここは1つの候補となりそうだ．

　結局，この症例では，両側腋窩動脈送血，上行大動脈遮断（可能であれば）の方針で，遮断可能な場所がない場合には上行大動脈置換も念頭に置き，その場合には両側腋窩動脈送血に加え両側総頸動脈に選択的灌流を行うこととした．

　さて，どのようになったか，また術野の所見を想像してみよう．

THINKING TIME

❻ 術中所見と手術 【V-05】

両側腋窩動脈に送血路を準備し，開胸した．

大動脈遮断

上行大動脈には，全体的に石灰化を認める．腋窩動脈送血なら遮断鉗子は弓部近くにかけることもできるが，小弯側後壁と大弯側外側に硬い部分があり，これらを避けるには腕頭動脈（本症例では右総頸動脈）にかかるくらい高位の遮断が必要となる．これは危険なので，何とか上行大動脈で遮断できる場所を探した．右肺動脈レベルに1ヵ所だけ側壁の比較的軟らかい場所がある．石灰化は前壁と後壁に限局しており，遮断鉗子を前後方向にかけることとした．かろうじてルートカニューレを挿入できたが，かなり遮断部位に近くなった．

LITAを#8に吻合し，AVRに移った．

大動脈弁置換（図6）

STJ直上の大動脈前面も石灰化で硬く，条件のよい場所はないため，やむなく石灰化のある部位を切開した．TEE画像と術野の画像を対比していただきたい．

大動脈弁は三尖で，各弁尖に石灰化を認めるが中等度である．NCCの弁腹～N-R交連にかけて比較的大きな石灰化結節がある（図3）．またN-L交連近くにも石灰化がある（Cの画像）．弁輪にも石灰化は多く，少しずつ脱灰した．

心筋保護液を注入するとき，入口部が硬く，カニューレ先端がうまくフィットしない．TEEで見えた左冠動脈入口部のやや高輝度の縁取りは，このような難しさを予見していたのかもしれない．

大動脈を縫合閉鎖する際も，針は容易に刺入できないため，CUSAで壁を脱灰したり，ペアン鉗子で壁の石灰化を軽く砕きながら，針を刺入できる部位を作って縫合した．なんとか閉鎖することが可能であった．

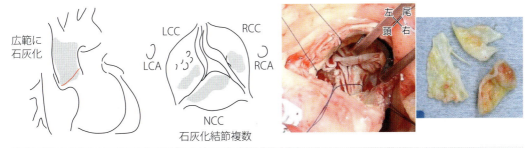

図6 術中所見

❼ 大動脈遮断解除

大動脈遮断解除後，大動脈切開部，遮断部位には肉眼的に明らかな異常は認めなかった．

さて，体外循環離脱中にどのような所見が見られるだろうか．

THINKING TIME ↗

⑧ 体外循環離脱中の所見

大動脈弁，冠動脈（図7）【 V-06】

ME AV LAXで，左室流出路に逆流を認める（A）．ME AV SAXでは，NCCの方向に縫合輪を通過する血流を認め（B），perivalvular leakと判断した．逆流血流は層流であり，幅，到達距離も小さいことから，いったんこのまま見ることとした．

左冠動脈の血流を確認できた（C）．縫合輪からも距離がある．Aの画像を見ると，生体弁のステントポストがSTJのレベルに達し，冠動脈洞を覆ってしまうほどの高さである．しかし，Bの画像を見ると，ステントポストは各交連の方向にあり，冠動脈が起始する冠動脈洞の中央部分はステントポストがなく，冠動脈血流は妨げない．右冠動脈は直接描出することができなかったが，左室の壁運動は下壁も良好であった．

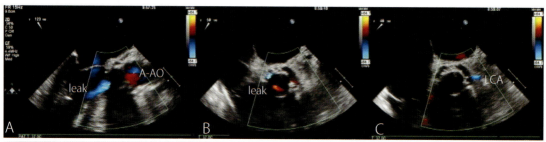

図7 体外循環離脱中のTEE所見：大動脈弁位人工弁と冠動脈

上行大動脈（図8）【 V-07】

上行大動脈の後壁に，段差があるように見える（矢印）．ちょうど遮断部位の少し中枢側にあたる．体外循環前のTEE画像では，ここに段差はなかった．おそらく，遮断鉗子を前後から圧迫する形でかけたため，比較的軟らかい部分と石灰化のある部分との間で亀裂が入った可能性はある．術中の懸念材料として周術期に持ち越すこととした．

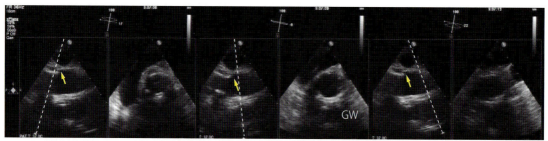

図8 体外循環離脱中のTEE所見：上行大動脈

体外循環離脱中に見えたperivalvular leakは，プロタミンを投与後，逆流ジェットが小さくなり，trivial程度となったため，このまま経過を見ることとした．

さて，術後経過をどのように予想する？

THINKING TIME ↗

⑨ 術後経過

開眼はあるが焦点が合わず，両下肢の不随意運動を認めた．覚醒遅延があるため頭部MRI（図9）を施行したところ，左後頭葉，両側頭頂葉に拡散強調画像で高信号域の出現を認め，急性期多発脳梗塞と診断した．エダラボンとグリセリンの投与を開始し，低体温療法の代替としてCHDF（持続血液透析濾過）を行い体温の上昇を回避した．その後梗塞巣の拡大や出血所見を認めず，症状として失語や右優位の不全麻痺の所見を認めた．

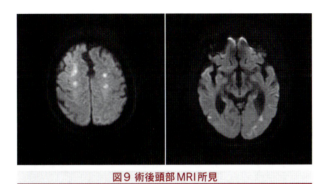

図9 術後頭部MRI所見

⑩ 予防策

最善の策を取ったつもりであったが脳梗塞をきたしてしまった．同様な症例があった場合に備え，脳梗塞を回避する対策を練る必要がある．今回の脳梗塞の原因として考えられるものは，以下のとおりである．

　　①大動脈弁～大動脈切開部の石灰化
　　②送血ルートからのdebris
　　③上行大動脈壁の損傷部位に血栓形成

CUSAによる脱灰操作中，一部が左室に入って塞栓を起こした可能性はあるが，脱落する石灰片は完全に除去できていると思うので，死角になっている場所での脱落だろうか．縫合閉鎖前に繰り返し洗浄しているため，これほど多数の塞栓はないと思うが．

右腋窩動脈から送血した血流は，食道前面を横切り下行大動脈に入るが，その途中に粥腫があった可能性はある．しかし，他の送血路を取ったとしても，脳梗塞のリスクは同様にある．

上行大動脈に新たに現れた段差の部位で内膜が断裂してそこに血栓を形成した可能性はぬぐえない．もし別の方法をとるとしたら，このような症例では，循環停止で逆行性脳灌流を行うことも1つのオプションになりうるかもしれない．

20 狭小弁輪を伴うAVR症例：
体外循環離脱時に現れたARの正体は？

> **CASE**　　7〇歳女性．

数ヵ月前から息切れを自覚するようになり，受診した．

❶ 胸部X線，心電図，心エコー（図1）

胸部X線では，軽度心拡大，心電図では左室肥大，I，aV$_L$，V$_{4-6}$のST-T異常を認める．心エコーでは，高度AS（max PG 112 mmHg，AVA 0.70 cm^2）を認めた．弁輪径は，18 mmと小さい．sigmoid septumで，左室流出路は弁輪径より小さい．

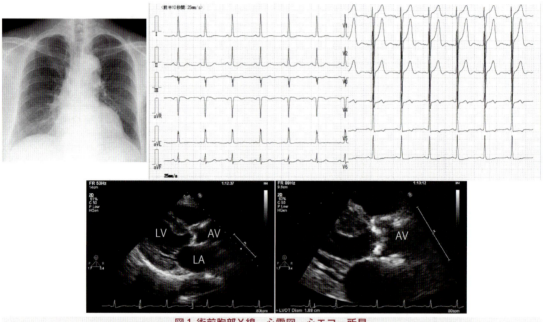

図1　術前胸部X線，心電図，心エコー所見

❷ CAG，CT（図2）【V-01】

CAGでは，有意狭窄を認めない．CTでは大動脈の変化は高度ではない．

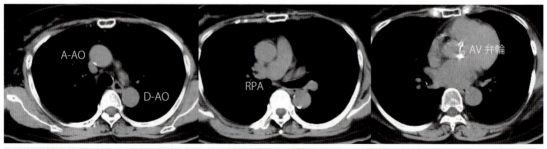

図2　術前CT所見

AVRの予定だが，この症例で注意すべきことは何か．またTEEで何をチェックする？

🚶 THINKING TIME ↗

❸ 麻酔導入後のTEE

いつも用いているTEEプローブがあいにく使えず，1つ古い機種のため画像が少し不鮮明であるが，そうであっても必要な情報は取りにいかなければならない．

大動脈弁，上行大動脈（図3）【 V-02】

ME AV LAXで，大動脈弁の開放は制限されている．弁尖は全体的に輝度が高く，可動性が制限されている．一部NCCの弁輪から僧帽弁前尖に高輝度の部分が伸びている．弁輪径を測定すると，20.6 mmとまずまずであった．続いてSTJで内径を測定すると，20.1 mmとこちらのほうが小さい．人工弁を下ろす際に苦労するかもしれない．

上行大動脈の性状は比較的いいように思える．目立った石灰化も認めない．大動脈弁弁輪より左室流出路のほうが少し小さく見えるが，このときにはあまり気にとめなかった．

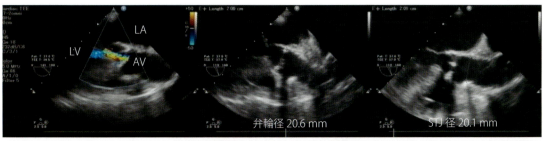

図3 麻酔導入後のTEE所見：大動脈弁

冠動脈（図4）【 V-03】

ME AV SAXで右冠動脈がSTJの近くから起始している．血流の加速は認めない．プローブを回転して左冠動脈を描出した．入口部の血流が確認できた．また，ME AV SAXで右冠動脈，左冠動脈の起始部を確認した．いずれも異常を認めない．入口部の性状はよさそうだ．

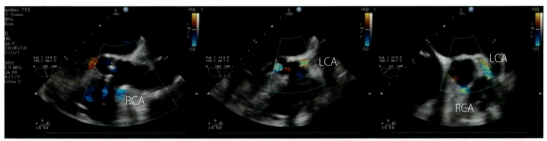

図4 麻酔導入後のTEE所見：冠動脈

あまり変わりばえのしない症例ではあるが，この症例の大動脈弁の様子をイメージできるだろうか．また，この症例では，体外循環離脱時に1つ問題が持ち上がった．想像できるだろうか．

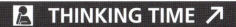

④ 術中所見 （図5）

　大動脈の性状は比較的良好である．大動脈弁は三尖で，いずれの弁尖も肥厚し，弁腹に石灰化結節があり開放が制限されている．左右冠動脈とも入口部の性状は良好で，心筋保護液注入は，容易に行えた．弁尖を切除し，弁輪の石灰化をCUSAで脱灰した．しかし，19 mmのサイザーは弁輪部を通過するが21 mmは通過できない．19 mmの生体弁は，レプリカがSTJで引っかかり，通過できない．STJに切り込むことも考えたが，無理に19 mmを植え込んでも，左室流出路のほうがさらに狭い．17 mmの機械弁を用いることとした．

　弁輪にnon-everting mattress sutureをかけ，人工弁を植え込んだ．ディスクの開閉をチェックし，大動脈切開部を縫合閉鎖し，大動脈遮断を解除した．まだtotal flowで送血中だが，ここでTEE評価を行った．

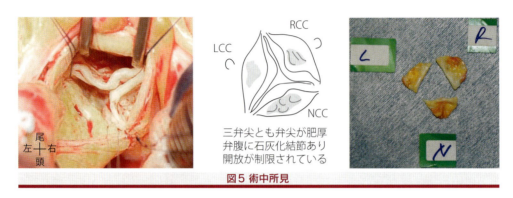

図5 術中所見

⑤ 大動脈遮断解除時のTEE評価 （図6）【V-04】

　ME AV LAXで，左室流出路に逆流ジェットを認める（A）．ディスクの開閉は見える．stuckしているように見えないのに，なぜだろう．perivalvular leakにしては幅が広く，モザイク血流であるし，transvalvular leakだとしたら，なぜこんな逆流が起こるのだろう．

　しばらく様子を見ていたが，次第に逆流ジェットの幅が広くなる（B）．ME AV SAXで見ると，逆流ジェットがリングの内側から始まっており，transvalvular leakのようだ（C）．縫合リングの下にも血流シグナルが見えるが，これは音響陰影の中のシグナルなので，mirroringである．

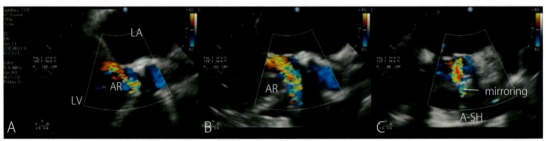

図6 大動脈遮断解除時のTEE所見：大動脈弁位人工弁

　さて，あなたはこの所見からどのような判断を下す？ 心停止で大動脈を開ける？ それともこのまま経過をみる？

THINKING TIME ↗

⑥ 方針決定

やはり，逆流ジェットの幅が広すぎる．血圧が回復すれば，もっと逆流は増えるだろうし，プロタミンを投与して解決する問題ではなさそうである．再度心停止とし，弁をチェックすることとした．

⑦ 所見と対処 （図7）

大動脈を切開すると，機械弁のディスクの1枚が完全に閉鎖できない状態であった．原因は，non-everting mattressでかけたpledgetが弁下で左室流出路にはみ出し，それがディスクに当たって閉鎖を妨げていることであった．術前心エコー，麻酔導入後のTEE評価を見ると，弁輪より左室流出路のほうが径が小さくなっている．そのため，pledgetが内腔に飛び出した形となったのだろう．

人工弁を外してもう一度縫着しても，左室流出路がせり出していることには変わりがないため，同じ結果になってしまう．Everting mattressでやり直すことも考えたが，狭小弁輪なので弁輪内への植え込みは難しい．まず人工弁をrotationして，飛び出したpledgetがhingeの近くに来るようにした．これによってディスクは完全に閉鎖することができるようになった．心拍動下でも同様だとよいが．

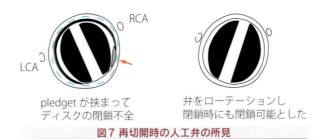

pledgetが挟まって
ディスクの閉鎖不全

弁をローテーションし
閉鎖時にも閉鎖可能とした

図7 再切開時の人工弁の所見

大動脈を縫合閉鎖し，再度遮断解除し，TEEで再評価したところ，逆流は許容範囲内であった（図8）【V-05】．Aは気泡が舞っているときの画像で，アーチファクトのため逆流の評価ができない．体外循環離脱後に再チェックしたが，増悪はみられなかった．

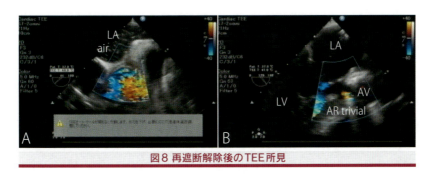

図8 再遮断解除後のTEE所見

術後経過も順調で，術後心エコーでもtransvalvular leakは認めなかった．退院後，息切れもなく日常生活を過ごしている．

21 PLSVCを伴う大動脈二尖弁の感染性心内膜炎症例

CASE 　　　　　　　　　　　4○歳男性．

　1ヵ月前から肺炎を発症し，近医で抗菌薬治療を行ったが炎症所見が遷延し，心不全が急速に増悪した．心エコーで大動脈弁の感染性心内膜炎と診断され，緊急搬送となった．

① 胸部X線，心エコー　（図1）

　胸部X線では著明な心拡大，肺野の透過性低下を認める．心エコーで，左室の著明な拡大（A），高度AR（B），弁尖の輝度上昇と偏位（C）を認めた．

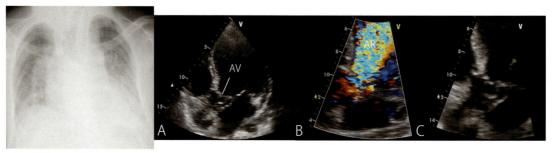

図1　術前胸部X線，心エコー所見

② CT　（図2）【V-01】

　PLSVCを認める（矢印）．左右の無名静脈間の連絡がなく，左無名静脈は大動脈弓部前面，左肺動脈前面，左心耳と左上肺静脈の間を下行し，左後房室間溝に達する．

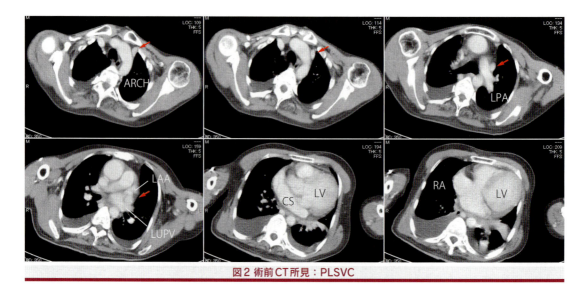

図2　術前CT所見：PLSVC

　感染と心不全の原因となっている大動脈弁を置換する予定だが，詳細がわからない．あなたは，何をチェックし，どのような治療戦略を立てる？

THINKING TIME

❸ 体外循環前の評価 【V-02】

大動脈弁（図3）

　ME 4Cから少しプローブを引き，大動脈弁が現れる五腔像で見ると，一見してNCC側の弁輪が異常である．
　ME AV SAXで見ると，大動脈二尖弁（R-L癒合型）で，rapheが描出される（A）．N-R交連が脱落し，冠動脈洞との間にスペースが見える（B）．弁輪部膿瘍を形成している．明らかな疣贅は見えない．
　ME AV LAXでは，NCC側の弁輪部が脱落し，弁尖全体が浮いたように見える（C，D）．冠動脈洞壁が左房内に突出しているように見え，ここから左房内に血流が抜けているようにも見えるが，はっきりしない（E，F）．弁輪部から左房へ直接交通がある可能性を考えておかなければならない．その場合，大動脈弁輪の修復とともに，左房への短絡も修復しなければならない．

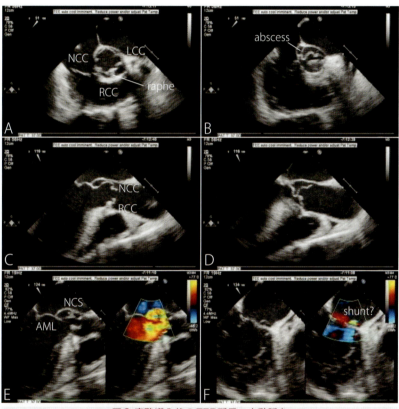

図3 麻酔導入後のTEE所見：大動脈弁

冠動脈（図4）【V-03】

　左右冠動脈とも，同じ側から起始している．左冠動脈は，ME AV SAXで見ると交連近くからの起始(A)，ME AV LAXで見ると高位起始である(B)．右冠動脈は，ME AV SAXで起始部は確認できたが(C)，ME LAXではよく見えない．むしろ五腔像のほうがかえってよく見える(D)．二尖弁のため，位置がずれているのだろうか．STJ近くから起始する高位起始である．大動脈切開，縫合閉鎖の際に注意が必要である．

ASD【V-04】

　大動脈弁に近い心房中隔に小さな中隔欠損があり，左右短絡となっている．大動脈弁から離れており，疣贅は認めず，感染による穿孔ではない．右房脱血とすると，空気を吸い込む可能性があることを念頭に置く．

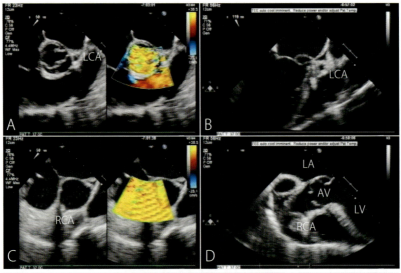

図4 麻酔導入後のTEE所見：冠動脈

PLSVC（図5）【V-05】

　冠静脈洞は大きく(A)，プローブを引くと，左心耳と左上肺静脈との間を通っている(B)．図2のCT所見と対比してみよう．左右の腕頭静脈間に交通がないため，ASD閉鎖のため右房を開けるなら，PLSVC脱血が必要であり，逆行性心筋保護をするならPLSVC脱血に加え，大きいバルンのカニューレが必要である．

　ME BICAVから上大静脈を見上げると【V-06】，PLSVCがあるにもかかわらず，右上大静脈は存在し，細くないようだ．もし脱血管が奇静脈に迷入したら，右上半身のうっ血を起こすことを頭の片隅に置いておく．

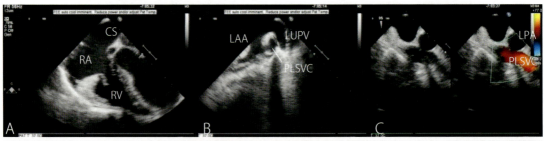

図5 麻酔導入後のTEE所見：PLSVC

　以上の情報から，開胸後にどんな所見が目の前に現れるか，特に大動脈弁の様子を想像できるだろうか．

THINKING TIME ↗

❹ 術中所見　(図6)【💿 V-07】

　大動脈弁はL-R癒合型の二尖弁で，rapheを確認できた．左右冠動脈は高位起始であった．NCCは交連以外弁輪から脱落し，弁尖に赤色構造物が付着していた．おそらく疣贅が瘢痕化したものだろう．弁輪部には左室壁内に向け巨大な膿瘍腔が形成され，僧帽弁前尖の弁輪とともに脱落していた．また前尖には5～7 mmの欠損孔があった．冠動脈洞から左房に血流が抜けていると思ったが，実は脱落した僧帽弁の穿孔から左房に向かう血流となっていたのだろうか．

　自己心膜を採取し，僧帽弁前尖の欠損孔にパッチとして当て，連続縫合で固定した．膿瘍腔を閉鎖するため，自己心膜組織をpledgetとして使い，僧帽弁前尖を大動脈弁の弁輪側に吊り上げる形で形成した．この合体した部分を弁輪代わりとして糸をかけ，生体弁を植え込んだ．

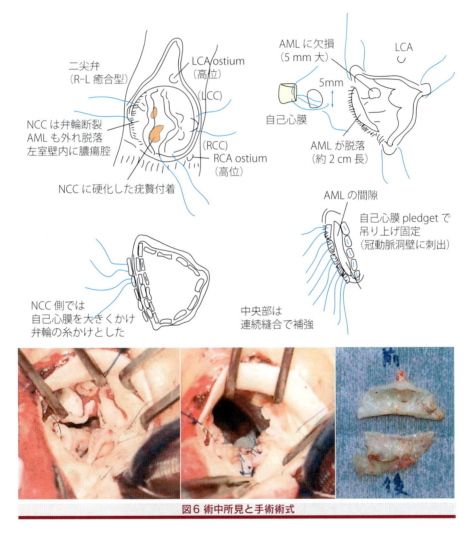

図6　術中所見と手術術式

　体外循環後のチェックではperivalvular leakもなく，心機能も良好で手術を終了した．術後経過も良好であった．

22　CABG術後慢性期に胸水，腹水貯留をきたした左室周囲の器質化血腫

CASE　　　　　　　　　　　　7○歳男性．

　CABG（LITA-LAD，RA-RCA）後に心嚢液が貯留し，胸腔鏡下心膜開窓術を行ったが浮腫が再燃し，利尿薬の効果も乏しく肝障害，腹水貯留も現れたため，紹介された．

❶ 胸部X線，心電図，心エコー　（図1）

　胸部X線で心拡大（右第2弓突出），胸水貯留，心電図で四肢誘導の低電位差，全誘導でT波平低，左房負荷を認める．心エコーで心尖部周囲のmassによる左室後下壁側の圧排，両側胸水，腹水貯留を認める．

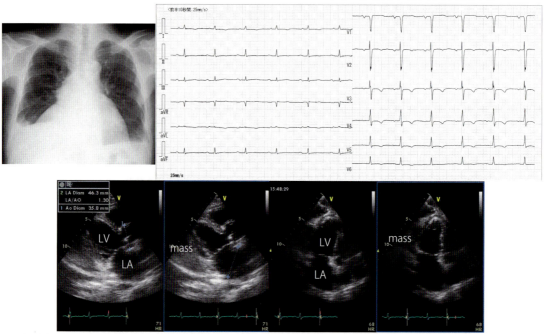

図1　術前胸部X線，心電図，経胸壁心エコー所見

❶ 単純CT　（図2）【V-01】

　両側胸水，腹水貯留を認める．massは左室心尖部〜後下壁側を包み，圧迫している．

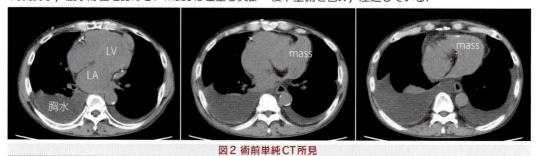

図2　術前単純CT所見

このmassを取り除くために，どうアプローチし，TEEで何をサポートする？

THINKING TIME

③ アプローチ法

アプローチ法として次の3つが考えられるが，それぞれメリットとデメリットがある．

①胸骨正中切開
　正面からアプローチすれば，心臓全体を観察しやすく，直視下にいろいろな操作が行いやすいが，その経路にある冠動脈グラフトを損傷するおそれがある．その場合，すぐに血行再建するのは難しく，侵襲もずいぶん増えてしまう．また後下壁の周囲視野はかなり深い．

②心窩部アプローチ
　左肋弓を挙上しながら心尖部の底面からアプローチすれば，massには最も近く，冠動脈グラフトからは最も遠くなる．また，心臓の横隔膜面は観察しやすいが，視野がかぎられ手術操作も難しい．

③左側方アプローチ
　最も大きなmassがある後下壁に最も近く，LITA，橈骨動脈グラフトに触れる機会も低いが，大きく開胸しても視野がかぎられる．できれば胸腔鏡で操作を行いたい．ただ，心臓は見えないため，心臓を損傷する懸念はある．

④ 術前評価　（図3）【V-02】

　ME 4Cからプローブを進め，TG SAXに至るまで左室を観察した．左室の後壁側に血腫があり，厚さ2cm以上ある．左室は血腫により圧迫され，内腔は狭くなっている．

　これから血腫を除去するが，その効果があったかをOR内で評価しておきたい．

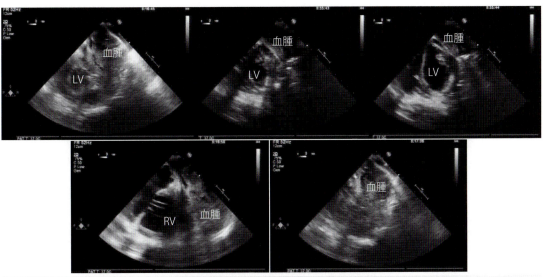

図3　麻酔導入後のTEE所見：血腫と左室

さて，あなたはどのアプローチを選び，手術中にTEEでどのように補助する？　また，効果判定を何で行う？

THINKING TIME ↗

❺ 手術戦略とTEEガイド （図4）【V-03】

結局，③の左側方アプローチを選び，胸腔鏡下に操作を行うこととした．胸腔鏡による操作をスムーズに行うためには，最適の位置にスコープとポートを置く必要がある．CT画像をもとに，対象の位置を体表に投影するprojection mappingを用いて，位置決めを行った．

剥離操作はTEEでガイドすることとした．血腫内に突っ込んでいく鉗子や吸引嘴管の先端位置を心臓とともに可視化し，心臓までの距離（安全域）を逐次確認しながら剥離を進める．心臓に近づくときには警告する．

まず，後壁側から被膜を切開し血腫内に入ると，灰色の軟らかいmassが見えた．中に血性の液も混じっており，吸引しながら操作を進めていった．スコープではどれくらいの厚さの血腫が残っているかがわからないが，TEEでは血腫内に入ってきた鉗子は高輝度に見え，血腫内の操作に合わせて動くことで，先端の位置を知ることができる．心筋までの距離が5 mmを切る頃にalertを出し，たくさん血腫が残っている方向に誘導した．ビデオでは，後壁側から次第に下壁側に回り込んでいくのが見える．

術野から見てこれくらいでいいかなと思われたとき，TEEで見るとまだかなり残っているのがわかったので，もう少し追加で摘出した．

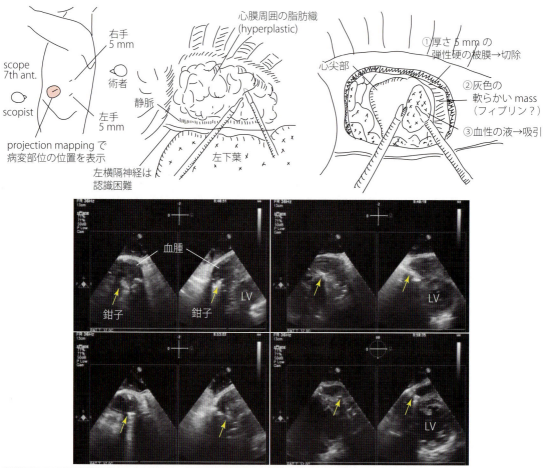

図4 手術所見・術式とTEEガイド

❻ 術後評価

血腫除去の前後で，僧帽弁と腹部大動脈の血流を測定した．

僧帽弁【 V-04】

ME LAXで僧帽弁にサンプルボリュームを置き，左室流入血流を記録した．血腫除去前にはE波が大きく急峻な立ち上がりだったが，血腫除去後には，E波とA波の高さが近づき立ち上がりも少しゆるやかになった．小さかったA波も増高し，肉厚になった．また，拡張中期のL波は消失した．変化は次のとおり．

E波高：47.4 cm/s → 42.9 cm/s
A波高：18.0 cm/s → 39.5 cm/s
Time velocity integral：7.5 cm → 13.3 cm

腹部大動脈血流（図5）【 V-05】

CEAレベルの腹部大動脈を長軸像で描出し，血流速度を測定した．60°近い角度補正は必要だったが，time velocity integralは，4.3 cmから4.7 cmに増加した．

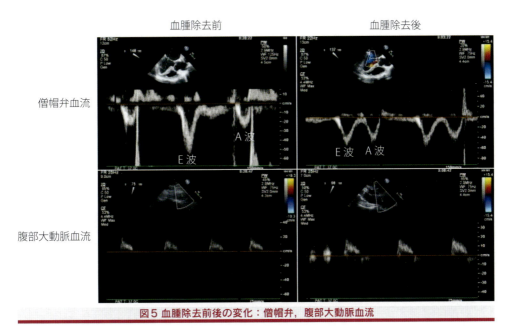

図5 血腫除去前後の変化：僧帽弁，腹部大動脈血流

術後，うっ血は軽減し，肝障害，腹水も引いて日常生活に復帰している．

23 AVR＋CABG症例：術前評価で気づかれなかった冠動脈関連の病態とは？

CASE　８○歳女性．高血圧，脂質異常症，脳動脈瘤の既往．

体操中に失神し，近医に搬送された．心エコーでASを指摘され，紹介となった．

❶ 胸部X線，心電図，心エコー　（図1）

胸部X線で軽度心拡大（右第1弓，左第4弓突出），心電図で左室肥大，左房負荷の所見を認める．心エコーで高度AS（max PG 112 mmHg，AVA 0.8 cm^2）の所見であった．

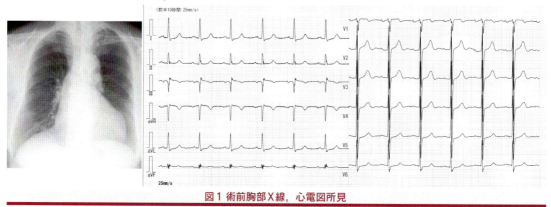

図1　術前胸部X線，心電図所見

❷ CAG，CT　（図2）【V-01】

CAGで，#6の75％狭窄を指摘された．Creが若干高めのため，単純CTを撮った．

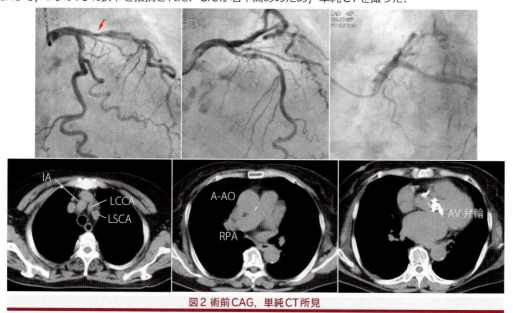

図2　術前CAG，単純CT所見

AVR（生体弁），CABG（LITA-#8）の予定となった．麻酔導入後のTEEでは，何を考え，何をチェックする？

THINKING TIME

❸ 麻酔導入後のTEE評価 【V-02】

上行大動脈, 冠動脈（図3）

STJ直上の大動脈前壁に高度石灰化を認める．また，3Dで左冠動脈口直上に内腔に突出する石灰化がある．右冠動脈は，石灰化したSTJの直下である．弁尖の石灰化結節，NCC側の弁輪石灰化を認める．

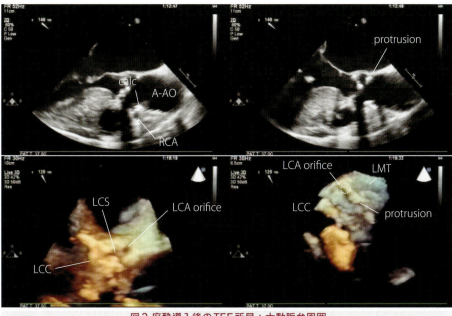

図3 麻酔導入後のTEE所見：大動脈弁周囲

左鎖骨下動脈（図4）【V-03】

左鎖骨下動脈を0°で観察すると，途中でカラーシグナルが狭くなっているが（A～C），90°で見ると狭窄はないことが確認でき（D～F），予定どおりLITAを使うこととした．

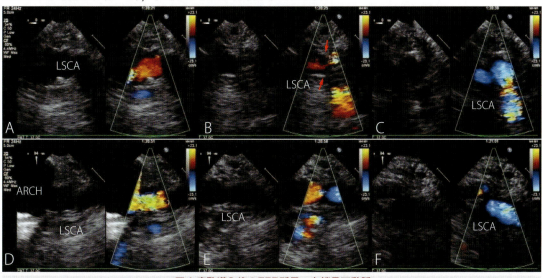

図4 麻酔導入後のTEE所見：左鎖骨下動脈

このような所見があるとき，手術中に注意すべきこと，準備しておくべきことは何か．

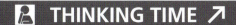

④ 術中所見 （図5）【V-04】

左冠動脈入口部直上に巨大石灰化結節があり，左冠動脈がよく見えない．右冠動脈も同様の所見である．石灰を慎重に取り，心筋保護液を注入した．このとき，側孔付きのカニューレで液漏れがあるなら，バルン付きのタイプが必要となる．

大動脈弁は三尖で，いずれも高度石灰化のため可動性が低下していた．弁輪はN-L交連以外，全周に高度石灰化を認める．特にNCC, LCCは弁下に連続する高度石灰化があり，脱灰していった．RCC側はほとんど弁輪切除となった．NCC, LCC側の弁下の石灰化，弁輪に糸をかけられる程度に脱灰した．生体弁縫着後，左右冠動脈入口部は目視で確認できなくなった．

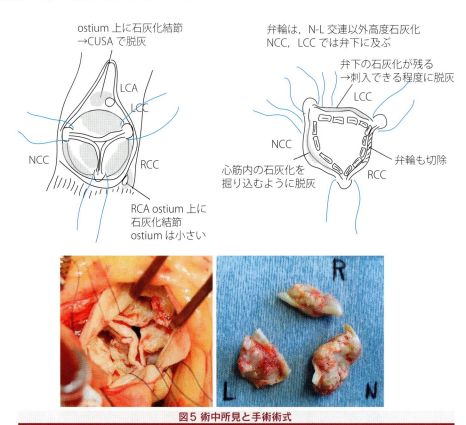

図5 術中所見と手術術式

Hot shotを投与するときから，リークと冠動脈をチェックする．有意なリークがある場合，再度心停止して大動脈切開し，修復する必要があるか判断しなければならない．また本症例のように人工弁の植え込み後に冠動脈口が確認できない場合，冠動脈口閉塞をチェックする必要がある．リークが有意かどうか，どうやって判断する？ 修復するならどのようにその場所を伝える？

THINKING TIME ↗

❺ リークのチェック （図6）【 V-05】(R-26)

　①左冠動脈近くのperivalvular leak(A, B)と②右冠動脈側からのtransvalvular leak(C, D)が認められた．①は，長軸像で左室流出路の逆流ジェット，短軸像で縫合輪の陰影を通過する血流シグナルで診断した．②は，長軸像でリングの内側から起始しているジェットである．人工弁による音響陰影で評価が難しい場合，少しプローブを進め，あるいは経胃アプローチで，TG-SAXから走査面を120°に回転して左室流出路～大動脈弁を見上げるようにして逆流がリングの内側からか外側からかを判断する(E)．

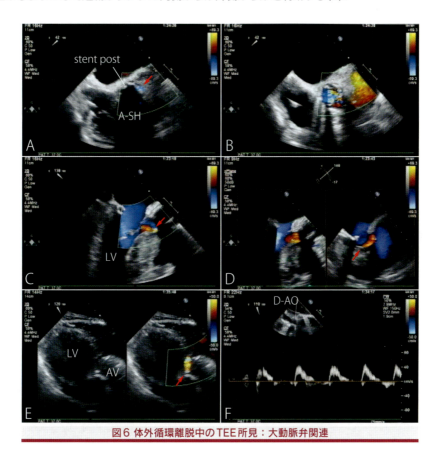

図6 体外循環離脱中のTEE所見：大動脈弁関連

　逆流が修復を要するかどうかを判断するには，起こった機序と逆流量を評価する．

①機序
　リークの機序にはjamming, 弁葉の損傷や翻転などがあるが，機序を探るのは，外科的修復の適応と方法を決めるためである．そのために，逆流の起点を特定することが大切である．機械弁では，ディスクとリングの間に何かが挟まってディスク固定が起こる可能性がある．

②逆流量
　Nativeの弁と同様，逆流ジェットの幅，到達距離，面積が大きいほど，逆流量は多い．高度か中等度以下かを知るために，下行大動脈での拡張期逆流を見た(F)．汎拡張期逆流は認めない．

　いずれの評価でも，そのままでよいとの結論となった．

❻ 冠動脈 （図7）【V-06】

冠動脈口の脇の石灰化結節，STJの石灰化，弁植え込み後に冠動脈口を確認できない，などいろいろ懸念材料があったが，ME AV LAX，ME AV SAXいずれも冠動脈口の開存，血流を確認できた（A〜F）．

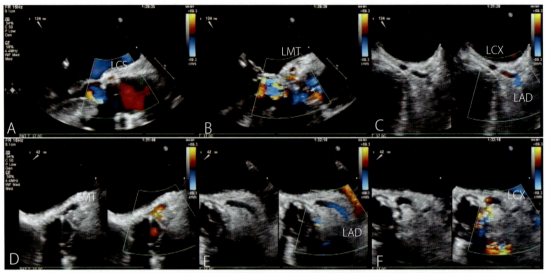

図7 体外循環離脱後のTEE所見：冠動脈

しかし，冠動脈口にヒラヒラするものが見える（図8）．厚さは1mm程度，長さ2，3mmである．冠動脈口近くの石灰化結節を取った後の内膜ではないかと思われるが，冠動脈内に飛んでいかないか心配である．もう一度心停止して取りにいくべきか？

❼ 冠動脈入口部の内膜フラップ

筆者は，2つの理由から，そのままにすることとした．

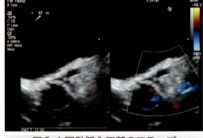

図8 右冠動脈入口部のフラップ

①大動脈閉鎖時に冠動脈口が見えなかったので，もう一度開けてもおそらく見えないだろう．むりやり視野を展開すると，かえって新たな内膜の損傷をきたすおそれもある．
②脱落して冠動脈に入っても，LADにはLITAが吻合してあるため，流れていくなら左回旋枝領域である．サイズから考えて，ずいぶん末梢に詰まる程度だろう．

メリットとデメリットを考えたうえ，取りにはいかないこととした．

❽ 術後経過

術後経過は良好であった．

24 ルーチンチェックの大切さを再認識した AVR＋上行大動脈置換症例

CASE　6〇歳女性，高血圧，脳梗塞の既往．

数年前からときに胸部絞扼感があったが，最近頻回となったため受診した．

❶ 胸部X線，心電図，心エコー（図1）

　胸部X線では，特記すべき異常を認めず，心電図で左室肥大，左房負荷，III, aV_L, aV_F の平低T波を認めた．心エコーで高度AS（二尖弁で，max PG 100 mmHg, AVA 0.7 cm^2），上行大動脈拡大を認めた．

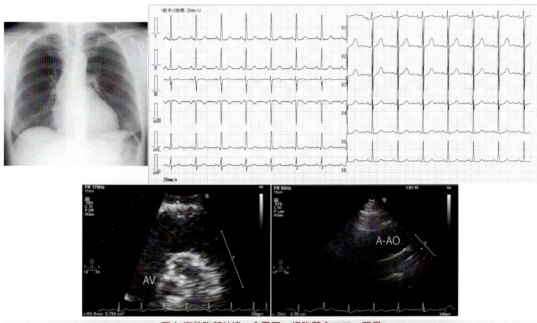

図1　術前胸部X線，心電図，経胸壁心エコー所見

❷ CAG，CT（図2）【V-01】

　CAGでは，有意狭窄を認めなかったが，左冠動脈造影時に，LCXにengageされやすいとのコメント．CTでは，上行大動脈の最大短径46 mmと測定された．

　二尖弁のAS，上行大動脈拡大に対し，AVR＋上行大動脈置換の予定となった．

　このような症例で，術中に注意すべき点，TEEで見ておくべき点は何か．また，CAGでLCXにengageされやすいのはなぜだろう．

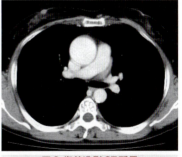

図2　術前造影CT所見

THINKING TIME

❸ 麻酔導入後のTEE評価 【🎞 V-02】

大動脈弁（図3）

　大動脈弁は二尖弁（R-L癒合タイプ）で，開放が制限されている（A，B）．左冠動脈は交連-rapheのほぼ中央から（C），右冠動脈は交連近くで起始している（D）．NCCからN-R交連にかけて，広い音響陰影を引く石灰化結節があり，右冠動脈が見づらかったが，プローブを少し浅くしてやや下方屈曲をかけると見えるようになった．3DでR-L間のrapheが描出されている（E，F）．

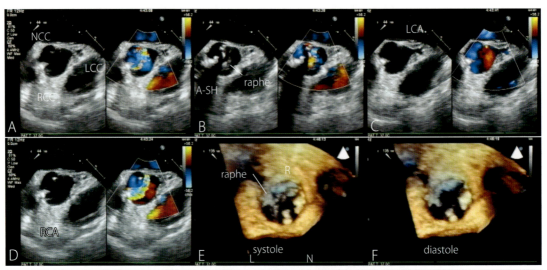

図3 麻酔導入後のTEE所見：冠動脈，大動脈弁

上行大動脈（図4）【🎞 V-03】

　上行大動脈は前方に突出し，拡大している．ここで遮断してdistal anastomosisをすることになるが，隆起性病変や石灰化は認めないので，安全に遮断できそうだ．大動脈弁弁輪とSTJはほぼ同径なので，人工弁を下ろすのに少し難しいかもしれない．

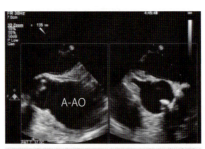

図4 麻酔導入後のTEE所見：上行大動脈

　Open distal anastomosisで上行大動脈を置換する予定で，両側腋窩動脈送血の予定とした．左右鎖骨下動脈には異常を認めない．さて，術野で目にする光景をイメージできるだろうか．

🯄 THINKING TIME ↗

❹ 術中所見 （図5）

　送血路を左右腋窩動脈に確保し，体外循環を確立して全身冷却した．28℃で循環停止とし，左右腋窩動脈送血（起始部を遮断）と左総頸動脈へのカニュレーション送血で選択的脳灌流を確立した．大動脈の末梢側吻合を行った後，グラフトを遮断し，腋窩動脈から全身送血しながら下半身への循環を再開し，復温しつつ大動脈弁置換に入った．

　STJ直上でトリミングした．大動脈弁はR-L癒合タイプの二尖弁で，NCCとRCC-LCCがおのおの180°ずつであった．左冠動脈は通常の位置に開口していたが，右冠動脈はN-R交連寄りであった．NCCには巨大石灰化結節が付着し，可動性が低下していた．この石灰化のため，右冠動脈の描出は不良だったのだろう．弁尖を切除し，脱灰して生体弁を植え込んだ．STJが狭く，弁を下ろしにくかった．

　中枢側吻合を終了し，大動脈遮断を解除した．

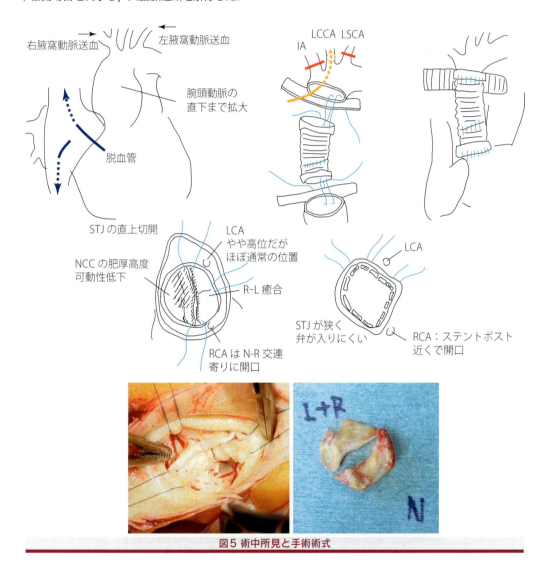

図5 術中所見と手術術式

　ここで見ておくべきことは，もうおわかりだろう．そして，見ておいてよかった．

🔍 THINKING TIME ↗

❺ 大動脈遮断解除後のTEE評価　（図6）【V-04】

　Hot shotのときに冠動脈血流を確認した．TEEでもdirect echoでも左冠動脈の血流が見えない．左冠動脈は，弁輪からの距離が十分あったように思えたが．

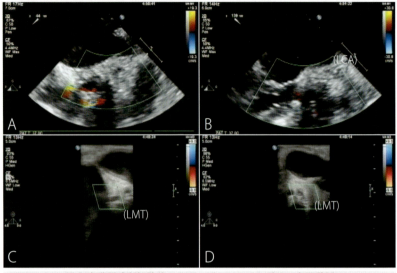

図6　大動脈遮断解除後のTEE，direct echo所見：左冠動脈

　大動脈グラフトを遮断して心停止とし，グラフトを切開した．左冠動脈入口部がどうしても確認できない．いったん人工弁を外してみると，左冠動脈は半分埋まっていた．再縫着時LCC側弁輪はやや弁輪寄りに針を刺出し，NCC側では少し高めにかけて，弁が若干斜めに入るようにした．
　再縫着後，グラフトを縫合閉鎖し，hot shot時にTEEとdirect echoで左冠動脈の血流をチェックした．今度は血流がしっかりとらえられた．（図7）【V-05】

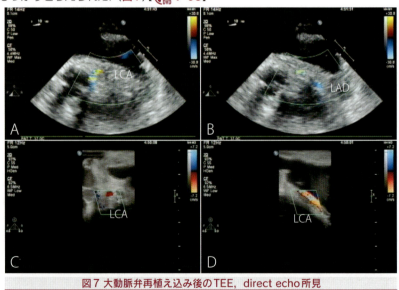

図7　大動脈弁再植え込み後のTEE，direct echo所見

　さて，CAGのengageについて考えてみよう．自分の答えは出ただろうか．

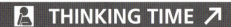

THINKING TIME ↗

⑥ 左冠動脈の謎 （図8）

　左冠動脈用のカテーテルが，LCXにengageされやすいのは，理由があるはずである．TEEとCAG，CTでその謎を解明してみよう．

TEE【 V-06】
　画面3時方向に向かうLMTから，LADは5時方向に大きな角度で分岐するが（A），LCXは3時方向でほぼ直線的である（B）．他の症例では，LADは3〜4時方向，LCXはプローブを回転して（1時方向）描出する．

CAG
　LAOで，LMTからLCXになだらかなカーブで連続するが，LADはほぼ直角にカーブする（C）．通常は，LMT〜LADがなだらかに，LCXには大きくカーブする（D）．LCX#11へのPCIが少し難しい理由である．

CT
　LADは肺動脈の左側壁に沿って大きくカーブするが，LCXは4時方向に向けてなだらかに走行する（E）．通常はLADにはスムーズに，LCXには大きな角度で分かれる（F）．

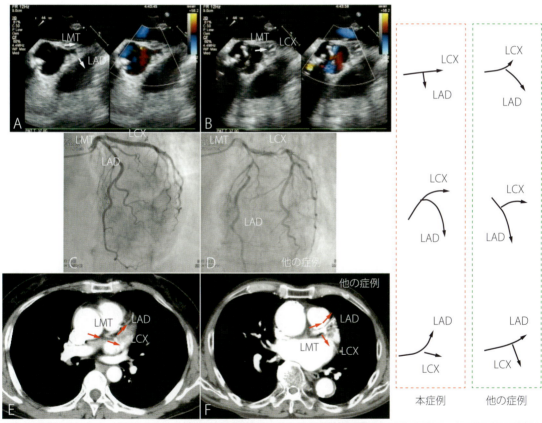

図8　本症例と他の症例の左冠動脈比較

　この症例では，二尖弁のため起始部の位置が通常と異なり，やや高位から起始しているため，LMTの走行が冠動脈洞を回り込む形となっているのかもしれない．

25 ANCA関連血管炎症例に起こった不思議なAR，MR：治療方針は？

CASE 7○歳男性．

3ヵ月前から発熱，咳嗽あり．MPO-ANCA（myeloperoxidase-anti-neutrophil cytoplasmic antibody）陽性血管炎の診断でステロイドパルス療法を開始したが，AR，MRが短期間で進行し，手術となった．

❶ 胸部X線，心電図 （図1）

胸部X線では，心不全治療後のため明らかな心拡大はなく，両側に少量胸水を認めるのみであった．心電図では，左室肥大，左房負荷，四肢誘導とV_5，V_6のST-T異常を認めた．

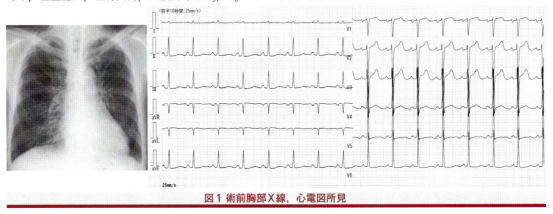

図1 術前胸部X線，心電図所見

❷ 心エコー （図2）

左室拡大（LVDd 58 mm），diffuse hypokinesis（EF 40％）（A，B），高度AR（C），中等度MR（D）を認めた（tetheringが6～8 mm：E）．大動脈弁は三尖で，RCCの輝度がやや高く可動性が低下している．

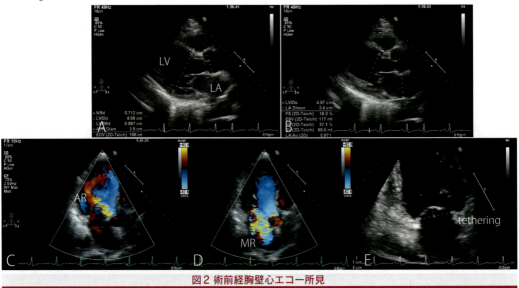

図2 術前経胸壁心エコー所見

僧帽弁，大動脈弁のTEE所見としてどのような所見を想像する？

THINKING TIME

❸ 麻酔導入後のTEE評価

僧帽弁（図3）【 V-01】

ME COM, ME LAXともにtetheringを認める（A）．前尖の二次腱索が張っている（B, C）．3Dで見ると，弁尖全体が均等に左室に引き込まれ（D, E），左室側から見ると，明瞭にわかる（F）．

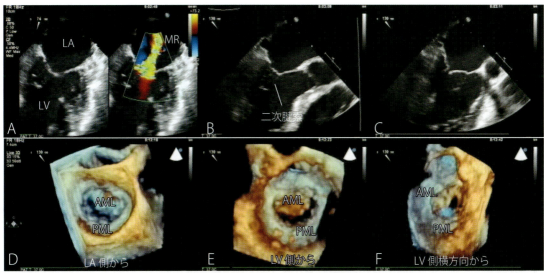

図3 麻酔導入後のTEE所見：僧帽弁

大動脈弁（図4）【 V-02】

ME AV LAXでNCC側から幅広い逆流ジェットを認める（A）．明らかなNCC, LCCの逸脱は認めない．弁尖はいずれも突っ張った形の印象を受ける．ME AV SAXで見ても，弁尖は突っ張った形で，開放も閉鎖時の接合も制限されている（B）．収縮期の弁口開放は円形でなく三角形であり，拡張期にはすべての接合が損なわれて三角形の星形の逆流口となっている．RCC, NCCとも底部で肥厚がみられ，大動脈側にやや隆起している．左室側は心室中隔に癒着しているのかもしれない．

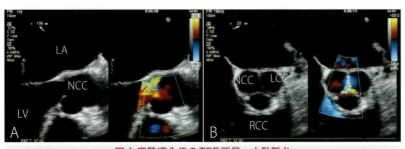

図4 麻酔導入後のTEE所見：大動脈弁

冠動脈

右冠動脈はSTJ直下から起始している．左冠動脈はshort LMTである．

これらの所見から，治療方針をどう考える？ また，どのような術中所見を想像する？

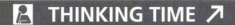

SCENARIO 25 ANCA関連血管炎症例に起こった不思議なAR, MR:治療方針は?

❹ 方針決定

　僧帽弁，大動脈弁ともに弁尖が異常に引きつって接合が失われ，逆流を起こしている．僧帽弁では二次腱索が弁腹を牽引している．おそらく左室拡大が原因だろう．腱索切離と弁輪形成である程度コントロールできるかもしれないが，大動脈弁は弁尖の引きつれ，可動性低下が異常である．血管炎が関与しているのか．STJレベルを縮小し交連間距離を縮めれば，接合が改善して逆流が減るかもしれないが，開放は改善しないだろう．弁腹の形態異常，心室中隔への癒着は異常であり，たとえ形成が成功しても，今後さらに変形が起こる可能性もある．二弁置換の方針とした．

❺ 手術所見 (図5)

　僧帽弁は，前尖，後尖ともに肉眼的に器質的な異常なく，逸脱もなく腱索にも異常はみられない．機能性だろう．後尖側の腱索を温存し，生体弁を植え込んだ．
　STJ上1 cmで大動脈を切開した．大動脈弁は三尖で，弁腹が左室側に癒着している(特にRCC)．弁輪部近くは無理に剥離せず残した．生体弁を植え込んだ．

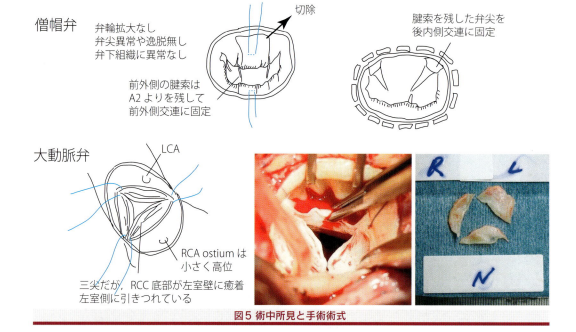

図5 術中所見と手術術式

体外循環離脱時に何をチェックする？

THINKING TIME ↗

⑥ リーク （図6）【V-03】

　二弁置換後には，大動脈弁位人工弁のリークは評価しづらい（A）．ME LAXでは僧帽弁の人工弁の音響陰影に隠れるからである．プローブを少し進め，僧帽弁人工弁の中を通して，左室流出路を観察すると，少し見えやすい（B）．軽度transvalvular leakが認められる．経胃アプローチでも観察し，transvalvular leakでジェットの大きさは小さいことを確認した（C，D）．

　僧帽弁位の人工弁では，大動脈弁位人工弁との接点からリークを認めた（E）．冠動脈入口部は，いずれも血流に問題がないことを確認できた．

　左室後壁に血腫ができていないことも確認した（F）．チェック部位は，後尖側弁輪直下の心筋である．人工弁を避けるため，TG 2Cで見るとよい．心筋内にecho free spaceがないか，あるいは異常な壁厚増大がないかをチェックする．この症例では，いずれも大丈夫であった．

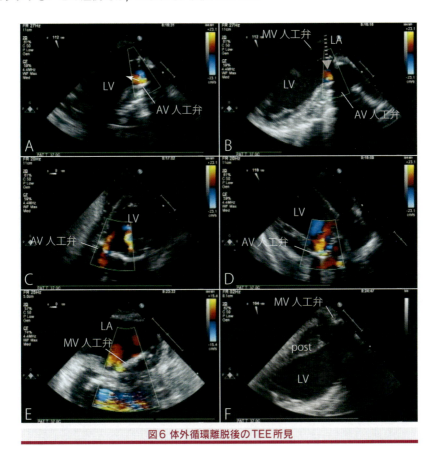

図6 体外循環離脱後のTEE所見

術後経過は良好であった．

26 上行大動脈石灰化と高度ASに合併する中等度ARをどうする？

CASE 7〇歳男性．

数年来，中等度ASを認めていたが，最近心不全症状が頻発し手術目的で紹介された．

❶ 胸部X線，心電図，心エコー （図1）

胸部X線で両側胸水，心電図で左室肥大，左房負荷，II，III，aV_F，V_{4-6}にST-T異常，心エコーで高度AS（max PG 99 mmHg，AVA 0.5 cm^2），中等度AR，MR，左房・左室拡大を認める．大動脈拡張は認めない．

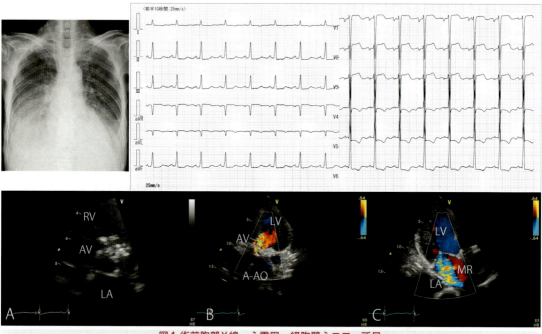

図1 術前胸部X線，心電図，経胸壁心エコー所見

❷ CT （図2）【V-01】

CTで両側胸水，上行大動脈に石灰化，大動脈弁弁輪の高度石灰化を認める．CAGは施行できなかった．

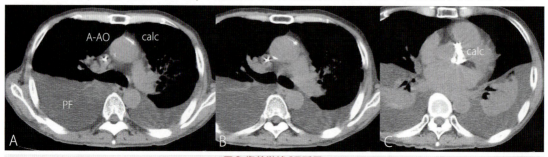

図2 術前単純CT所見

ASの手術適応だが，MRはどうする？また，術中にTEEで何を見てどう方針を決める？

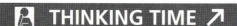

THINKING TIME

❸ 麻酔導入後のTEE

僧帽弁（図3）【 V-02】

中等度MRを認める．Central jetであり，tetheringと弁輪拡大も認めるが，弁尖の高さはずれていない．また，弁の開放は制限されていない．

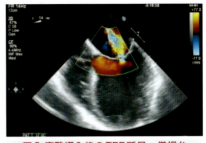

図3 麻酔導入後のTEE所見：僧帽弁

大動脈弁（図4）【 V-03】

N-R癒合型の二尖弁である．交連を中心に石灰化結節が複数あり，合間に軟らかい弁尖も見える．ME AV LAXでRCC，NCCともほとんど可動性が失われて開放が制限されている．弁輪にも高輝度陰影を認め，僧帽弁側に連続している．RCC側では，右室心筋にも高輝度が見える．

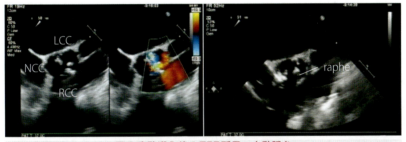

図4 麻酔導入後のTEE所見：大動脈弁

冠動脈（図5）【 V-04】

左冠動脈はLMT～LADには明らかな狭窄はないが，LCXは壁が厚い．左冠動脈の近くに大きな石灰化を認める．右冠動脈ははじめ見えにくかったが，プローブを少し引くと確認できた．起始部はSTJに比較的近い．短軸像では確認できない．

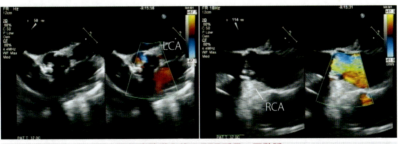

図5 麻酔導入後のTEE所見：冠動脈

上行大動脈【 V-05】

上行大動脈前壁に高輝度陰影が見える．特に遠位部の前壁は可動性がなく，全体で音響陰影を引いている．広範な石灰化を示しているのか．

MRはASによる左室拡大によるもので，AVRによって軽減すると考え，僧帽弁には手を加えないこととした．術中所見を予想できるだろうか？

THINKING TIME ↗

SCENARIO 26 上行大動脈石灰化と高度 AS に合併する中等度 AR をどうする？

④ 術中所見　（図6）【V-06】

　上行大動脈全体が硬化している．CTやTEEで想像していた以上である．送血管は上行大動脈の遠位部（かなり弓部より）に挿入できたが，大動脈遮断は前壁や後壁にある石灰化病変を避けるようにかけた．大動脈切開は，石灰化部分を避け，基部を少し剝離して通常よりやや低めの位置で行った．

　大動脈弁は二尖で，N-R癒合の前後型であった．右冠動脈の入口部は，L-R交連のRCC側2 mmと近い．短軸像で右冠動脈を描出できなかったので，見抜くことができなかった．両弁尖ともに，石灰化が弁下にも連続している．CUSAを用いながら，石灰を鋭的に切除した．また，心筋内から石灰を圧出しつつ，弁輪の全周をトリミングした．何とか弁輪に脆弱部位は生じず，生体弁を植え込むことができた．

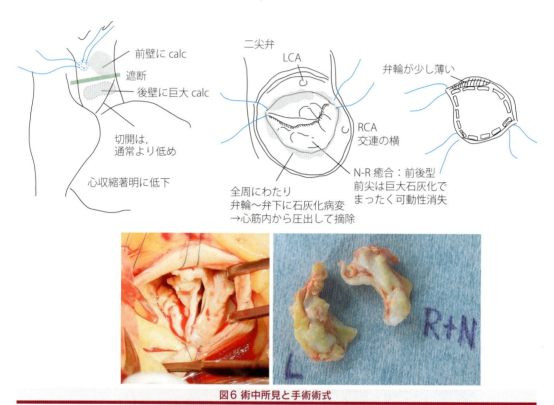

図6 術中所見と手術術式

　右冠動脈は大丈夫だろうか．MRは軽減しているだろうか．

COLUMN 31　右冠動脈の起始異常を見抜くコツ：反省から

　この症例は，体外循環前のTEEで右冠動脈の起始異常を見抜けなかったが，ME AV LAXでは描出できている．反省を込めて原因と解決法を考察しよう．

　右冠動脈入口部のすぐ近くに交連から続く巨大石灰化結節があったため，その音響陰影に隠されていたと思われるが，以下の方法で切り抜けることができたかもしれない．

① ME AV LAXで右冠動脈が見えている像でxPlaneを使う
② ME AV LAXの右冠動脈からプローブを回転すると，横に交連が見えたはず
③ ME AV SAXで通常の位置に描出されないことから起始異常を疑う

❺ 体外循環離脱後のTEE所見

僧帽弁（図7）【 V-07】

体外循環後，僧帽弁逆流は軽減している．弁輪径は変わっておらず，まだ少しtethering気味だが，逆流ジェットは小さくなっている．流出路の抵抗が軽減したのが影響しているのだろうか．術後の経過を見ていくことにしよう．

大動脈弁【 V-08】

明らかなtransvalvular leak, perivalvular leakは認めない．

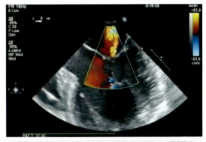

図7 体外循環離脱後のTEE所見：僧帽弁

冠動脈（図8）【 V-09】

左冠動脈は問題なし（A）．術中所見からわかるとおり，左冠動脈と右冠動脈の配置は90°の位置関係となっており，左冠動脈をステントポストの中央にもってくると，右冠動脈はステントポストに近くなる．実際TEEで見ると，ME AV SAXでポスト近くに入口部がある（B）．ME AV LAXで右冠動脈の正面にポストの高輝度陰影が見え隠れする（C）．3Dで見ると，なお明瞭となる（D, E）．

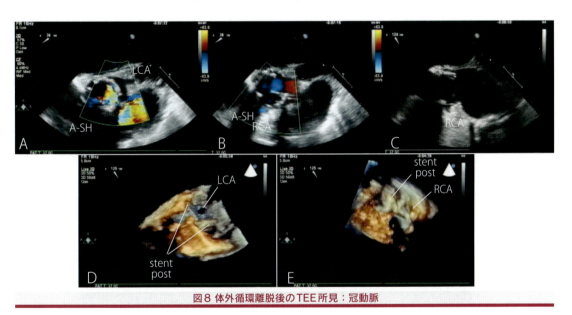

図8 体外循環離脱後のTEE所見：冠動脈

以上の所見より，手術の目的は達成できていると判断した．術後1ヵ月で，MRはさらに軽減した．

TOPIC

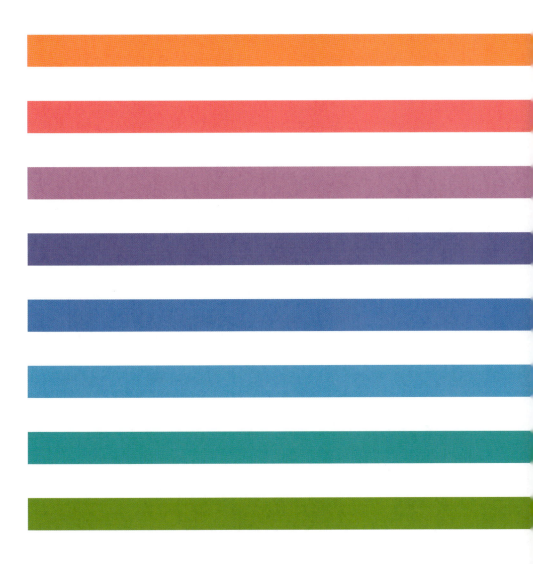

TOPIC 1
大動脈の描出と病変の評価

『経食道心エコー法マニュアル』(南江堂, 2012), 『レスキューTEE』(南江堂, 2014)でも述べてきたが, 上行大動脈は術中TEEで最も評価する頻度が高い大切な部位である. 送血管, 大動脈遮断, ルートカニューレ, AVRの大動脈切開, CABGの中枢側吻合など, 壁の性状によっては大きな合併症につながるおそれがあるからだ.

術前に造影CTが撮ってあれば, 石灰化, 粥腫を含め客観的評価ができるが, 緊急手術やショック状態, 腎機能障害などで単純CTしか撮れないことも多い. 術野で外科医がdirect echoを用いて評価することもできるが, 難しいこともない. 上記のさまざまな処置の前に, その場所を決めることだけでなく, それが終わった後の思わぬトラブルが起こっていないかも, 合わせてチェックしておきたい. 一方, SCENARIOでも出てきたように, 大動脈解離ではCTでエントリー部位がよくわからないことも多い. 解離の手術ではエントリー切除が基本だから, 上行大動脈の評価は手術術式にも大きく関わってくる.

ただ, 上行大動脈の遠位部はTEEにとって見えにくい場所である. かつては, 堂々と"blind zone"とテキストにも書かれていた. しかし, 3D-TEE登場後, 上行大動脈をかなり描出できるようになり, blind zoneが事実上ない症例も経験するようになった. ただし, プローブ操作のテクニックが必要であるし, それなりの画像解釈も必要である. また, 症例によりバリエーションが多く, 評価に悩むこともある.

上行大動脈にかぎらず, 大動脈全体と分枝の評価も疾患や病態をon siteで診断していくうえで必要である. SCENARIOでも, 幾度となくそのような場面が出てきた. 弓部〜腹部大動脈および弓部分枝, 腹部内臓分枝の評価は, できるに越したことはない. 腹部では, 分枝がうまく描出できないこともまれではない. そのようなとき, その代用として腹部内臓を描出し, そこで血流をチェックしたり, 腸管運動から腸管虚血を評価する. この章では, 評価のコツ, 所見のとらえ方をまず解説し, それに続いて術中に確認しておきたい動脈硬化性病変について供覧しよう. バリエーションがあるため, いくつもの症例を見ながら, 目を肥やしていただきたい.

A 大動脈の描出

01 上行大動脈の描出

❶ 下から見上げる

ME AAO LAXからプローブを引いてくると，右肺動脈レベルより頭側が気管支に妨げられて見えない（📖M-104）．ここで，2，3テクニックがある．

xPlaneを使う（図1）【💿V-01】

ME AV LAXからxPlaneで走査面を頭側に倒すと，短軸像と長軸像を同時に観察できる．左房の天井レベルで超音波が減衰し評価困難となるときには，プローブを少し進めて上方屈曲をかけると，超音波が左房の天井を斜めに通り，右肺動脈をacoustic windowとして走査できる．短軸像が楕円から長軸像となるところは，弓部である．

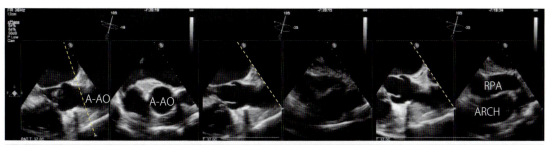

図1 xPlaneを用いた上行大動脈の描出

もっと進める（図2）【💿V-02】

見えにくければ，プローブをもっと進めてぐっと見上げると，7，8 cm程度にわたり上行大動脈が見えることがある．ただし，トランスデューサから遠く斜め走査なので，細かい性状評価は難しいが，解離のエントリーを探す程度には使えるだろう．

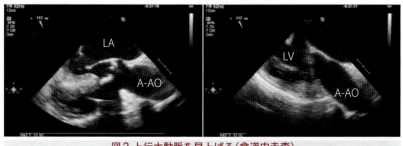

図2 上行大動脈を見上げる（食道内走査）

胃から見上げる（図3）【💿V-03】

食道内では，粘膜損傷を避けるため控えめに屈曲するが，胃の中ではスペースが広いので，かなりの上方屈曲をかけることができる．大動脈弁ごしに上行大動脈のほぼ全長が描出されている．ME LAXと比べると画質は落ちるが，他にアプローチのしようがない症例では使える．

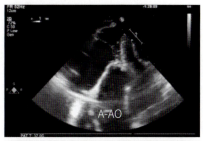

図3 上行大動脈を見上げる（経胃走査）

❷ 弓部から見下ろす

プローブ先端の左方屈曲（図4）
気管の脇からのぞく．上方屈曲を加えてプローブを前後すると気管の脇に入り，さらに視野がよくなることがある【 V-04】．決して無理はしないこと．

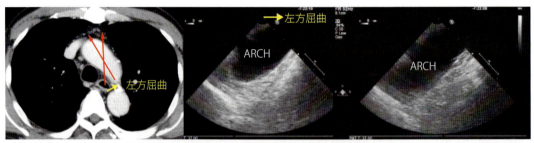

図4 弓部から上行大動脈の走査：左方屈曲を使う

xPlaneを使う（図5）
UE ARCH LAXでxPlaneの走査面を上行大動脈に向けると，90°の画像が現れる【 V-05】．この症例では，腕頭動脈（長軸像）と左腕頭静脈（短軸像）が見えている．

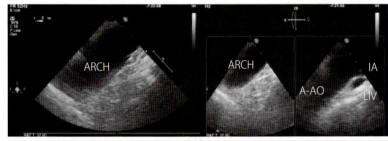

図5 弓部から上行大動脈長軸像の描出：xPlane

血流を見る（図6）
大動脈弁近くまで描出できる【 V-06】．術野で上行大動脈を押さえてもらえば，どこまで描出されているかわかるだろう．上行大動脈のエントリーを見つけるときに使える．

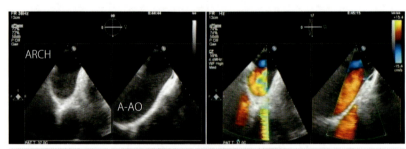

図6 弓部から上行大動脈の血流評価

上行大動脈の短軸像がほしいとき（図7）
UE ARCH LAXからプローブを中枢側に向けて90°で上行大動脈の長軸像を描出し（A，B），ここからxPlaneで上行大動脈の0°画像を描出する（C）．斜め切りだが，上行大動脈の側壁が見える【 V-07】．

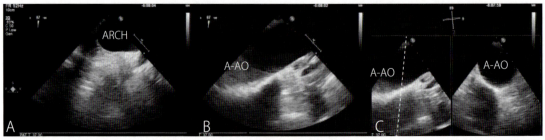

図7 弓部から上行大動脈長軸像の描出：xPlane

③ トラブルシューティング

以上の方法を用いて，大半の症例で上行大動脈のblind zoneが狭くなるのだが，世の中そんなに甘くない．「見えにくい」症例とその対処法をいくつか紹介しよう．

心嚢内の空気（図8）【 V-08】

術中に上行大動脈を見ようとしているときにこのような画像になることがある．心膜を開くと心嚢内に空気が入り，心膜横洞に入った空気が多重反射を生じて上行大動脈の描出を妨げる．描出が必要なときには，心嚢内にお湯を張ってもらうと見えるようになる．

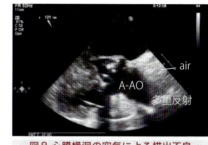

図8 心膜横洞の空気による描出不良

左房天井（図9）【 V-09】

AVR，CABG症例である．上行大動脈に石灰化もあり，ぜひ評価をしたい症例である．はじめ見えづらかったが（A），それは左房天井あたりに何か超音波を遮るものがあって，視界を遮っていたからである．そのような場合には，プローブを進めて基部のほうから見上げたり（B），少し引いて右肺動脈をacoustic windowとして描出するのがよい（C）．いずれも見えない場合には，弓部から見下ろすアプローチも加えるとよい．

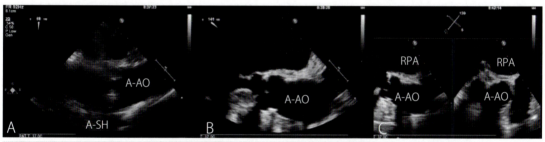

図9 左房天井レベルでの描出不良とその対処

後壁が見えない（図10）【 V-10】

しかし，弓部から見下ろす画像も万能ではない．この症例では，上行大動脈の後壁がまったく見えなかった．大動脈後壁がある方向に気管がかぶるためだ．まさに気管の脇ぎりぎりのところから見ていることになる．このような症例では，上行大動脈から見上げるのがよい．この症例は，これで上行大動脈の後壁を描出できた．それでも見えない場合は，術野エコーで評価する．

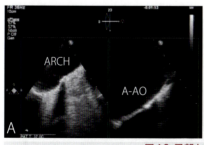 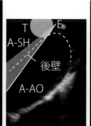 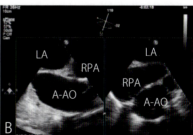

図10 弓部から上行大動脈の後壁が見えない

A 大動脈の描出

02 弓部分枝の描出

❶ 弓部分枝が描出できない：本当？　（図1）【 V-01】

　弓部大動脈瘤に対し大動脈置換術を行う症例で，術中に弓部分枝を描出したい．弓部長軸像（A）からプローブを引くと，まず左鎖骨下動脈が描出されるが（B），左総頸動脈を描出しようとしても音響陰影のためにどうしても見えない（C）．あきらめて右側に移った．何とか右鎖骨下動脈は描出できたので（D），中枢側に追って腕頭動脈を描出した（E）．しかし，どうしても右総頸動脈が見えない．この症例で左右総頸動脈を描出することはできないのだろうか．

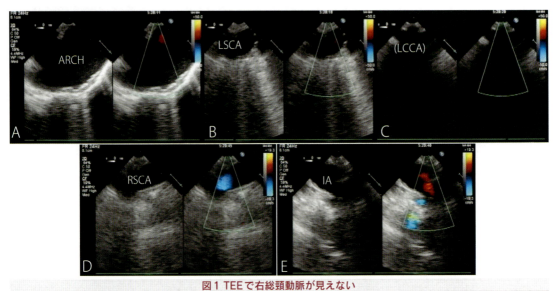

図1 TEEで右総頸動脈が見えない

　CTで検証してみよう（図2）【 V-02】．弓部分枝の起始部近く（A）では，左鎖骨下動脈は気管の脇から走査できるが，左総頸動脈も腕頭動脈も気管のほぼ対側にあり，プローブの側方屈曲を使っても超音波が通らなかったのだろう．

　しかし，もう少し末梢を見てみると（B），総頸動脈は気管の両側に移動してくる．このレベルなら，左総頸動脈は左鎖骨下動脈をacoustic windowとして見えただろう．ただ，右総頸動脈は，肺が間に入ってくるためやはり見えない．

　しかし，さらに末梢の左右鎖骨下動脈水平部レベル（C）なら，遮るものはなかったはずだ．つまり，起始部から描出しようとするあまり，見えずに描出をあきらめてしまったのだ．Cのレベルで描出できれば，術中解離やその他の脳灌流障害のときに評価が可能となる．今後，弓部分枝を描出するときの教訓を得た．

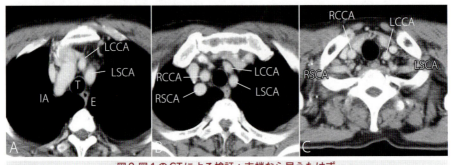

図2 図1のCTによる検証：末梢なら見えたはず

❷ 3分枝とも左から描出 （図3）【V-03】

弓部3分枝のうち，腕頭動脈と右総頸動脈，右鎖骨下動脈は気管の右側から見えるが，なかには3分枝とも気管の左側から見える症例がある．そのような症例を紹介する．

UE ARCH LAXでは，大動脈前面に接して左腕頭静脈が見えている（A）．血流の方向から静脈であることがわかる．ここからプローブを引いて左鎖骨下動脈を描出しているが（B），少し時計方向にプローブを回転すると左総頸動脈が見えてきた（C）．これら2分枝の下方に左腕頭静脈が見えている．左総頸動脈を末梢にたどると，食道のとなりに左総頸動脈の短軸像が見えてくる（D）．

通常は，ここからプローブを時計方向に回すと気管が視野を遮るが，この症例では，もう1本動脈が見えた（E）．腕頭動脈の起始部である．少しプローブを前後すると，ここから7時方向に向かう血流が見えている（F）．これが右鎖骨下動脈の起始部になる．つまり気管の左側から3分枝とも見えたことになる．しかし，これ以上は気管がじゃまをして見えなくなるので，右鎖骨下動脈，右総頸動脈の末梢で見るには気管の右側から走査しなければならない．

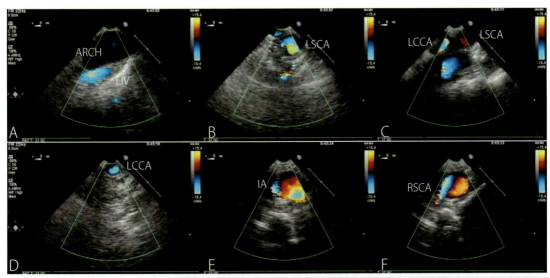

図3 弓部3分枝がすべて気管の左側から描出

この症例のCT画像を見てみよう（図4）【V-04】．図では弓部の天井レベルから頭側へ4スライスを並べてある．この症例では，食道が気管の左方〜左後方にあり，気管の左側から3分枝とも気管に遮られずに走査できることがわかる．少しレベルを変えると，後方から右鎖骨下動脈が合流してくるところが見える．

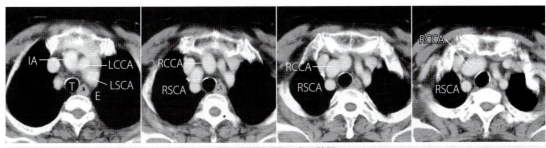

図4 図3のCTによる検証

A 大動脈の描出

03 腹部血管の解剖とオリエンテーション（BOOK M-117）

B型大動脈解離の症例で，CTとTEEを見較べながら腹部血管の解剖とTEEによる描出を整理しよう．

① CT　（図1）【V-01】

エントリーは下行大動脈にあり（A），末梢で真腔が狭小化する（C）．内膜フラップが二重に見える（B）．CEAは偽腔起始で（D），総肝動脈，脾動脈，左胃動脈に分岐（E）．次いでSMAが起始し（F），大動脈との間を左腎静脈，前方を脾静脈が横切る（G）．右腎動脈は下大静脈背側にある（H）．左腎動脈が起始している（I）．

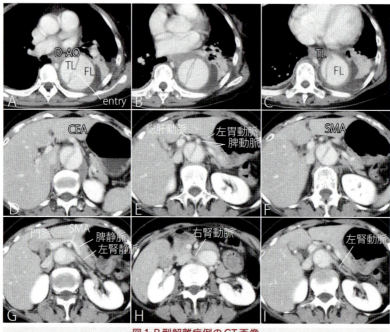

図1　B型解離症例のCT画像

② TEE

エントリー（図2）【V-02】

エントリーは下行大動脈にあり，食道側が真腔である（A）．横隔膜直上レベルでは真腔が三日月状となっている（B）．偽腔内にはモヤモヤエコーが見られる．末梢にしっかりしたリエントリーがないのだろう．CTで二重に見えた内膜フラップはTEEで見ると1枚である．motion effectで2枚に見えたものと考えられる．

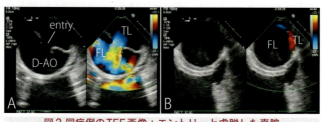

図2　同症例のTEE画像：エントリーと虚脱した真腔

CEA（図3）【V-03】

　CEAは真腔から灌流されているが，入口部で圧迫されて径は半分程度である（A）．CTでは「偽腔起始」と読まれていたが，フラップが押しつけられCEA入口部が偽腔の上に乗っているように見えたためだろう．筆者は，CTの「真腔起始」，「偽腔起始」というよく用いられている表現に疑問をもっている．考えてみてほしい．もしCEAだけ偽腔から起始するなら，入口部で内膜が引き抜けてリエントリーとなるのだから，内膜フラップに途切れが見えるはずだ．また大きいリエントリーがあるなら，中枢側で真腔が圧迫されるのは不自然だ．

　CEAは末梢で2つの枝に分かれる（B，C）．1本は画面左側の脾門部に向かい赤い血流シグナル，もう1本は肝に向かう青い血流シグナルである．膵に接して走行する脾動脈が見えている（D）．

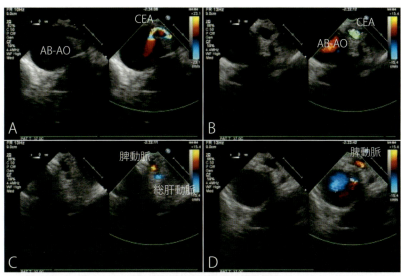

図3　同症例のTEE画像：腹腔動脈

SMAと右腎動脈（図4）【V-04】

　SMAは真腔から灌流されている（A）．そして腹部大動脈との間に左腎静脈が横切り，前方を脾静脈が横切る（B）．10時方向から左腎動脈が起始し，左腎静脈に伴走する．脾静脈は膵の後面に沿っており，胃後壁ごしに膵体部も長軸像で描出されている．

　腹部大動脈の右に下大静脈が見える．大動脈の5時方向から右腎動脈が起始し（C），下大静脈の背側を通って右下にある右腎に向かう．脾静脈は途中で太くなっているが，上腸間膜静脈が脾静脈と合流するためであり，ここから頭側に門脈となって走行し，肝門部に向かう．この合流部より右下側にあるのが膵頭部である．

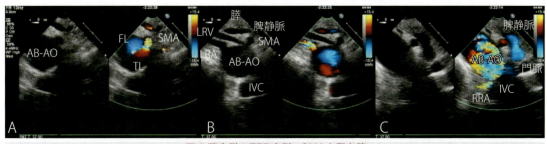

図4　同症例のTEE症例：SMAと腎血管

　いつもこんなに見えるわけではないが，TEE画像の解剖とオリエンテーションを頭に入れておけば，見えづらいときに「ここに○○があるはずだ」と狙って画像を撮りにいくのに役立つだろう．何度もCTとTEE画像を対比し，理解しておこう．

B 大動脈病変のバリエーション

前項で大動脈を描出するノウハウをこと細かに説明した理由は，この項で供覧するような病変がある場合，何か方針変更が必要か，あるいは手術操作で注意すべきことがないかを各症例で判断するために，そのよりどころとなる評価が必要となるが，そのときに信頼できる評価を提供するためである．

心臓の手術で最も回避したい合併症の1つが脳梗塞であり，その多くが上行大動脈への操作に関連する．しかし病変の存在は事実としてすでにあり，それをどうこうできるわけではない．実際の状況を正しく把握したうえで，もっとも勝ち目の大きい方法を選ぶことが最上の策であり，そのために情報が必要なのである．

ここでは，TEE画像とCT画像を多彩なバリエーションとともにじっくりと見較べながら，TEE画像がCTで見る所見とどのように類似あるいは相違しているか，またTEEがいかにCT画像の情報を補うかを見てもらいたい．さらに所見が見つかったとき，現場でどのように対処したかも合わせて参考にしていただきたい．

CASE 01　OPCAB症例：上行大動脈後壁のmobile plaque

❶ 単純CT　（図1）【 V-01】

右肺動脈レベルに1ヵ所石灰化を認めるのみである．前壁の性状は，よさそうである．このような所見だと安全にside clampをかけることができそうな気がするが，この症例ではそれをしてはならない．TEE所見を見てみよう．

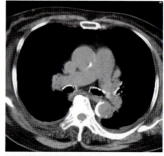

図1 術前単純CT所見

❷ TEE　（図2）【 V-02】

右肺動脈レベルの上行大動脈後壁にmobile plaqueが見つかった．xPlaneでようやくとらえることができる程度である．

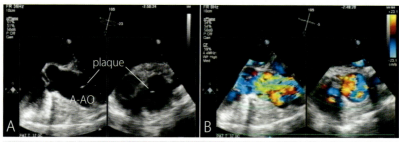

図2 TEE画像：上行大動脈にmobile plaque

❸ 術中への応用

前壁側の性状はTEEでも良好と判断した．前壁にそっとside clampをかけて中枢側吻合を行った．このとき，鉗子を深くかけてplaqueを破砕しないよう，またside clampによって狭まった大動脈内腔で血流が加速しない程度に，と心がけた．また，吻合用デバイスを使う場合，HEARTSTRING®やEnclose®は，挿入部分の先端をあまり後壁に向けないよう注意が必要である．術後脳梗塞は発生しなかった．

B 大動脈病変のバリエーション

CASE 02 OPCAB症例：前壁の厚い粥腫

① 単純CT　（図1）【V-01】

上行大動脈に散在性に石灰化を認め，一部粥腫の存在も疑われた．しかしそれ以上の情報は得られない．

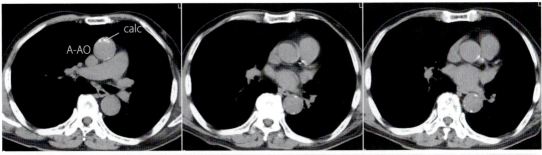

図1 術前単純CT所見

② TEE　（図2）【V-02】

術中TEEで，右肺動脈レベルの大動脈前壁に粥腫を認め，一部音響陰影を伴う石灰化部分があるようだ．

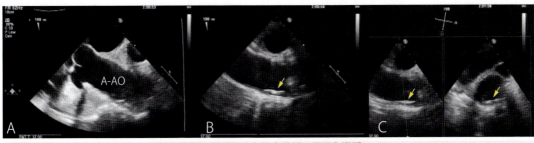

図2 TEE所見：上行大動脈の石灰化粥腫

③ Direct echo　（図3）【V-03】

術野エコーで上の病変の場所に厚い粥腫（A）や石灰化（B）を認めた．中枢側吻合ができる場所を探して全体を走査した．粥腫も石灰化もない部位が1ヵ所だけあった（C）．後壁側の病変にも注目．

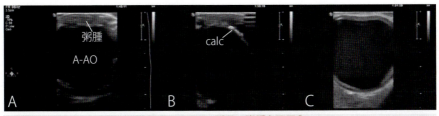

図3 direct echo所見：粥腫と石灰化

④ 手術への応用

刺入と切開が2ヵ所必要なEnclose®も広い範囲を遮断するside clampも使えない．使えるのは，HEART-STRING®かPAS-Port®である．前者を使って中枢側吻合を行った．術後脳梗塞は認めなかった．

B 大動脈病変のバリエーション

CASE 03　OPCAB症例：石灰化＋粥腫

❶ 単純，造影CT　（図1）【V-01, 02】

　大動脈遮断をするレベルは，石灰化も粥腫も認めないが，それより末梢側には石灰化，粥腫を認める．また，弓部前面にも粥腫を認める．これがTEEでどのように見えるのか，比べてみよう．

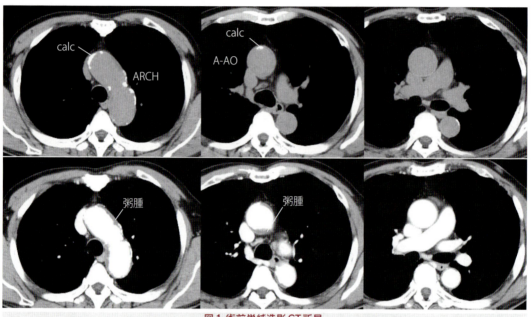

図1　術前単純造影CT所見

❷ TEE　（図2）【V-03】

　ME AAO LAX, SAXで右肺動脈レベルより中枢側の上行大動脈には石灰化も粥腫も認めない（A，B）．中枢側吻合は安全にできそうだ．しかし，長軸像で遠位側を見上げると，前壁に音響陰影を伴う石灰化陰影を認める．また，UE ARCH LAXで，CTでも認めた弓部前面の粥腫が描出されている（C）．
　送血管を挿入する場所を，direct echoも用いて丹念に探す必要がある．挿入できればよいわけではない．送血管を抜去したときに出血した場合，止血のためside clampが必要となる最悪の状況も想定して送血場所を考えないといけない．また，上行大動脈に送血管を挿入するなら，送血される血流が吹きつける場所に粥腫がないか，チェックする必要がある．

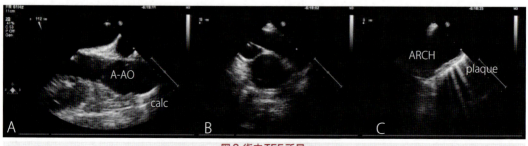

図2　術中TEE所見

B 大動脈病変のバリエーション

CASE 04　OPCABで急遽 pump conversion

起座呼吸を伴う心不全の原因として，冠動脈三枝病変が見つかり，緊急手術となった．当初OPCABで行う予定だったが，血行動態が不安定なため急遽ポンプconversionとなった．

❶ CT　（図1）【V-01】

両側胸水を認める．上行大動脈の遮断レベルと基部に石灰化を認めるが，送血管挿入部付近で壁の肥厚も疑われた．内膜肥厚の可能性がある．

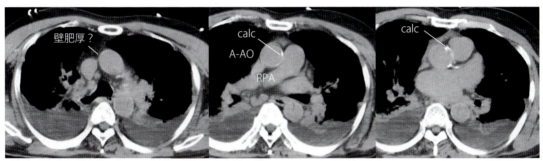

図1　術前単純CT所見

❷ TEE　（図2）【V-02】

STJ直上には前壁に石灰化を認めるが，中枢側吻合レベル，大動脈遮断レベル，送血管挿入部レベルの壁に，明らかな粥腫，隆起性病変，石灰化は認めない（A，B）．後2者を上行大動脈の長軸像からxPlaneで見ようとしたが，はじめ難しかった．しかし，少しプローブを回転したり上方屈曲をかけ，右肺動脈をメルクマールとして走査レベルを知り，さらに90°画像で大動脈が短軸断面から長軸断面になることで，弓部を走査していることを確認した（C）．

大動脈遮断レベルで肺動脈側に1ヵ所，CTでも見えていた石灰化を認めたが，送血管挿入レベルには明らかな粥腫を認めない．Direct echoでも確認したうえで，送血管を挿入してon pump CABGとした．

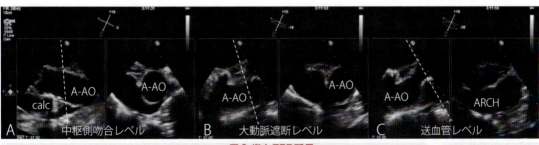

図2　術中TEE所見

B 大動脈病変のバリエーション

CASE 05　AVR＋CABG予定の症例：石灰化の合間で遮断

① CT　（図1）【V-01】

上行大動脈には，散在性の石灰化を認めた．送血管レベルの前壁のみ石灰化はないが，壁肥厚にも見える．両側腋窩動脈送血を準備した．大動脈遮断レベルにも石灰化がある．上行大動脈置換も視野に，開胸した．

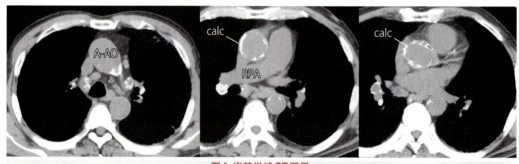

図1　術前単純CT所見

② TEE　（図2）【V-02】

大動脈全体で壁が肥厚し，内膜面に輝度が高く音響陰影を伴う層を認める．上行大動脈遠位部は明瞭に描出することが困難であった．下行大動脈は全周性に厚い粥腫で覆われ，一部にはmobile plaqueを認めた．

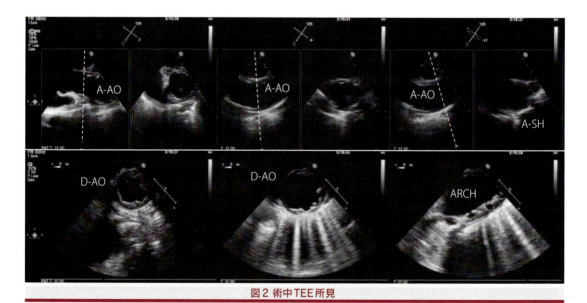

図2　術中TEE所見

③ 手術への応用

上行大動脈置換をするにも，末梢側吻合部の性状が悪い．下行大動脈も性状不良で，PCPS（大腿動脈送血）が必要となる状況は避けたい．IABPを行うにしても，ガイドワイヤを弓部分枝に突っ込まないよう，慎重な操作が必要である．何とか大動脈遮断で乗り切ろうという方針となった．遮断レベルでわずかに性状のましな部分にそっと大動脈遮断し，AVRとCABGを行った．幸い脳梗塞は起こさなかった．

B 大動脈病変のバリエーション

CASE 06　CABG症例：山脈状の隆起性病変

❶ 単純CT　（図1）【 V-01】

下行大動脈には散在性に石灰化があり，近くにややdensityの低い内膜病変がありそうだ．IABPを挿入したり，PCPSで大腿動脈送血を行うのは，リスクがありそうだ．

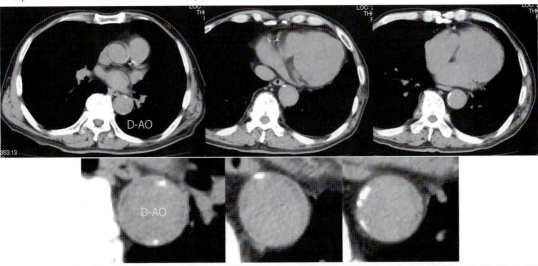

図1　術中単純CT所見

❷ TEE　（図2）【 V-02】

A〜Cは7時方向に少し輝度の高い隆起があり，6時方向にmobile plaqueが見える．xPlaneモード，3Dで見ると，山脈のように長軸方向に伸びる病変である．D〜Fは別のレベルで，12時方向と6〜9時方向に病変がある．xPlaneモードで見ると，長軸方向に伸びている病変である．3Dで見ると明瞭である．

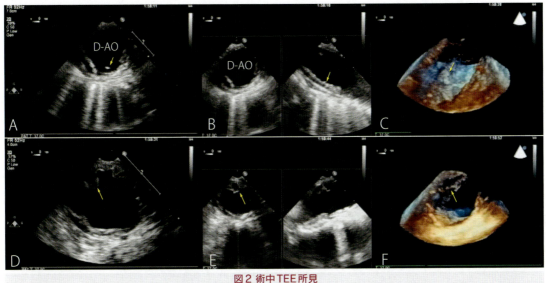

図2　術中TEE所見

❸ 手術への応用

この症例も，IABPやPCPSが必要な状況に陥らないように細心の注意が必要である．

B 大動脈病変のバリエーション

CASE 07　弓部大動脈瘤症例：大動脈病変さまざま

① CT　（図1）【V-01, 02】

　弓部前壁に壁在血栓を伴う瘤が見える（A）．下行大動脈で食道側に石灰化（B），右肺動脈レベルで全周性に厚い粥腫，薄い棚状構造がみられる（C）．CEA，SMAレベルで有意な所見は認めない（D,E）．

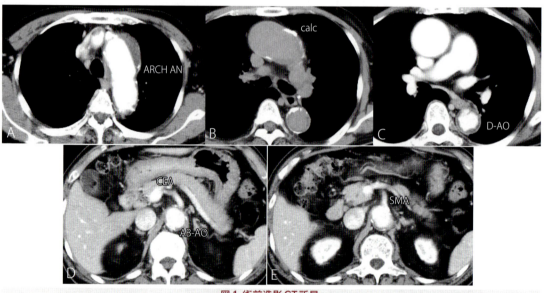

図1　術前造影CT所見

② TEE　（図2）【V-03】

　弓部の瘤と壁在血栓は，下行大動脈に移行するところで終了する（≅図1A）．下行大動脈では，食道側の石灰化により，まったく評価できない（≅図1B）．厚い粥腫の部分では，12時方向が一部解離様に見える（≅図1C）．腹部大動脈ではCEAの0°走査で明らかな異常はなさそうだが，xPlane画像やSMAは入口部の壁が厚く内腔がやや狭小化している．血流はやや加速しており，血圧低下時に腸管虚血を起こす可能性を念頭に置く（≅図1D, E）．

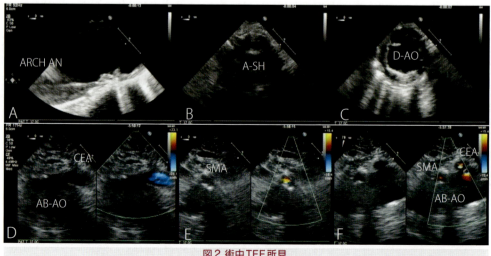

図2　術中TEE所見

B 大動脈病変のバリエーション

CASE 08　腹部大動脈閉塞による下肢虚血

① CT　（図1）【V-01】

　腹部大動脈は，腎動脈下で内腔全体を石灰化が占め，閉塞している．SMAは起始部から石灰化で閉塞しているが，末梢は造影されており，側副血行路の存在が示唆される．

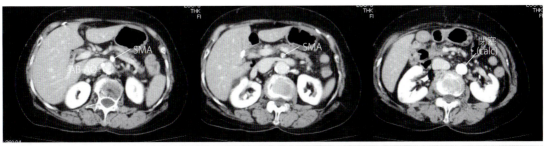

図1　術前造影CT所見

② TEE　（図2）【V-02】

　CEAは開存しており太い脾動脈も見えるが（A, B），SMA前面には高度石灰化があり，内腔は見えない（C）．少し末梢は内腔が開存しており，血流シグナルが見える（D）．腹部大動脈の末梢は，内腔に石灰化を認め，ごくわずかの血流がみられるが，事実上閉塞である（E）．90°でSMAの長軸像を描出すると，末梢から逆行してくる血流（第一分枝からの流入）が見え，その末梢には順行性に流れている（F〜H）．

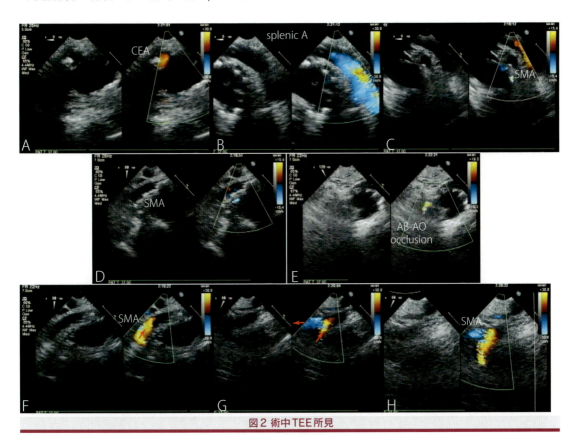

図2　術中TEE所見

TOPIC 2
左鎖骨下動脈の評価

❶ 「LITAは健全」という誤解，落とし穴

　LITAは，CABGで最もよく使われ，高い長期開存率が得られる優れたグラフトだが，開存率98％以上といわれている一方で，左鎖骨下動脈の有意狭窄が2〜5％の症例で存在することもご存知だろうか．いくらLITAが優秀でも，灌流源である左鎖骨下動脈に狭窄，閉塞があっては，そのメリットが薄れてしまう．長期の成績を期待するなら，CABGの時点で有意な狭窄がなくても，数年単位で左鎖骨下動脈の病変が進行しうることにも注意が必要だろう．左鎖骨下動脈に狭窄，閉塞が起こった場合，冠動脈からLITAを通じてsteal現象が起こり，心筋虚血をきたす可能性があり，VTを起こしてそれに気づかれたという報告もある．

❷ 術前評価はなされている？

　しかし，CABGの術前評価で，左鎖骨下動脈の病変は必ずしも注意深く評価されているとはいえない．術前に造影CTを撮れば，高度狭窄，閉塞は判明するだろうが，CABGの対象患者の中には腎機能障害や準緊急手術のため（当院では高齢者も多いため），単純CTしか撮っていないことも多い．CAG時に左鎖骨下動脈を造影して，起始部を評価するのが一般的だが，十分造影できていないこともある．また，カテーテルがスムーズに通過したから大丈夫というレポートも見かけるが，90％狭窄でもカテーテルは難なく通るだろうから，この判断基準では閉塞あるいはよほどの高度狭窄しか見つけられない．

❸ かぎられた選択枝での評価

　しかし，実際の臨床現場で評価が不十分になりがちなのも無理からぬことであり，筆者はこの部分を補うためにTEEを使っている．この章では，単純CT，CAG時の左鎖骨下動脈造影をTEE所見と対比しながら，TEEでどのように左鎖骨下動脈の病変が評価できるか，実例を見ていただこう．SCENARIOではLITAの使用を断念した症例を紹介したが，ここで供覧する12症例は，いずれもLITAを使用した症例である．ただしぎりぎりの選択であったものも含まれている．その場合は，術後フォローアップする循環器内科医には，その情報を知っておいてほしいし，逆にその情報を伝えてはじめてCABGは完結する，と筆者は考えている．
　術前CT，CAG画像と術中TEE所見と比較して，以下のことを習得してほしい．

　　　①TEEでどれくらい見えるのか
　　　②見えない原因は何か，またその対策は何か
　　　③得られた画像の解釈やそのpitfall

　なお，この章では，便宜上，左鎖骨下動脈を見るとき，3つの部分に分けて説明する．

　　　①「近位部」：起始部近傍
　　　②「中央部」：頭側に向かう部分
　　　③「遠位部」：水平に走行する部分

CASE 01 正常な左鎖骨下動脈

まず，正常像を見ておこう．

❶ 術前CT（単純） （図1）【 V-01】

弓部大動脈(A)では，前面に厚い石灰化病変がみられるが，左鎖骨下動脈にはほとんど石灰化はみられない(B〜D)．

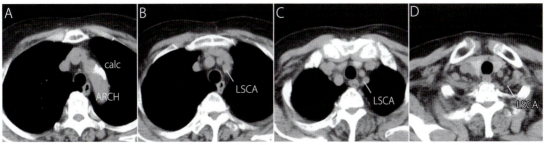

図1 術前単純CT所見

❷ TEE （図2）【 V-02】

UE ARCH LAXからプローブ先端に軽い上方屈曲をかけたまま引いてくると，弓部前面にCTで見えた石灰化部分を認める(A)．厚く，内腔に平坦に隆起しており，幅広い音響陰影を伴う．左鎖骨下動脈入口部に狭窄は見られず，近位部の短軸像はきれいな円形で描出されている(B)．プローブを引いてくると，遠位部まで描出でき，途中に狭窄はみられない(C)．

UE ARCH SAXでは，弓部前面に先ほどの石灰化部分が見え，その近くから左鎖骨下動脈が起始する(D)．少し末梢に追うと近位部の下方に血流シグナルが描出される(E)．これは，mirroringである．

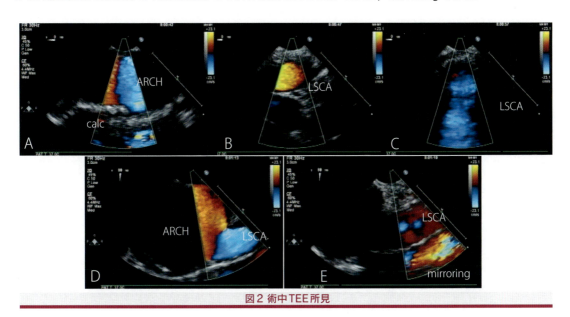

図2 術中TEE所見

CASE 02　左鎖骨下動脈の蛇行

❶ CT（術後の造影CT）　（図1）【V-01】

弓部前壁に不整形の粥腫があり（A），左鎖骨下動脈起始部近くの前壁（食道の対側）に小さい石灰化を認める（B）．末梢に追っていくと，90°近く蛇行しながら走行している（C, D）．3Dで見るとわかりやすい（E）．

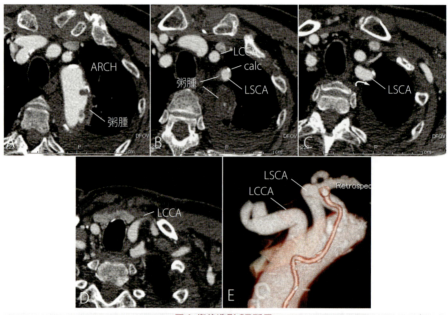

図1　術後造影CT所見

❷ TEE　（図2）【V-02】

UE ARCH LAXで，前壁に厚い粥腫を認める（A≅CTのA）．左鎖骨下動脈近位部の短軸像では，6時方向に石灰化病変を認める（B≅CTのB）．中央部に少し粥腫を認める（C）．遠位部に移行するところでLITAが描出される（D）．走査面90°で見ると，起始部から数cmにわたり大きく蛇行している（E, F）．しかし，いずれの部分にも内腔の狭窄は認めない．

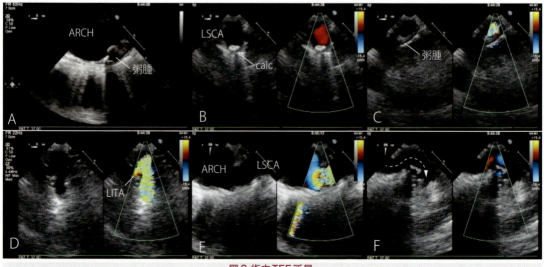

図2　術中TEE所見

CASE 03 輝度は高いが狭窄なし

❶ CT（造影） （図1）【 V-01】

この症例では，弓部に内膜肥厚を認め，左鎖骨下動脈には明らかな狭窄はないものの，全周にわたり壁が肥厚しているように見える．

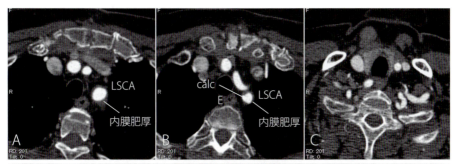

図1 術前の造影CT所見

❷ TEE （図2）【 V-02】

UE ARCH LAXでは，前壁に内膜肥厚があるが，目立った隆起性病変は認めない．左鎖骨下動脈の近位部では，全周性に内膜が肥厚しており，12時方向にはCTでみられた石灰化が見える（A≅CTのB）．遠位部では，内膜肥厚は少し軽くなる（B）．

走査面を90°にすると，近位部では前壁側に内膜肥厚，後壁側に石灰化を認める（C）．内腔は若干狭められている印象もあるが，有意な狭窄はない（D）．

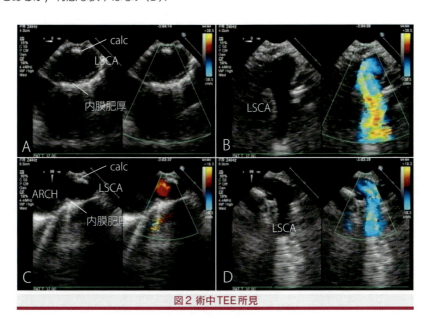

図2 術中TEE所見

TOPIC 2 左鎖骨下動脈の評価

CASE 04 全周性に軟らかい内膜肥厚

❶ CT（単純），CAG （図1）【V-01】

弓部大動脈に散在性の石灰化を認め，粥腫があるかもしれない（A）．左鎖骨下動脈にも，少し小さい石灰化を認める（B〜D）．造影では明らかな狭窄はなさそうだが，近位〜中央部は内面が不整である．

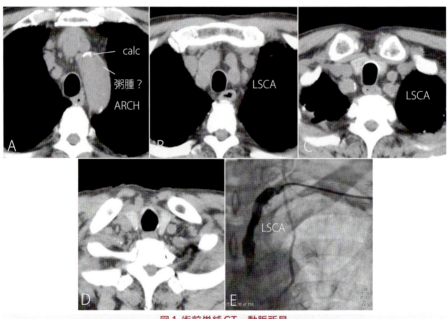

図1 術前単純CT，動脈所見

❷ TEE （図2）【V-02】

弓部大動脈前壁に，厚く不整な粥腫を認める（A）．左鎖骨下動脈の近位部にびまん性の内膜肥厚を認め，内腔は50％程度に狭小化している（B〜D）．走査面90°で明瞭である（E, F）．血管造影で見えた壁不整にあたる．
右鎖骨下動脈にも厚い軟かそうな粥腫を認めるが，右内胸動脈は開存している．血管造影のときにガイドワイヤや先端がわん曲したカテーテルが，粥腫を破壊して内胸動脈を閉塞してしまう可能性はないのだろうか．

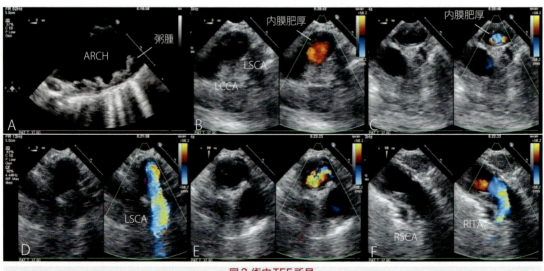

図2 術中TEE所見

CASE 05　散在性石灰化と内膜肥厚

1　CT（単純）　（図1）【V-01】

　大動脈弓部には，前後壁とも全体的に散在性の石灰化を認めるが（A），左鎖骨下動脈は比較的きれいである（B）．中央部で食道側に小さい石灰化を認める（C）．

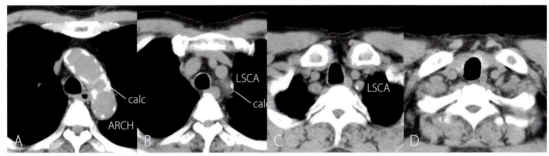

図1　術前単純CT所見

2　TEE　（図2）【V-02】

　UE ARCH LAXでは，壁の石灰化とともに高度の内膜肥厚が目につく．左鎖骨下動脈の近位部には明らかな石灰化病変はないが，全周性に内膜が肥厚し，内腔は狭小化している（A，B）．遠位部に移行するあたりで，1時方向に小さい石灰化（≒CTのC）を認めるが，内腔への突出はない．LITAの血流も描出される（C）．

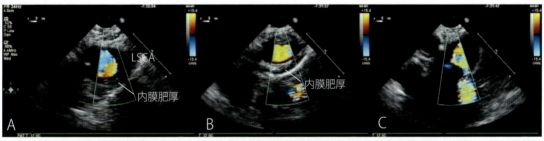

図2　術中TEE所見

　このような内膜肥厚は，単純CTではわからない．TEE所見を見たうえで目をこらしてCTを見直してみても，やはりわからない．CAGの際に左鎖骨下動脈造影をしても，内面は平滑だと思われる．おそらく，異常には気づかないだろう．

　現時点では有意狭窄はないが，このような病変は，数十年経過するうちにどのように変化するのだろう．これまでこんな病変を記録することもなかっただろうから，経過についての詳細なデータも存在するはずもなく，答えは誰も持ちあわせていない．将来心筋虚血をきたして左鎖骨下動脈の狭窄，閉塞が疑われたときに造影したとしても，今回のCTが造影でないため，比較ができないだろう．

CASE 06 大動脈〜左鎖骨下動脈の内膜隆起性病変

❶ CT（造影） （図1）【V-01】

　大動脈弓部に厚く不整な隆起性病変を認め，一部に石灰化を伴っている（A）．左鎖骨下動脈の近位部には，食道側に小さい石灰化を認め，全周性に壁の肥厚を認める（B）．末梢はやや軽度となるが，連続した病変である（C, D）．

　なお，この症例は左椎骨動脈が左鎖骨下動脈からではなく弓部大動脈から直接分枝する「左椎骨動脈単独起始」を認める．

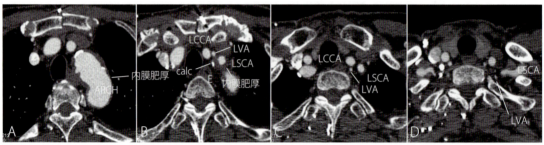

図1 術前造影CT所見

❷ TEE （図2）【V-02】

　UE ARCH LAXでは，前壁，後壁とも厚い不整な粥腫を認め，前壁にはCTで認めた小さな石灰化が描出されている（A）．左鎖骨下動脈近位部では12時方向にある石灰化のため，いったん画像が消えそうになる（≅CTのB）．また6時方向にも輝度の高い部位がある（B）．xPlaneで見ると，左鎖骨下動脈入口部の近傍で，弓部大動脈の天井に厚い粥腫を認める（C）．また，左鎖骨下動脈の起始部では，食道の対側に高輝度の部分があり，連続している（D）．内腔には有意狭窄はないものの，全体的に内膜肥厚のために内腔が狭められている．遠位部に移行する頃から内膜肥厚はやや軽減している（E）．

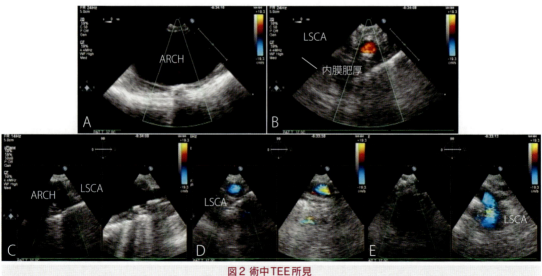

図2 術中TEE所見

CASE 07　石灰化の突出とプローブ操作のpitfall

❶ CT（造影）　（図1）【 V-01, 02】

弓部大動脈全体に粥腫（A），左鎖骨下動脈起始部（B，C）で左側壁の肥厚と前壁の石灰化を認める．中央部の左側壁で石灰化が内腔に突出する（D，E）．末梢には有意な病変はない（F）．

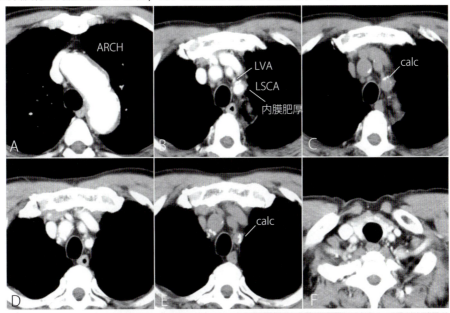

図1　術前造影CT所見（左椎骨動脈単独起始あり）

❷ TEE　（図2）【 V-03】

UE ARCH LAXでは厚い粥腫をびまん性に認め（A）（≅CTのA），左鎖骨下動脈入口部で粥腫が内腔に突出している（D，E：矢印）（≅CTのB）．有意狭窄ではないが，カテーテル操作で粥腫が崩れるかもしれない．

中央部で6時方向に石灰化を認め，内腔が狭い（C，F）（≅CTのC）が，これは病変ではなく，描出をよくしようとプローブ先端に上方屈曲をかけたため，左鎖骨下動脈を圧迫したためだと思われる．TEE操作のpitfallの1つである．

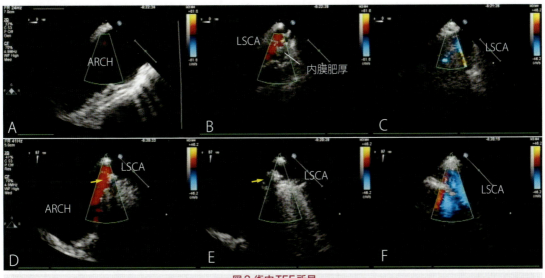

図2　術中TEE所見

CASE 08 起始部の石灰化結節

❶ CT（単純のみ），CAG （図1）【V-01】

弓部大動脈に散在性の石灰化(A)，左鎖骨下動脈入口部の前方約1/2に石灰化病変がある(B，C)．末梢側は比較的きれいである(D)．左鎖骨下動脈造影では，起始部に陰影欠損を認める(E)．狭窄の可能性がある．

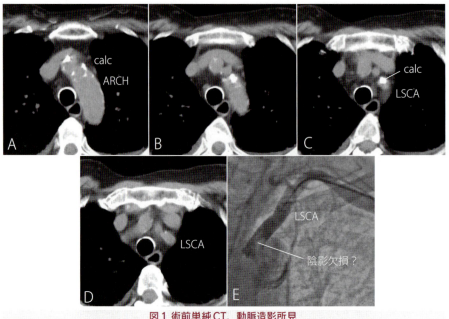

図1 術前単純CT，動脈造影所見

❷ TEE （図2）【V-02】

走査面0°で見ると，左鎖骨下動脈の入口部で6時方向にある石灰化病変が内腔にせり出し，内腔は半月〜三日月状となっている(A，B)．狭窄の程度は50〜75％程度だろうか．その末梢では内腔は回復している．走査面90°で見ると，この石灰化病変の突出と内腔の狭小化が明瞭に描出される(D〜F)．

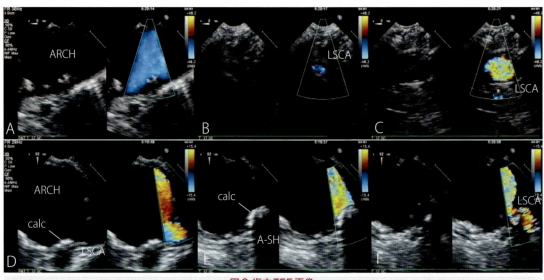

図2 術中TEE画像

CASE 09 入口部の石灰化，有意狭窄なし

① CT（単純） （図1）【 V-01】

両側に胸水貯留を認める．弓部は広範に石灰化を認めており，左鎖骨下動脈も一部に壁の石灰化を認めるが，血管全体を占めるほどではない．食道が拡張し，内腔に空気があることに注目してほしい．

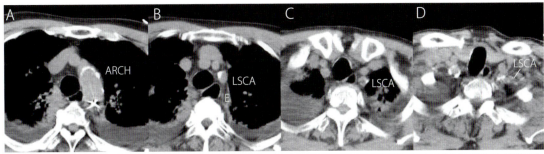

図1 術前単純CT所見

② TEE （図2）【 V-02】

弓部前壁に石灰化を認める（≒CTのA）．左鎖骨下動脈は，近位部と遠位部近くで画像が消えそうになるが，上方屈曲してプローブを前後すると解決した．食道内の空気が原因だろう．近位部～中央部では，石灰化を伴う隆起性病変が散在し，特に近位部では内面が全周性に不整である（C，D）．おそらく粥腫だろう．走査面90°でも弓部～左鎖骨下動脈の前壁に石灰化を認めた（E～G）が，有意な狭窄はないと判断した．

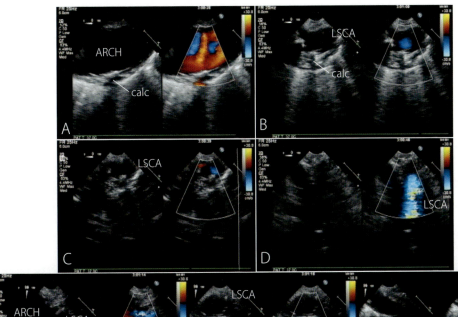

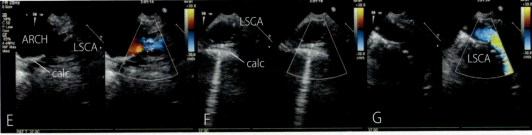

図2 術中TEE所見

CASE 10 狭窄か否かの評価

❶ CT（単純のみ） （図1）【 V-01】

左鎖骨下動脈近位部に，全周性の石灰化を認める（A）．中央部では，内腔狭小化か（B）．Cでは，半周の石灰化が認められる．水平部分にも，一部石灰化を認める（D）．LITAを用いてもよいだろうか．

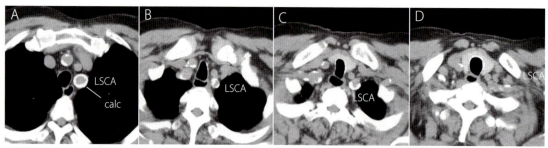

図1 術前単純CT所見

❷ TEE （図2）【 V-02】

近位部は描出できない（≅CTのA）．中央部と遠位部で少し見えるが（≅CTのB，D），その間は見えない（≅CTのC）．周波数帯域を低くしたい（A→B）．側方屈曲で若干描出がよくなった（C→D）．走査面90°で，狭窄疑い部分の中枢側と末梢側が描出できた（E，F）．遠位部では，速度レンジを落とすとaliasingがあるが（G），血流速度は1.2 m/secで大した圧較差ではない（H）．末梢側ではaliasingなく，立ち上がりは急峻である．

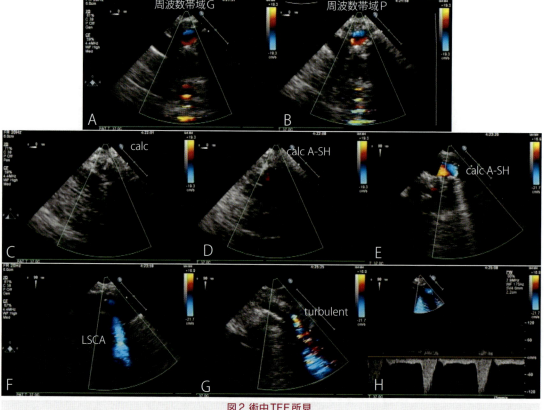

図2 術中TEE所見

CASE 11　中等度狭窄？

① CAG，CT(単純)　（図1）【V-01】

　左鎖骨下動脈造影で，中枢側に狭窄が疑われる（A）．CTで弓部大動脈の天井〜左鎖骨下動脈近位部にほぼ全周性の石灰化を認め（B, C），内腔狭小化の可能性がある．中央部にも，壁の肥厚があるかもしれない（D〜F）．low densityなのか石灰化によるハレーションか，判然としない．食道側には，石灰化を認める．

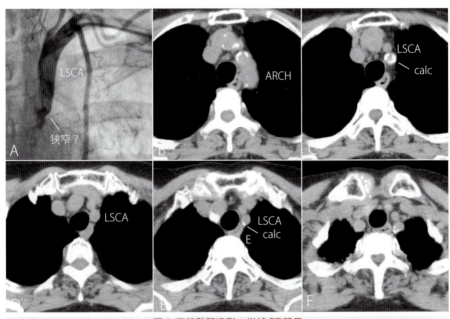

図1　術前動脈造影，単純CT所見

② TEE　（図2）【V-02】

　左鎖骨下動脈の近位部では，画面左半分が音響陰影のため見えないが（≅CTのC），石灰化の隙間から画面の右半分は描出される（A）．ここからしばらく，内腔がよく見える．動脈の上半分で，粥腫のように見えるところは（B），多重反射とカラーシグナルのsupressionと考える．根拠は，トランスデューサと動脈の位置関係によってこの部分の形が変化するからである．確認する必要があるなら，プローブの上方屈曲を少しゆるめてトランスデューサと動脈の距離を離し，この画像がどのように変化するかを見るとよい．
　中央部では，音響陰影のため広い範囲がマスクされる（C）．これは，食道側にある石灰化病変のためである（≅CTのE, F）．遠位部は，一部音響陰影で隠れながらも比較的よく描出されている．

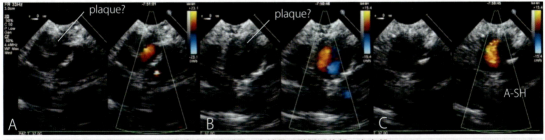

図2　術中TEE所見：左鎖骨下動脈近位部〜中央部

　さて，この症例では最終的に「LITAは使用可」と判断したが，それは次の根拠による．

弓部大動脈の短軸像（図3）【V-03】

UE ARCH SAXから左鎖骨下動脈近位部を見上げると，見える範囲に明らかな狭窄はない(A)．少し末梢は音響陰影で見えなくなるが(B)，石灰化にはスリット状の隙間があるので，プローブ先端の側方屈曲を使ってこの隙間の真正面にトランスデューサをもってくるようにすると，内腔の血流を垣間見ることができる(C)．

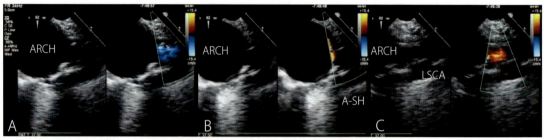

図3 術中TEE所見：弓部〜左鎖骨下動脈近位部

左鎖骨下動脈長軸像（図4）【V-04】

左鎖骨下動脈の長軸像では，石灰化病変のためによく見えない箇所もあるが，側方屈曲で首を振りながらのぞき見るようにすれば，内腔を垣間見ることができる(A〜C)．①では食道と石灰化病変の隙間をつなぐ平面でしか見ることができないが，この長軸像ではそれと直交する方向も見ることができる．

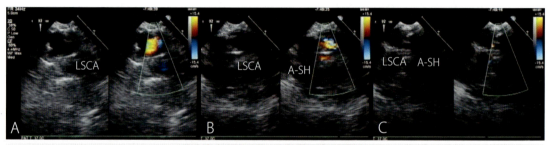

図4 術中TEE所見：左鎖骨下動脈長軸像

末梢の血流

末梢側が側副血行路からの血流で補われている可能性もあるが，左鎖骨下動脈の各分枝で血流の方向が順行性であることを確認すれば，これは否定できる．左鎖骨下動脈の有意狭窄も，否定的となる．

血圧脈波検査（図5）

上肢血圧の左右差はほとんどなく，脈波の立ち上がりも右と同程度に急峻であり，ピークに至る時間にもdelayがないことから，中枢側の高度狭窄はなさそうである．

このような所見から，起始部の狭窄は高度ではないと判断した．

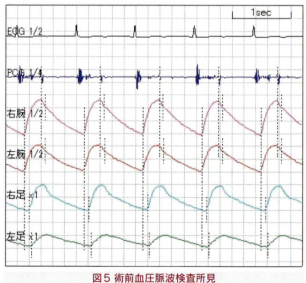

図5 術前血圧脈波検査所見

CASE 12 高度狭窄？

❶ CT（単純），CAG （図1）【 V-01】

弓部大動脈の前壁〜左鎖骨下動脈近位部〜中央部に散在性，連続性の石灰化を認め，中央部では高度狭小化が疑われる．しかし，鎖骨下動脈造影では明らかな有意狭窄には見えない（F）．どう判断すればよいか．

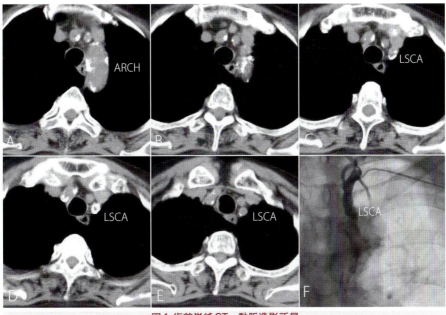

図1 術前単純CT，動脈造影所見

❷ TEE （図2）【 V-02】

高度石灰化病変と粥腫がある弓部大動脈（A）からプローブを引いてくると，近位部では内腔がほとんどなさそうで，石灰化病変のため内腔の描出が妨げられる（B，C）．中央部ではかなり内腔が小さくなった後，遠位部に移行する（D，E→F）．しかし，この部分の狭小化はプローブの上方屈曲による圧迫かもしれない．

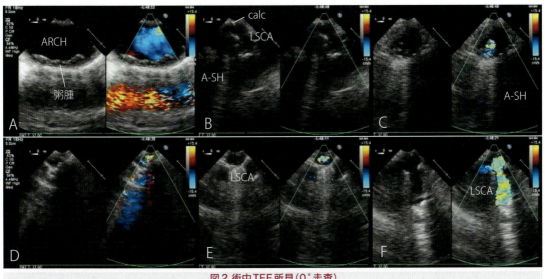

図2 術中TEE所見（0°走査）

走査面を90°に回転して，左鎖骨下動脈近位部を長軸像で描出してみる（図3）．石灰化病変の真正面からは見えないが，下から見上げたり末梢側から見下ろす形をとることによって，狭窄部位前後の血流を観察することができる．入口部では吸い込み血流が見え（A），末梢側ではモザイク血流となっている（B）（scaleをかなり低くしていたためか）．ここには，ある程度の狭窄がありそうだ．

遠位部では，収縮期に順行性血流が見られるが，拡張期には逆行性の血流となっている．LITAと左椎骨動脈では順行性血流しか見えないので，左鎖骨下動脈の末梢側の分枝から側副血行路を通じて補われているのかもしれない．

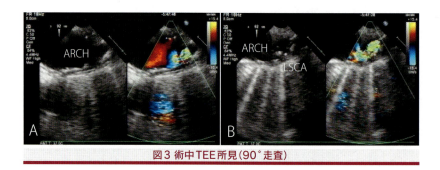

図3 術中TEE所見（90°走査）

この症例の血圧脈波検査の結果を見てみよう（図4）．両上肢の血圧は162/158でほとんど差はないが，波形を見ると，右に比べて左では立ち上がりのスロープはゆるやかでピークが遅いことがわかる．ただ，右は立ち上がりが速いのだが，二段脈のようになっている．この症例は，右鎖骨下動脈にも狭窄があるかもしれない．両下肢とも脈波がかなり低下しているのは，両側腸骨動脈がほぼ閉塞状態のためである．このように，左右の圧較差はなくとも，脈波の立ち上がりが遅延することが，鎖骨下動脈の中枢側に狭窄があることの1つの証拠となる可能性がある．

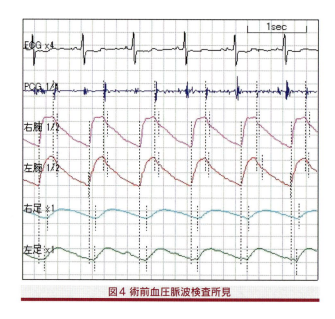

図4 術前血圧脈波検査所見

この症例では最終的にはLITAを用いたのだが，フォローアップで左鎖骨下動脈には気配りが必要と考える．

TOPIC 3
TEEによる冠動脈評価

「なぜ，冠動脈の評価をTEEで？」と感じる人もあるだろう．TEEでどこまで正確な評価ができるかわからない．不確実な情報に振り回されるのはごめんだ．それより，もっと確実なCAGや冠動脈CTで評価すればいいじゃないか，と．

それはたしかに正論だし，筆者も反論するつもりはない．これらの評価が可能な症例や状況ならもちろんそれが最優先だ．しかし，次のような状況だったらどうする？

・緊急手術が必要だが，冠危険因子が複数あり，造影剤アレルギーの患者
・心肺停止の患者で心肺蘇生やDCにもかかわらずVFのまま
・大動脈解離の大動脈再建後やAVR後，体外循環から離脱できない

実際，筆者自身がこのような状況で冠動脈情報がほしいと思ったことが幾度となくあるし，これらはほんの一部にすぎない．従来，冠動脈に関する情報がほぼゼロのまま治療を進めなければならなかったが，ベッドサイドで冠動脈が評価できれば，方針決定に大きな力となることは間違いない．

しかし，問題は精度だ．不正確な診断であれば，かえってみんなを不安にしたり，方針決定を誤らせることになる．また，明瞭な画像が得られず，評価が難しい場合もあるだろう．ただ，冠動脈のTEE評価に関して詳細に検討した論文は見かけないし，成書にもそんなことは載っていない．

この章では，無謀は承知でこの問題にあえてチャレンジしよう．題材はCABGやAVRなどの症例で，いずれもCAGが施行された「答えのある症例」であり，対象は主に右冠動脈#1，左冠動脈#5と#6，#11である．CAG画像とTEEで冠動脈をじっくり眺めた画像を見てもらいたい．

ここでは，次の3点を明らかにしたい．

①冠動脈の閉塞，狭窄がTEEでどこまで診断できるか
②どのようなTEE所見が頼りになるか
③判断に困る状況はなぜ起きるか，またその解決法は？

筆者も，確固たる答えを持ちあわせているわけではない．11症例で自分なりにいろいろ考え，検討した「私見」をここに示す．ここで説明するのは，みなさんに考えていただくためのたたき台である．いっしょに見ながら，これらの疑問に答えを出してみよう．

COLUMN 32
冠動脈描出法の基本

冠動脈の描出法は，『経食道心エコー法マニュアル』（南江堂，2012）を参照してほしい（BOOK M-96）．大動脈弁を描出する走査面（ME AV SAX，ME AV LAX：画面左上の走査面角度に注目！）を基本として描出し，プローブの深さ，回転，屈曲などを使って内腔を末梢に向かって追っていく．

TOPIC 3 TEEによる冠動脈評価

CASE 01　#6の有意狭窄

❶ CAG所見　（図1）

右冠動脈：#1閉塞（入口部での閉塞ではない）
左冠動脈：LMT intact，#6 justに軽度狭窄，少し末梢に90％，#12 90％

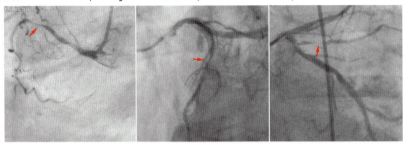

図1　術前CAG所見

❷ TEE所見

右冠動脈（図2）【V-01】

　開存しているが，内腔に血流シグナルが見えない．速度レンジ30 cm/sec程度でシグナルが取れないほど血流速度が低いのは，末梢での閉塞を反映していると考える．

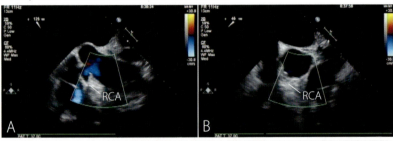

図2　術中TEE所見：右冠動脈

左冠動脈（図3）【V-02】

　LMTが細く見える．TEEでは，狭窄を過大評価する可能性がある．LADは起始部に血流が見え，末梢が見えない．LCXは，壁の輝度が高いが血流シグナルは見える．約1 cm末梢に#12が見えるが，血流は見えない．

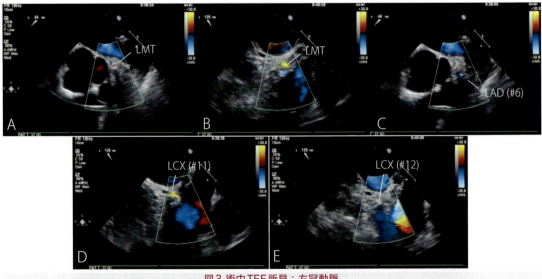

図3　術中TEE所見：左冠動脈

CASE 02　#11 justの閉塞

① CAG所見 （図1）

右冠動脈：#4 90％
左冠動脈：LMT 25％，#7 100％，#9 90％，#11 just 100％

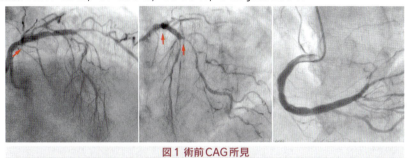

図1 術前CAG所見

② TEE所見

右冠動脈（図2）【V-01】

内腔が見え，血流シグナルもとらえられ，aliasingもない．有意狭窄はこの部位になく，#4の狭窄も反映されない．壁の散在性の高輝度がCAGの壁不整に相当するのだろうか．

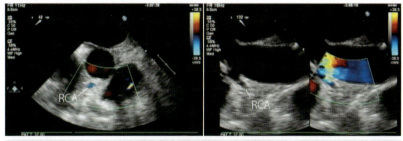

図2 術中TEE所見：右冠動脈

左冠動脈（図3）【V-02】

LMTは，若干内腔が狭いが血流の加速はない（A）．LADの方向に，加速血流がみられる（D）．#7の病変を反映しているのだろうか．ME AV SAX，ME AV LAXとも，LCXの血流がみられない（B, E ≅ #11 justの閉塞）．

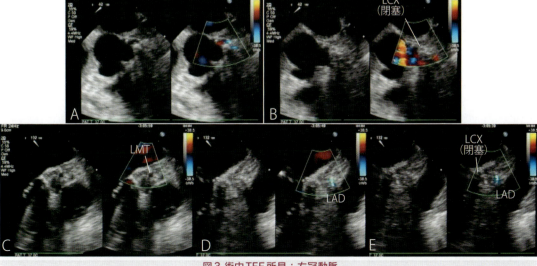

図3 術中TEE所見：左冠動脈

CASE 03　LMTの軽度狭窄と#6 justの有意狭窄

① CAG所見　（図1）

右冠動脈：#1 99%→PCIで0%となったが，その後冠動脈瘤を形成
左冠動脈：LMT 50%（限局性の内腔への突出），#6 just 75%，#11 25%

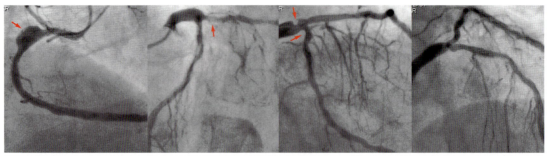

図1　術前CAG所見

② TEE所見

右冠動脈（図2）【V-01】

内腔が見え，低めの速度レンジでようやく血流が認められるが，速度レンジを下げてもaliasingがないので，入口部付近の有意狭窄はないと判断できる．

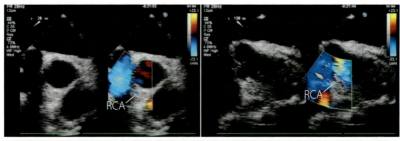

図2　術中TEE所見：右冠動脈

左冠動脈（図3）【V-02】

LMTは，血流が見えるが径が細い（A）．内腔への隆起性病変は壁にちらりと見える高輝度陰影かもしれない．LADは，分岐直後にaliasingが見える（B）．75%狭窄にあたる．この部位は走行が超音波の方向に近く，血流をとらえやすい．#6 justの病変は臨床で大切だが，TEEでは分岐部の①細い血流シグナル，②aliasing，③音響陰影を伴う高輝度陰影に注目するのがよさそうだ．LCXには壁の硬化はあるが，血流シグナルが認められ，目立った加速もみられない（C）ことから，有意狭窄ではなさそうだ．

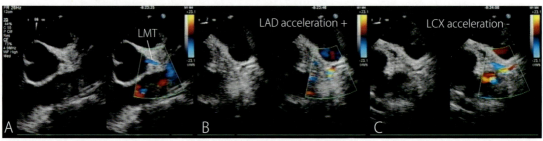

図3　術中TEE所見：左冠動脈

CASE 04　LMT有意狭窄と#6閉塞

1　CAG所見　（図1）

右冠動脈：#2 75％
左冠動脈：LMT 75％，#6 100％，LCX：n.s.

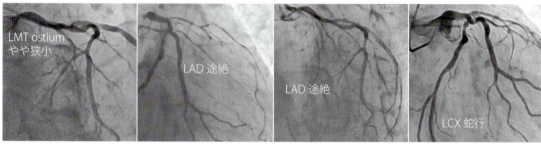

図1　術前CAG所見

2　TEE所見　（図2）【V-01】

　LMTには血流シグナルが見えるが，途中から狭小化しaliasingが見える（A）．LAD，LCX分岐部に高輝度陰影があり（B，C），LAD方向に加速した血流が見え，拡張期に逆方向の血流が一瞬見える（rebound?）（D，E）．音響陰影で末梢は見えない（≅#6の閉塞）．LCXは，#11が蛇行し（F），#12を分枝して#13まで描出されている（G）．CAGのLCX蛇行に相当する．いずれも血流が認められ，有意狭窄はなさそうだ．

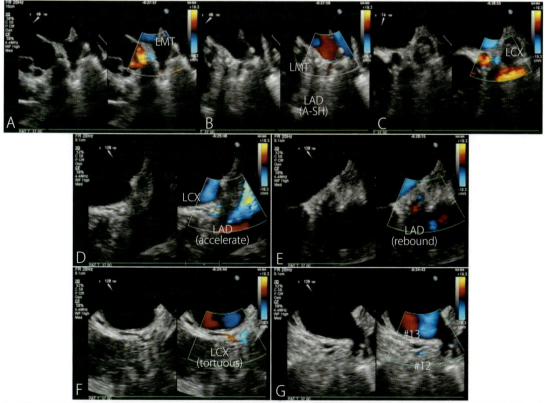

図2　術中TEE所見：左冠動脈

CASE 05 LMT～分岐部の中等度狭窄

❶ CAG所見 （図1）

右冠動脈：#3 99％
左冠動脈：LMT 50％，#6 75～90％，#7 99％，#11 50～75％，#13 75％

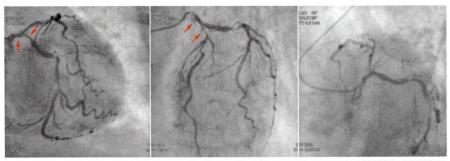

図1 術前CAG所見

❷ TEE所見 （図2）【V-01】

　左冠動脈の入口部は輝度が高く（一部に音響陰影）（A），すぐ末梢に加速血流が見える（B）．LADではaliasingを認め，有意狭窄の存在を反映していると思われる．その血流の脇に高輝度陰影があり，そこから音響陰影が下方に伸び，LADの末梢は見えない（C）．LCXには，血流の加速は認めないが，1，2cm末梢で壁の輝度が高く，内腔が若干狭そうである（≅#11の50～75％狭窄）（D）．その部位を短軸像で描出すると，全周輝度が高く，内腔が狭小化している．

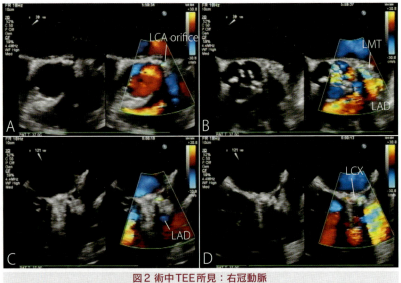

図2 術中TEE所見：右冠動脈

CASE 06　LMT〜分岐部の高度狭窄

① CAG所見　（図1）

右冠動脈：#1 50％, #4PD 75％
左冠動脈：LMT 90％, #6 just 90％, #7 90％, #11 99％, #12 75％, #13 99％

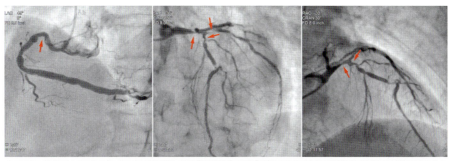

図1　術前CAG所見

② TEE所見

右冠動脈（図2）【 V-01】

入口部は，内腔も血流も見え，有意狭窄はなさそうだが，末梢で少し加速している（≅50％狭窄？）．

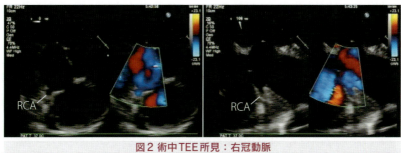

図2　術中TEE所見：右冠動脈

左冠動脈（図3）【 V-02】

LMT入口部は血流を確認できるが（A），急に内腔が細くなり，分岐部で加速血流が認められる（≅分岐直前の狭窄部）（B）．LADでは石灰化のそばに血流シグナルを認める（C）（≅90％狭窄）．LCXの内腔は見えるが血流が見えない．CAGでは閉塞ではないが，TEEでは閉塞ととらえられる．TEE評価のtipsは次の3点だろう．

・Bゲインを下げ，カラーゲインは上げ，速度レンジをできるだけ下げる
・その部分にサンプルボリュームを当て，パルスドプラモードで血流を取る
・すぐ末梢に冠動脈内腔が見えれば，そこに血流があるかどうかを見る

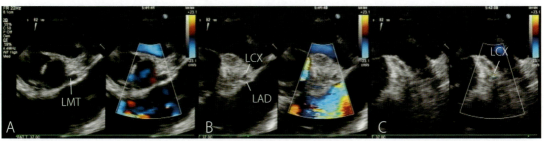

図3　術中TEE所見：左冠動脈

CASE 07　LMT 99％狭窄

① CAG所見　（図1）

右冠動脈：#2 75％
左冠動脈：LMT 99％（ulcer），#6 90％，#7 90％，#12 99％

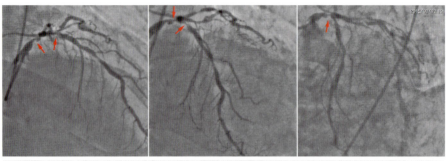

図1 術前CAG所見

② TEE所見　（図2）【V-01】

　LMT入口部では，開口は広く血流も認められるが（A，D），少し中に入ると内腔に仕切りが現れる（B，E）（ulcerの入口か）．このあたりから血流が加速しており，狭窄を反映していると思われる（C，F）．60 cm/sec程度では血流シグナルが見えないが，30 cm/sec程度に落とすと見えるようになった．

　そこからLAD方向を見ると，ME AV SAX，ME AV LAXとも血流がとらえにくく，高度狭窄または閉塞を疑う．LCXの方向には，aliasingを呈する血流シグナルが見え，有意狭窄の存在がうかがわれるが，詳細が読み取れない．ただ，少し末梢にときどき血流シグナルが見えるので，ここまでは開存しているはずだ．

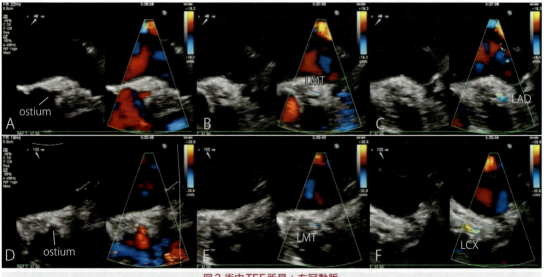

図2 術中TEE所見：左冠動脈

CASE 08 少し離れた末梢の有意病変がわかるか？

1 CAG所見 （図1）

右冠動脈：#1 75%（入口部から少し離れた部位），#3 50～75%
左冠動脈：LMTはintactだが壁が不整，#7 90%，#13 50%

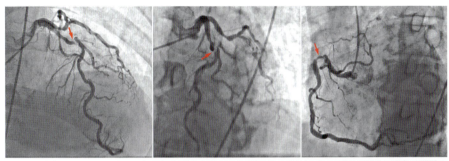

図1 術前CAG所見

2 TEE所見

右冠動脈（図2）【 V-01】

はじめ音響陰影で見えづらかったが，少しプローブを引き上方屈曲をゆるめると，見えるようになった．内腔の狭窄も加速血流も認めない．CAGでは#1の末梢に有意病変はあるが，その前にconus branchやRV branchがあり，本幹末梢に狭窄はあっても，run-offが保たれて，入口部で血流が減速しないのだろう．

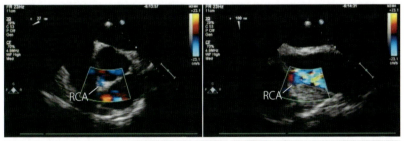

図2 術中TEE所見：右冠動脈

左冠動脈（図3）【 V-02】

LAD，LCX分岐部では内腔狭窄も血流の加速も認めないが，LMTは少し蛇行し，壁が一部高輝度で音響陰影を伴っている（≅CAGでの壁不整？）．LAD，LCXとも末梢に病変があっても，分岐部から離れていればTEEでは異常ととらえられないだろう．#7や#13に有意狭窄があっても，#11や#6にはTEEで有意所見をとらえられないのは，右冠動脈と同様に病変の手前に分枝があるためだろう．

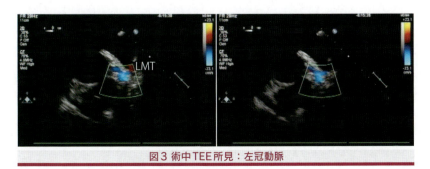

図3 術中TEE所見：左冠動脈

CASE 09 右冠動脈の走行の変異

① CAG所見 （図1）

右冠動脈：#1 25%，#2 25%
左冠動脈：LMT intact，#6 50% diffuse，#7 75%，#13 90%

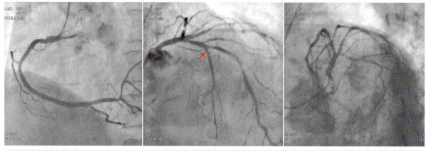

図1 術前CAG所見

② TEE所見

右冠動脈（図2）【V-01】

ME AV SAXで内腔は確認できるが，ほぼ垂直で血流が見づらい．ME AV LAXでは短軸像だが，有意狭窄はなさそうだ．

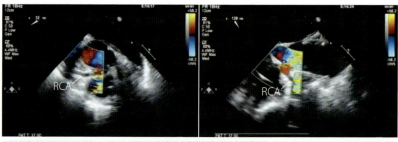

図2 術中TEE所見：右冠動脈

左冠動脈（図3）【V-02】

LMTはintact（A，C）．LAD起始部に隆起があり，血流はaliasingを呈する（B，D）．有意狭窄が疑われる（CAGと異なる）．LCXは，入口部に石灰化があるが，内腔も血流もとらえられる（E）．

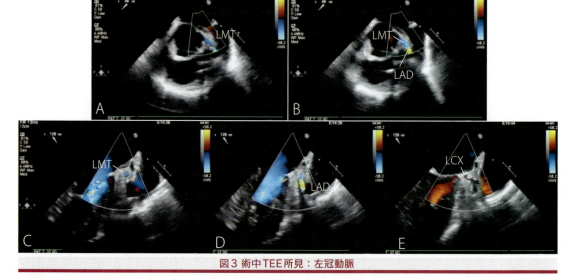

図3 術中TEE所見：左冠動脈

CASE 10　右冠動脈入口部の狭窄

AVR，CABG症例である．

❶ 術前CAG，CT　（図1）

CAGでは，#1 99％，#5 intact，#6 100％，CTでは，左右冠動脈の入口部周辺に石灰化を認める．

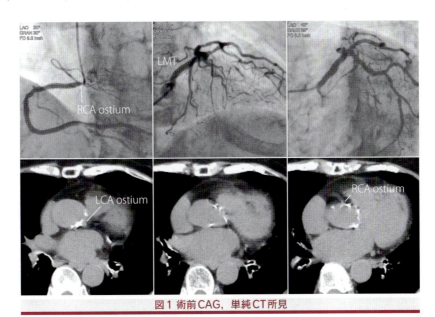

図1　術前CAG，単純CT所見

❷ TEE　（図2）【💿 V-01】

右冠動脈の入口部には冠動脈洞壁の石灰化を認め，右冠動脈起始部にはaliasingを認める．ここで有意狭窄があることを示している．左冠動脈入口部に，石灰化を認める．ME AV LAXで右冠動脈に見える画像の一部は，音響陰影内のmirroringである．

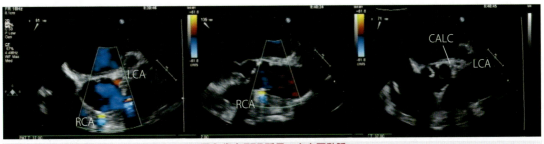

図2　術中TEE所見：左右冠動脈

❸ 術野所見　（図3）

右冠動脈は小さいが，入口部を確認できた．左冠動脈は頭側壁が硬く，心筋保護液注入時に注意が必要であった．

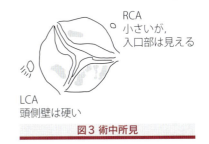

図3　術中所見

CASE 11 TEEの限界

① CT所見（単純）　（図1）

　この症例は，術前に単純CTしか撮っていなかったが，左冠動脈洞からLMT，LAD，LCXにかけてびまん性に石灰化を認める．また，右冠動脈洞，右冠動脈起始部にも同様に石灰化陰影を認める．このような所見は，ASや冠動脈疾患の症例だけでなく，他領域，特に肺癌の手術患者（通常，造影CTは撮らない）にもしばしば見かける．造影がないので，この所見だけから「内腔なし＝閉塞または高度狭窄」とはいえないが，冠動脈がある場所のほぼ全体を石灰化が占めていることから，内腔はあっても辺縁に押しやられているはずであり，冠動脈の有意狭窄の存在を疑うべき所見ではないだろうか．

　肺癌症例では，冠危険因子が複数あり，CTでこのような所見を認める場合，努めて循環器内科に相談し，心エコーや心筋シンチで評価してもらうが，心筋シンチはどこか一部が異常となれば診断能は高いものの，三枝病変の場合はfalse negativeとなる可能性を考えておかなければならない．そのような場合，起始部近くの病変についての情報はほしいので，麻酔導入後にTEEで評価する方法は役立つかもしれない．

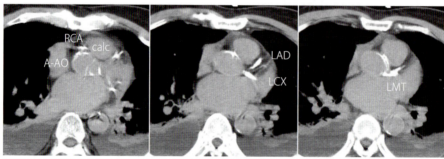

図1　術前単純CT所見

② CAG所見　（図2）

　この症例のCAGを示すが，以下のように有意狭窄（三枝病変）を認めていた．
　　右冠動脈：#1-2 100％
　　左冠動脈：LMT n.p., #6 90％, #7 90％, #11 99％, #14 90％

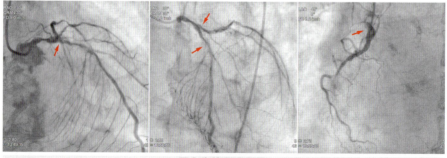

図2　術前CAG所見

③ TEE所見

右冠動脈（図3）【🔘 V-01】

　右冠動脈洞をずっと探っていくが，どうしても冠動脈の内腔と血流シグナルをとらえることができない．ときどき組織内にecho-freeのスペースが現れるが，ちょうど冠動脈洞壁の石灰化の音響陰影の位置であり，冠動脈であると断定できない．

　もう1つの評価法は，#4PDで確認することである．CAGでわかるように，#4PDは多数の中隔枝が側副血行路となるので，心基部近くの#4PDでは逆行性の血流となっているだろう．

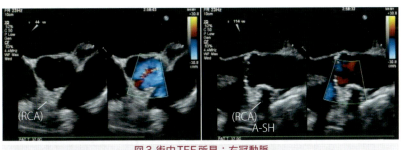

図3　術中TEE所見：右冠動脈

左冠動脈（図4）【🔘 V-02】

　左冠動脈洞から起始する血流を確認できない（A）．LMTがあるはずの場所には，高輝度陰影と音響陰影が見えるのみである．LMT全体の石灰化のためである．Bモードゲインを下げ，カラードプラモードのscaleを下げて，ようやく石灰化陰影のそばに血流シグナルをとらえることができたが，血流は加速していた．

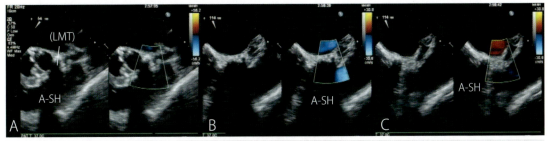

図4　術中TEE所見：左冠動脈

　TEEで冠動脈の内腔も血流も取れない場合，CTで見るようにびまん性の石灰化を反映していると考えられる．もちろん，このような場合には冠動脈の病変をTEEで評価することはできないが，冠動脈の閉塞，高度狭窄が高率にあると考えるべきだろう．そうでないこともあるだろうが，病変が存在すると思って対処する方が無難である．

　一方，本当は冠動脈内腔が描出でき，血流も取れるにもかかわらず，技術的な問題やパネル操作の不備により，とらえられるべき所見がとらえられず，有意病変ありと判断してしまう場合もあるだろう．このような状況は，不安をあおるだけになってしまい，望ましいことではない．そのために，いくつかのtipsをここで紹介した．当然のことながら，pitfallをすべてクリアーすることなど誰にもできないから，「しっかりと血流が取れれば安心だが，取れない場合は病変があるかもしれないから用心しておく」という態度で臨むほうがよい．

●冠動脈のTEE評価のまとめ

これら11症例の所見から，TEE評価で参考にできそうなものをまとめておこう．

① CAGの「LMT intact」≠ TEEの「LMT intact」

CAGでは正常径であっても，TEEで血流シグナルがとらえられる径が細いこともある．また，CAGでみられる壁の性状不良はびまん性狭窄の可能性がある．

② 内腔，血流の所見 （表1）

表1 TEE所見から示唆された冠動脈病変

Bモード	カラードプラモード	冠動脈病変
内腔開存，狭窄なし	加速血流なし	①この付近に狭窄はない ②末梢に狭窄，閉塞としっかりした枝
	加速血流あり	有意狭窄あり
	血流が見えない リバウンド	すぐ末梢に病変，しっかりした枝なし
内腔開存，狭窄あり	加速血流なし	有意狭窄なし
	加速血流あり	50〜75％以上の狭窄あり
	細いシグナル	90％以上の狭窄あり
内腔が見えない 音響陰影で遮蔽		閉塞または99％狭窄

③ 描出のコツ

上記所見は描出のしかた，パネル設定などの影響を受けるので，以下のような工夫をしたうえで判断を下すことが望ましい．

・血流シグナルが見えないとき
　　①Bゲインを低めに：カラーシグナルを抑制しない程度
　　②速度レンジを低めに：
　　　デフォルト（約60 cm/sec）で取れないとき，10 cm/sec台に落とす
　　　ただし，低いと心臓の動きによるアーチファクトを拾いやすい
　　③カラーゲインを高めに：バックグラウンドノイズが出ない程度

・大動脈の石灰化がじゃまなとき：プローブ操作でカバー
　石灰化を避けるように，進めてUP，引いてDOWN，あるいは側方屈曲を使う．

・一度トライして見えなかったら，間を空けて再度挑戦
　少し時間をおいてから再トライすると，意外にすんなり見えることがある．

④ その他の注意すべき所見

・起始異常（ときに交連近くから起始）に注意
・冠動脈洞壁の石灰化→音響陰影内の血流シグナルはmirroring
　サイドローブが横切るときは，前後の血流をチェック

TOPIC 4
大動脈弁と冠動脈の描出

　AVRでは，合併症を起こさないために，注意しなければならない点がいくつもある．たとえば，石灰化結節のゴミ（→脳梗塞），心筋保護（→遷延性心不全），冠動脈閉塞（→心筋梗塞），人工弁損傷（→second pump-run）などである．しかし，想定外の問題や予想を超える病変に遭遇することもある．たとえば，大動脈や弁輪の高度石灰化，冠動脈入口部の性状不良，などである．

　筆者は，このような想定外の所見やトラブルを可能なかぎりゼロにしたいと思い，TEEで情報を集めて対処を試みてきた．シナリオでも紹介したとおりだ．しかし，『経食道心エコー法マニュアル』（南江堂，2012）や『レスキューTEE』（南江堂，2014）でも紹介したように，実にバリエーションが大きい．これをカバーすることもTEEの上達には必要と考える．

　一方，内科医や検査技師は，直接弁を見たり触れる機会がほとんどなく，自分がエコーで見ているものが実際にどんな硬さ，色合い，表面の性状であるのか実感のないまま，画像を記録し，所見を記載する役目を負っている．このギャップを少しでも埋める一助になればと願い，ここで可能なかぎり術野のビデオを供覧する．また，術者が残した手術記録のイラストも，心エコー所見と対比してみてほしい．同じ「大動脈弁狭窄」でも，大動脈弁の様子は個々の患者でまったく異なる．いろんなバリエーションを見ることで，エコー所見から実際の弁の様子を想像できるようになっていただければ，と願っている．

　今後，TAVIで治療される患者が増えてくるにつれて，ますます大動脈弁は手で触れにくく，画像のみでその性状を判断する時代になる．そのためにも，弁置換術で得られた知見は貴重だと思う．

　AVR後において，人工弁による冠動脈閉塞は悪夢である．閉塞は冠動脈入口部で起こるため，心臓の1/3以上が傷害を受ける．TAVIでは，植え込み直後に造影して評価するが，弁置換術ではそれができない．TEEがほぼ唯一の診断手段である．

　高齢者で小柄な患者やSTJ径が小さい患者では，人工弁を縫着後に冠動脈が見えなくなることはまれではない．選択的心筋保護も困難である．術野では見えなくとも，大動脈に圧がかかり始めると冠動脈入口部の前にスペースができて冠動脈は灌流されるが，中に閉塞する症例もある．冠動脈の高位起始や走行異常も，要注意だ．

　筆者は，体外循環を離脱するまでに，必ず冠動脈の評価を行っている．しかし，描出が容易でないこともある．冠動脈の描出法や評価法のコツどころについて，最後の3症例でまとめておこう．

CASE 01　ASで弁腹の石灰化結節，short LMT

① TEE 【V-01，02】

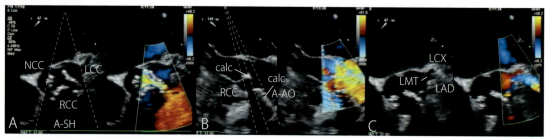

図1 術中TEE所見：大動脈弁，冠動脈

大動脈弁（図1）
　三尖で，いずれも石灰化が強く広範な音響陰影を引く（A）．RCCの弁腹には石灰化結節があり，RCC側の冠動脈洞〜上行大動脈に広範な音響陰影を引いている（B）が，弁輪自体の石灰化は著明ではない．

冠動脈（図2）
　Short LMT（C）はCAGでも確認できるが，レポートに記載はなく，術野でも判断できない．

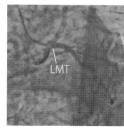

図2 術前CAG所見

AS（図3）
　緊急手術症例で診断されていないASが疑われた場合など，術中に大動脈弁の圧較差を評価する方法を示す．中部食道アプローチ（A）では大きな角度補正が必要となるため，経胃アプローチ（B）がよい．

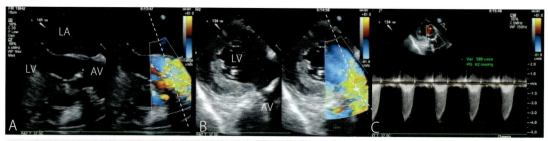

図3 術中TEE所見：大動脈弁の圧較差

② 術中所見 （図4）【V-03】

　弁は三尖で，いずれも弁尖の肥厚，硬化を認める．交連近くの弁輪は石灰化しているが，切除可能な程度である．RCCの弁腹に，石灰化結節が乗っている．大動脈壁石灰化のため鉤で十分な視野がとれなかった．

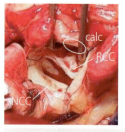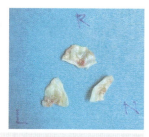

図4 術中所見

CASE 02　AS，ARのない二尖弁（上行大動脈拡大）

　上行大動脈瘤に対し，上行大動脈置換術となった症例である．二尖弁だが，まだ狭窄も逆流もきたしていない．

❶ TEE　（図1）【V-01】

　RCCとNCCが癒合するタイプの二尖弁である（A）．弁の開放は制限されておらず，円形の弁口となる（B，C）．弁尖も軟らかく，輝度も亢進していない．弁逆流も認めない．
　冠動脈は，それぞれRCC側とLCC側から起始している．右冠動脈は，RCCに当たる位置から起始しており，開口部がSTJに近い．
　冠動脈洞〜STJの拡張も認めないが，上行大動脈の拡張を認める．

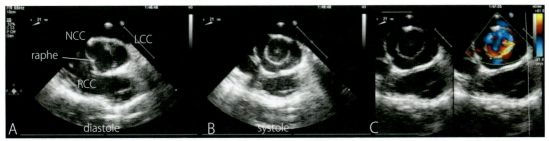

図1 術中TEE所見：大動脈弁

❷ 術中所見　（図2）

　上行大動脈が拡大している．特に，中枢側半分に拡大が認められる．大動脈を切開すると，大動脈弁は二尖弁であり，RCCとNCCが癒合したタイプである．弁尖の器質的変化は認めない．弁腹も辺縁も軟らかく，石灰化結節も認めない．右冠動脈の起始部が高く，STJに近いため，余裕をもって上行大動脈の中枢側吻合を行った．

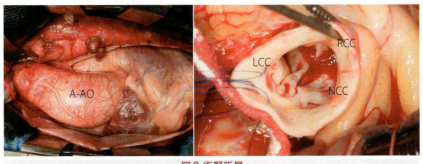

図2 術野所見

CASE 03　二尖弁のAS，rapheに巨大石灰化結節

❶ TEE　（図1）【V-01】

　LCCとNCCが癒合した二尖で，rapheに大きな石灰化結節があり，音響陰影を引いている(A)．NCC側では，弁輪～僧帽弁に及ぶ石灰化が認められる．短軸像で見ると，弁口は平たい楕円形で狭小化している．
　左冠動脈はLCCの方向から起始しており，起始異常は認めない．入口部や壁の石灰化も認めない．右冠動脈は，RCC側から起始している．冠動脈洞壁には，薄いが石灰化を認める．

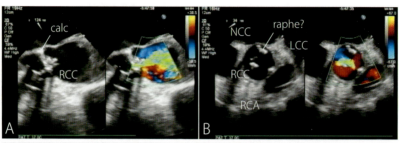

図1　術中TEE所見：大動脈弁

❷ 術中所見　（図2）

　弁はLCCとNCCが癒合した二尖弁の形態で，rapheにあたる部分には巨大な石灰化結節がある．その一部は非常に脆く，慎重な切除操作が必要であった．鋭的に切除できる範囲を切除しても，なお厚みをもった部分が残り，鋭的に切除するのはリスクが高いと判断し，CUSAを用いて少しずつ脱灰しながら切開部分を除去した．

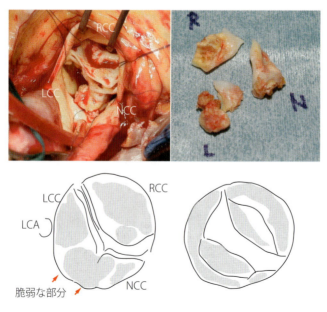

図2　術野所見

CASE 04　AS，均等な弁尖石灰化

1　TEE　（図1）【V-01】

　三弁尖とも，開放が制限されている（A）．弁輪にも石灰化が軽度あるが，弁尖の石灰化が目立つ．僧帽弁前尖との接合部にも，石灰化がある．右冠動脈は，右冠動脈洞のやや無冠動脈洞よりから起始している（B）．左冠動脈は，LCCの中央から起始している（C）．ME AV LAXで見ると，弁輪の石灰化はRCC側で強く，NCC側は僧帽弁に連続している（D，E）．ME AV SAXで見ると，N-R交連のところに石灰化結節を認める（F）．

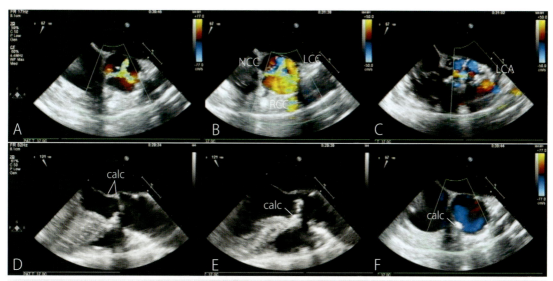

図1　術中TEE所見：大動脈弁

2　術中所見　（図2）

　弁は三尖で，弁腹に均等に石灰化結節があり，開放が制限されている．弁尖辺縁の性状は，比較的良好である．右冠動脈の入口部は，ややNCCよりにある．左冠動脈は中央に開口している．弁輪の石灰化は主にNCC側で認め，僧帽弁方向に伸びているが，LCC側はあまり弁輪にまで達していない．

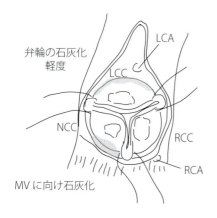
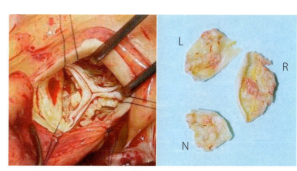

図2　術野所見

TOPIC 4 大動脈弁と冠動脈の描出

CASE 05 弁尖～弁輪の板状石灰化

① TEE （図1）【V-01】

弁尖は三尖で，いずれも肥厚している（A，B）．RCCでは弁腹に石灰化があり，音響陰影を落としている．いずれも開放が制限されている（C，D）．Bの上側はLCCだが，NCC側にプローブを回転すると，広い高輝度陰影と音響陰影を認める．広い石灰化部位があるようだ．短軸像で見ると，NCC側にあたる（E，F）．

左右冠動脈とも，中央から起始している．右冠動脈は，石灰化したSTJの直下から起始している．

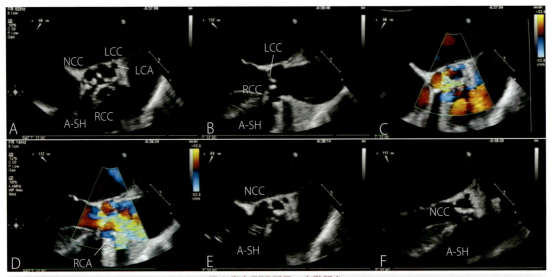

図1 術中TEE所見：大動脈弁

② 術中所見 （図2）

三弁尖とも開放が制限されており，特にRCCは弁腹に石灰化結節がある．また，NCCは弁尖中央～弁輪にかけて広範な板状石灰化を認める．弁尖を切除後，弁輪の石灰化をCUSAで砕きながら除去した．

冠動脈については，特記すべき異常所見は認めなかった．

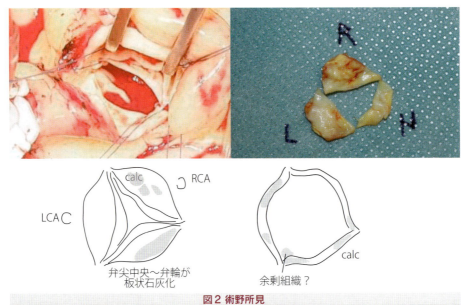

図2 術野所見

CASE 06　大動脈前壁，STJの石灰化

圧較差 70 mmHg，AVA 0.55 cm², LVEF 38％の low output low gradient AS 症例．

1　術前CAG，CT所見　（図1）【V-01】

冠動脈病変は，#1 ostium 99％のみ，病変CTで上行大動脈はSTJ～冠動脈洞を含め広範な石灰化を認め，LMT～LAD，LCX，右冠動脈の起始部にも高度石灰化を認める．AVRと#4への1枝バイパスが予定された．

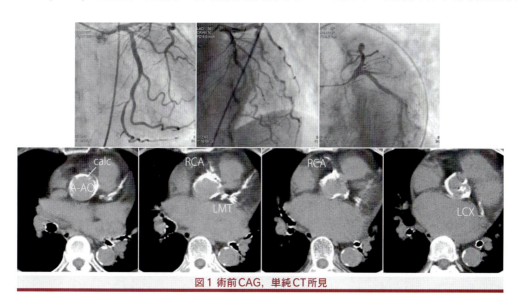

図1　術前CAG，単純CT所見

2　麻酔導入後のTEE

大動脈弁（図2）【V-02】

三尖とも開放が制限されている．弁輪径は21 mmだが，STJは内腔に突出する石灰化のため内径22 mmと狭い（B，C）．3Dで見ると，全周性の棚のようである（D，E）．人工弁を落とし込むのにじゃまになりそうだ．三弁尖とも弁尖～弁輪にびまん性の石灰化を認め（特に交連部），冠動脈洞壁にも石灰化結節が複数ある．

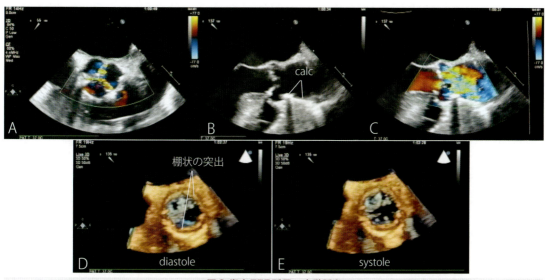

図2　術中TEE所見：大動脈弁

冠動脈（図3）【V-03】

　右冠動脈は描出できない．CAGでLMTはintactとの評価だったが，TEEで見ると内膜は厚く，輝度が高い（A, B）．入口部では，冠動脈洞内腔に少し突出した形となっている．3D zoomでは，音響陰影のため欠落する部分が多すぎて画像がわかりづらいので（C），live 3Dで見た．左冠動脈入口部が見え（D），弁輪との間に隆起性の石灰化病変が複数ある．

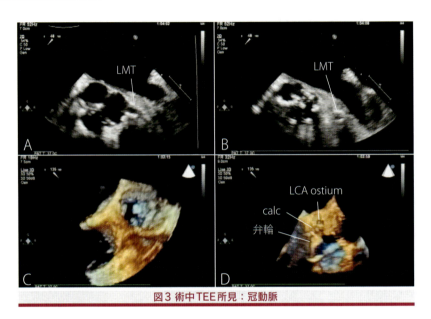

図3 術中TEE所見：冠動脈

③ 術中所見　（図4）【V-04】

　かろうじて送血管を挿入し，かなり基部寄りで大動脈遮断したが，大動脈切開は石灰化部分を直接切開した．弁尖は三尖であり，いずれも高度の石灰化を認める．RCCのSTJ側やLCCの弁輪・左冠動脈口間にも，石灰化結節が散在していた．弁輪にも石灰化を認めた．大動脈壁は，石灰化を崩しながら脱灰した．弁尖を鋭的に切除後，CUSAで弁輪の石灰化を崩しながら除去し，弁の植え込みを行った．

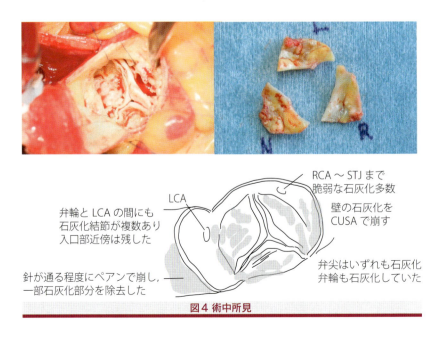

図4 術中所見

CASE 07 右冠動脈洞全体の石灰化

AS（AVA 0.7 cm²）の症例．

① CAG，CT （図1）【DVD V-01】

CAGでは，以下の所見であった．
　　右冠動脈：#1 25%，#2 100%
　　左冠動脈：#5 intact，#6 25%（stent），#7 75%，#11 50%，#12 75%
　CTでは，上行大動脈の遮断レベルやグラフトの中枢側吻合部レベルは比較的性状がよいが，送血管レベルや大動脈基部では石灰化を認める．左冠動脈LMT～LADにかけて，右冠動脈洞や右冠動脈起始部にも石灰化を認める．これらの所見から，右腋窩動脈＋大腿動脈送血で体外循環を行うこととなった．

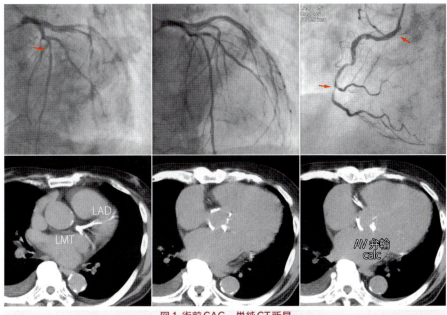

図1 術前CAG，単純CT所見

② 術中TEE

冠動脈（図2）【DVD V-02】

　左冠動脈は，入口部～LMTで内腔が見え（A），音響陰影に隠れる部分もあるが（B），血流を確認できる部分もある（C）．しかし，右冠動脈はSTJに大きな石灰化があり，そこから右冠動脈洞全体が輝度が高く音響陰影を伴っている．全体が石灰化しているのか．ME AV SAXで，冠動脈洞内に石灰化とサイドローブが見える．

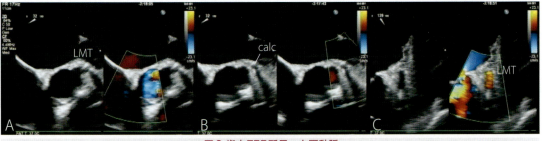

図2 術中TEE所見：左冠動脈

TOPIC 4 大動脈弁と冠動脈の描出

大動脈弁（図3）【V-03】

　三弁尖とも硬化し，開放が制限されている．辺縁だけは薄く，輝度も低く軟らかい印象だが，それ以外はすべて硬い．RCC側の冠動脈洞には石灰化を認め，STJにも内腔に突出する石灰化がある．NCC側は，弁輪から僧帽弁に連続する石灰化を認める．

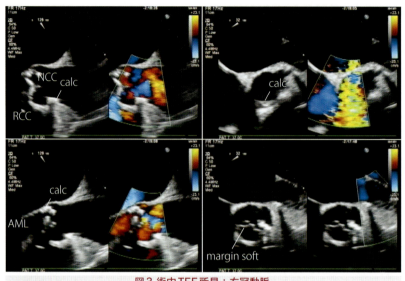

図3 術中TEE所見：右冠動脈

❸ 術中所見　（図4）【V-04】

　STJ近くは石灰化があるので，高めで大動脈を切開した．大動脈弁は，弁尖先端以外は高度に石灰化して，可動性が低下している．石灰化は弁腹から弁輪にまで連続しており，特にRCC側は，石灰化部分を切除すると弁輪組織が欠損しそうであった．また，NCC側の石灰化は僧帽弁前尖に連続していた．

　右冠動脈は，STJ部の石灰化と大動脈洞の硬さのため入口部が見えず，心筋保護液を注入できなかった．左冠動脈には注入できた．大動脈を高めで切開していたこともあり，RCC側の視野はかなり悪かった．

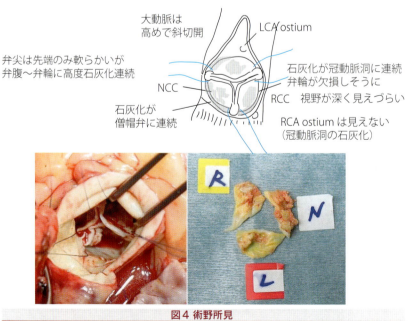

図4 術野所見

CASE 08 右冠動脈起始異常，無冠動脈洞全体の石灰化

高度AS（max PG 114 mmHg，AVA 0.6 cm^2）症例．

① CAG，CT （図1）【V-01】

CAGで#7 75%，#9 99%，右冠動脈が高位前方起始との報告であった．右冠動脈と同時に左冠動脈が造影され（A），冠動脈洞造影でカテーテル先端より高位で右冠動脈が起始する（B）．右冠動脈には有意狭窄なし（C）．CTで大動脈基部に高度石灰化を認める．石灰化は一部僧帽弁弁輪に達し，左室内に突出しているように見える（F）．

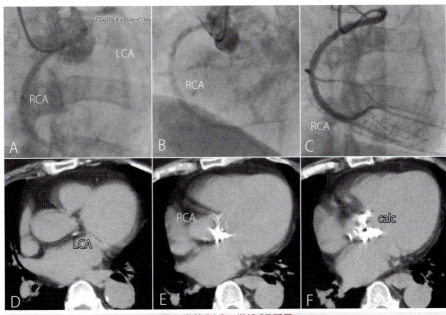

図1 術前CAG，単純CT所見

② TEE （図2）【V-02】

大動脈弁

三尖とも可動性が低下している．ME AV LAXで無冠動脈洞〜弁輪，僧帽弁前尖に石灰化が連続し（A，B），前尖は基部側半分が開放できない．ME AV SAXでは，NCC側から始まる幅広い音響陰影を認める（C）．

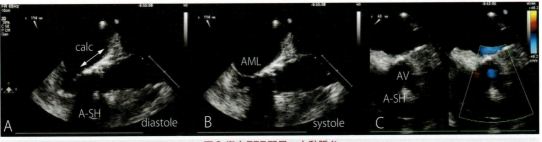

図2 術中TEE所見：大動脈弁

冠動脈（図3）

ME AV LAXで右冠動脈洞の石灰化は軽度だが，右冠動脈の血流が見えない．プローブを回転していくと，交連近くでSTJ直下から起始する血流が見え（A〜C），わりに末梢まで#1を追える．ME AV SAXで左冠動脈は左冠動脈洞のほぼ中央から起始するが，右冠動脈は右冠動脈洞中央に入口部がなく（D），R-L交連の位置に開口し，右房室間溝のほうに伸びている（E, F）．

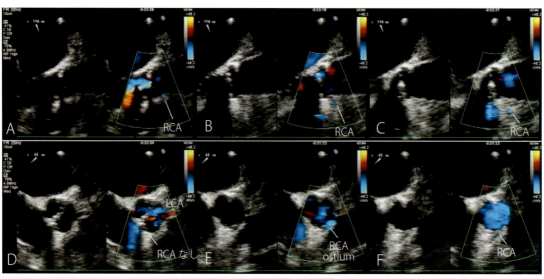

図3 術中TEE所見：冠動脈

③ 術中所見 （図4）【V-03】

大動脈弁は三尖だが，LCCとRCCが癒合している．NCC側の弁輪石灰化が高度で，僧帽弁輪〜冠動脈洞にかけて巨大な石灰化結節を形成している．弁輪部をCUSAで脱灰しながら処理した．NCC側は石灰化を削り込むようにトリミングしたが，組織が脆弱となるため，こちら側は少し軽めに縫合，結紮した．

弁輪部は，全周性に大動脈洞壁への石灰化が連続している．右冠動脈は，L-R交連上に開口している．左冠動脈の開口位置は，正常である．右冠動脈の起始異常のため，人工弁植え込み後は右冠動脈の正面にステントポストが来たが，入口部は見える状態であった．

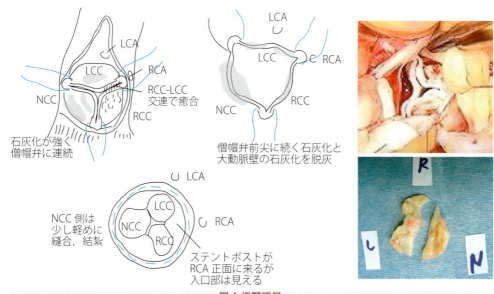

図4 術野所見

CASE 09 左冠動脈の起始異常

❶ TEE所見 （図1）【V-01】

ME AV SAXで，左冠動脈がL-N交連付近から起始している（A, B：CAGで指摘なし）. ME AV LAXでは，LCCが見える走査でLMTの短軸像が見え（C），入口部が見える走査でLCCが見えない（D, E）. 3Dで基部をのぞき込むと，左冠動脈入口部の直下にL-N交連がある（F〜H）. 左冠動脈を溝状に描出するとよい.

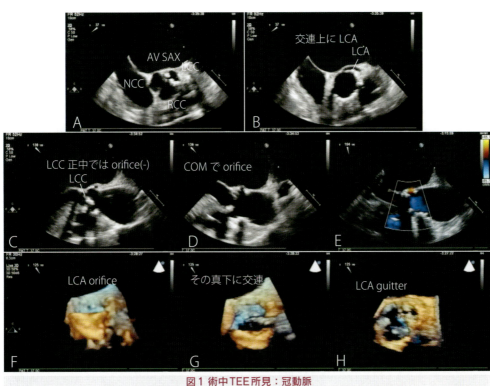

図1 術中TEE所見：冠動脈

❷ 術中所見 （図2）

左冠動脈入口部は，L-N交連の直上にあった. 人工弁植え込み後は左冠動脈がポストに近くなった（図3）【V-02】. この情報は，内科医に伝えておくべきだろう.

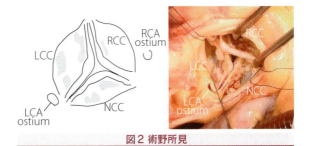

図2 術野所見

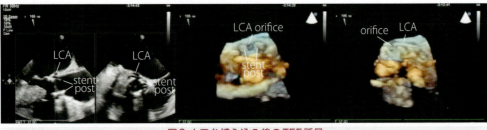

図3 人工弁植え込み後のTEE所見

TOPIC 4 大動脈弁と冠動脈の描出

CASE 10　めまいの精査で見つかった高度AR

1 CAG（図1）

RCA：#1 25％，#4PD 100％
LMT：intact，LAD：#6 90％，#7 90％，#9 90％，LCX：#11 25％，#12 99％

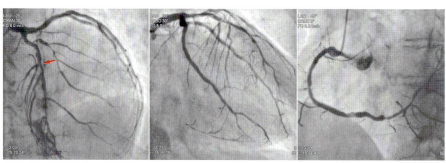

図1 術前CAG所見

2 TEE所見

大動脈弁（図2）【V-01】

ME AV LAXで，高度ARを認める（A）．弁尖間に，明らかな間隙が見える．弁腹は左室側に逸脱しており，弁輪から少し離れた位置に線状のたくれを認める（B）．3Dでもこのたくれが見える（C）．弁尖の開放は制限されていないが，弁尖が接合できていない．

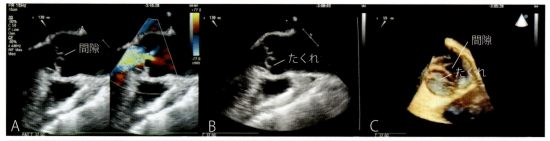

図2 術中TEE所見：大動脈弁

上行大動脈（図3）【V-02】

上行大動脈には，壁肥厚を認める（特に後壁）．石灰化のような高輝度，音響陰影，粥腫のような隆起状病変は認めない．原因は不明．前壁には，少し輝度の高い部位もある．

冠動脈（図4）

ME AV LAXで，LMT〜LCX・LAD分岐部が描出できる（A，B）．左冠動脈口を3Dでも明瞭に描出できる（C，D）．LCXは，蛇行しながら後房室間溝に向かう（E）（CAGと合致）．右冠動脈は，STJ直下から起始している（F）．

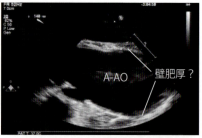

図3 術中TEE所見：上行大動脈

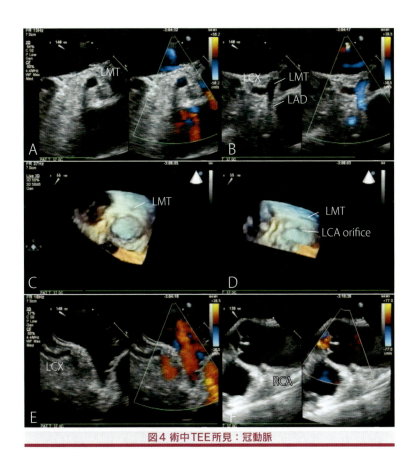

図4 術中TEE所見：冠動脈

❸ 術中所見 （図5）

　大動脈壁は，著明に肥厚，硬化している（厚さ3 mm）．大動脈弁は三尖で，各弁尖，特にRCCの弁腹が延長している．弁輪よりに，弁輪が脱落したような形態のridge構造が三弁尖ともに認められた．病理検査では，大動脈炎に矛盾しない所見であった．

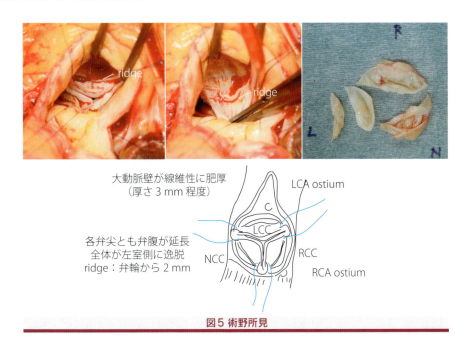

図5 術野所見

CASE 11　AVR後の冠動脈評価：モードと連携と基本テクニック（図1）【V-01】

❶ 2D：Bモード，カラードプラ

　Bモードで冠動脈口が見え，そこに血流シグナルが見えれば一安心である．Aでは，ME AV LAXで左冠動脈入口部が確認できた．生体弁のステントポストは，冠動脈入口部くらいにその先端が来る．ステントポストの周囲に十分なスペースがあれば，灌流障害はないだろう．

❷ xPlane，3D

　xPlaneでは，長軸像と短軸像を同時に見ることができるから，より立体的な状況で理解することができる（B）．さらに，3Dを使うことで，冠動脈入口部がステントポストとどのような位置関係になっているかを直感的に知ることができる．しかし，いきなり3Dで冠動脈口の正面視を描出するのはけっこう難しい．その場合，まずME AV SAXで左冠動脈が起始するところを描出し，3Dに切り替えれば，冠動脈が溝のような形で描出される（C，D）．そこからトラックボールを動かして，冠動脈入口部を真正面から見ればよい．

❸ 見えにくいとき

　Eでは，NCC側のステントポストが音響陰影を生じ，右冠動脈の描出を難しくしていた．解決法が2つある．

　①プローブを引いて下方屈曲：ステントポストの上から見下ろす
　②横振りを使う：ステントポストの隙間から見る（F）．

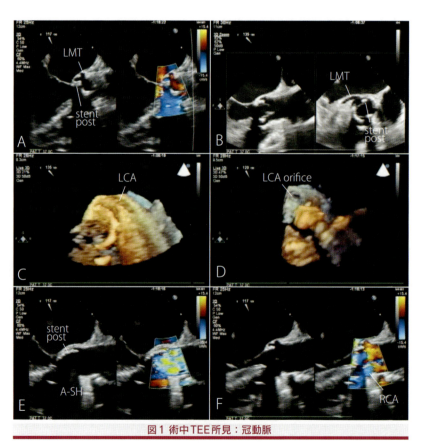

図1 術中TEE所見：冠動脈

CASE 12 見えなければ，再確認 （図1）【V-01】

Hot shot投与中や大動脈遮断解除直後に冠動脈血流を評価したいが，血流がどうしてもとらえられないことがある．この時期には，まだ大動脈基部の圧が低く，冠動脈内の血流速度が低いために見えていないだけ，ということもある．この場合，

① Bモードゲインを下げ
② カラードプラモードゲインを上げ
③ 速度レンジを低くする

などを試みる．この時期にはまだ心拍動もおぼつかないため，低い速度レンジでもアーチファクトが現れにくい．

しかし，TEEでは速度レンジを 15 cm/s 程度にしか下げることができないので，低い血流速度では描出できない．TEEでどうしても見えないなら，direct echoを試すとよい．周波数が高いものでは，速度レンジを 5 cm/s 以下にすることができる．これで見えれば，心拍動，血圧回復を待ってTEEで再評価することもできるだろう．

通常，少しずつシグナルが見えるようになる．心収縮が始まったら，もう一度冠動脈血流をチェックしてみる．心筋収縮により冠血流量が増え，検出しやすくなる．また心収縮が強くなってきたら，局所壁運動をチェックする．ただし，体外循環でリザーバーのほうに血液を取っている間は内方運動がわかりにくいので，各領域で心筋が動いている（円周方向）あるいは厚くなることを確認する．

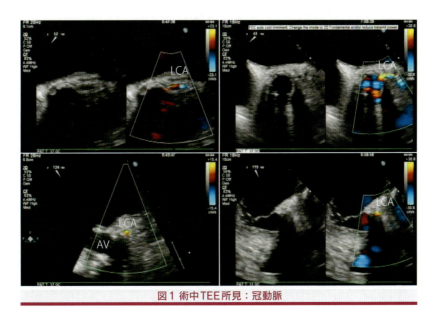

図1 術中TEE所見：冠動脈

CASE 13 縫合輪に近い冠動脈はどうなる？（図1）【V-01】

弁を植え込んだ後，術野で左冠動脈入口部が確認できなかった症例で，逆行性に心筋保護液を注入し，冠動脈から血液が逆流してくることは確認できた．大動脈遮断解除後，TEEで左冠動脈の血流は確認できたが，縫合輪に近かった．

このような症例では，その後どうなるのか心配だったが，遠隔期にCAGを行う機会があったのでその結果を見てみよう．

CAGを見ると，意外に距離がある．リングには近いが，ステントポストの間のnadirのところでカテーテルを冠動脈内に入れることができる．ただし，PCIなどが必要となる場合は，弁葉にカテーテルやガイドワイヤが接触することもしばしばだろう．損傷しないよう，注意が必要である（もちろん感染にも）．

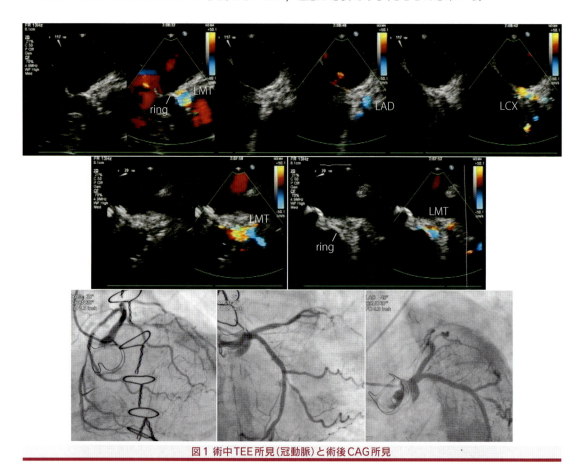

図1 術中TEE所見（冠動脈）と術後CAG所見

TOPIC 5
僧帽弁・三尖弁と感染性心内膜炎

　僧帽弁と三尖弁は，半月弁である大動脈弁と異なり，より大きな圧力を受け止めるために弁尖，弁輪に加え，弁下組織（腱索と乳頭筋）がある（📕M-73，M-209）．外科治療の対象となる閉鎖不全は，これらの1つあるいは複数の病変によって起こる．

　　　①弁尖：硬化，短縮，穿孔（感染性心内膜炎）
　　　②弁輪：拡大
　　　③腱索，乳頭筋：断裂，延長，短縮，左室拡大による牽引

　治療としては，逆流を起こしている原因を明らかにし，それを直すことにより逆流を制御する弁形成が選択されることが多いが，形成の成功・不成功を左右するのは，正しい術前評価に基づいた正しい治療戦略である．形成術で用いられる手技には，一部に特殊なものもあるが，通常の手術をこなせる腕があり，logicalに形成をデザインして実行すれば，成功に導くことは可能である．そして，『経食道心エコー法マニュアル』（南江堂，2012）でも紹介したように，基本的な評価と形成の基本手技はほぼコンセンサスを得るところとなっている（📕M-213）．

　正しい形成前評価と同様，漏れが残る場合の評価と対処も大切である．ことを難しくしているのは，心停止下の水試験（漏れテスト），体外循環離脱中のTEE所見，離脱後のTEE所見が微妙に食い違う場合があることである．複数のパーツから構成される僧帽弁にさまざまな因子が関与するからしかたがないが，それらに惑わされず形成を成功させるキーは，やはり心停止前の評価だろう．

　本章では，いろいろな僧帽弁，三尖弁の顔を11症例紹介する．TEE画像と合わせて，それらを頭の中で融合し，それを形成手技に絡めて考えるトレーニングを合わせてしていただければと思う．うまくいかなかった反省症例もあるが，それは反面教師として利用していただきたい．

　一方，感染性心内膜炎は，通常の弁形成で目にする病態とは比較にならないバリエーションがある．外科手術を必要とする症例では，感染巣の切除に加え，破壊された弁輪部の修復も必要なこともある．

　病態がわずか数日のうちに変化することもあり，術前に指摘されていなかった病変が見つかることもある．それらを心停止前に診断し，必要があれば切開を追加して取り残しのない治療をしなければならない．術野所見とTEE所見を対比することによってバリエーションに慣れ，正しく診断する力を養うのに役立つと考え，ここに紹介する．

　まずは僧帽弁，三尖弁の弁形成およびそれにまつわるイベントを11症例，次いで感染性心内膜炎を9症例見ていただこう．

CASE 01 評価に用いる3D画像

リアルタイム3D TEEの登場以後，弁形成術はずいぶんcomprehensiveなものとなった．3Dでの観察には，数心拍の画像を集積して，ソフトを使って表示する方法がよく用いられているが，不整脈があるとこの方法は使いづらい．また，術中に変化する形態を見ていくためにも，筆者自身は①3D zoomと②live 3Dをよく用いている．まずこれらの基本とオリエンテーション，描出のコツをまとめておこう．

❶ 3D zoom （図1）【 V-01】

2D画像で僧帽弁を画面中央に描出し，3D zoomボタンで直交2断面を表示する（A）．左の元画面で3D表示するエリアを決め（トラックボール），右画面で3D画像の厚さを決める（widthボタン）．エリアを広くするとフレーム数が減少し，狭くすると僧帽弁全体が見渡せなくなる．上下を広くしすぎると，3Dで手前にじゃまな構造が入ってくるので，最適なエリアを設定することが大切である．また2Dで見えづらいものは3Dではもっと見えないので，申し分のない2D画像が3Dの基本である．

3D zoomボタンをもう一度押して現れる3D画像（B）は，もとの2D画像のエリア内の2D画像に右画面で指定した厚み（手前＋奥）を肉付けした3D画像である．つまり，3D画像のオリエンテーションは，基本画像と同じである．

僧帽弁を正面から見るには，トラックボールを手前に転がして画像を回転する（C）．ノイズが茶色の粒子になって現れるので，ゲインをぐっと下げる（D）．この画像は，Aの画像を上から（トランスデューサのほうから）見たオリエンテーションである．ローテーションノブで画像を回転して，前尖が左上に来るようにする（E）．

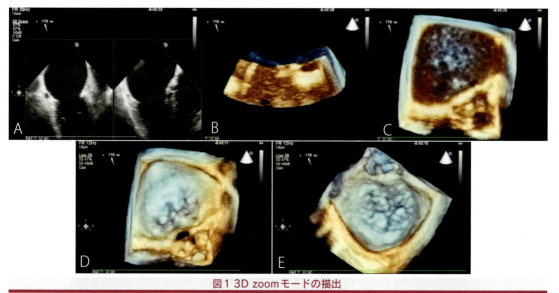

図1 3D zoomモードの描出

❷ Live 3D （図2）【V-02】

2Dで観察していると(A)，「上から見たらどうなっているだろう」と思うことがある．それが実現するモードである．たとえば，2Dで弁尖の逸脱やMRが見えているとき，live 3Dはすぐに正面像を見せてくれる．

Live 3Dに切り替えると，2Dの画像に奥方向約30°の立体情報が加わる(B)．3D zoomでは手前にも立体情報が加わるため見た感じがまったく変化してしまうが，このモードではそれがない．

ゲインをぐっと落とすと，ノイズが消える(C)．3D zoomと同様，手前がベージュで奥がブルーとなる．

トラックボールを手前に転がすと，上からのぞき込む画像となる(D)．3D zoomのen face viewの部分画像である．画角は狭いが，フレームレートは倍くらいになるので，よりリアルな動きで観察できる．

この画像の手前の縁が2Dで見ていた断層面である．プローブを少し回転すれば，両側の交連までを描出して全体の中でどの位置であったかを確定できる．必要に応じてズームをかけ詳細を観察する(E)．

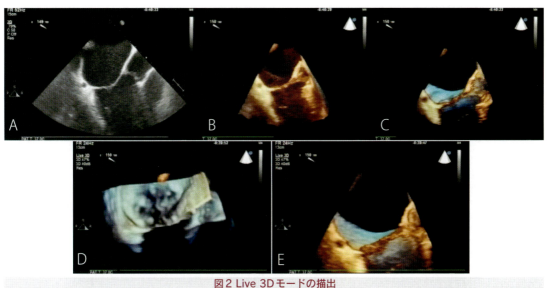

図2 Live 3Dモードの描出

❸ 3D zoomの使い方 （図3）【V-03】

3D zoomでは，術者が見る「正面から見た術野所見」のエコー画像が描出されるため，2DでP2と思っていたものが実はP3だった，ということもわかる．また，「横方向の範囲」を把握しやすいので，人工腱索を用いて弁形成を行う際，何本人工腱索を立てるかを決定するのに役立つ．En face viewをトラックボールで傾けていくと，弁尖を前尖側や後尖側から，あるいは交連のほうからのぞき込むこともでき，どれくらい逸脱しているかを立体的に実感できる．

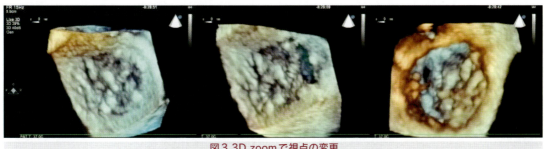

図3 3D zoomで視点の変更

これからさまざまな症例でTEE画像と実際の術野画像，手術所見のイラストを対比しながら，TEE画像がどのようなものをどのように表現しているかを体感しよう．

CASE 02 弁輪拡大に対する弁輪リング

❶ 形成前評価 （図1）【V-01】

ME COM, ME LAXでcentral jetを認め（A, B），ME LAXで弁輪の前後径拡大を認める（B）．前尖と後尖の高さは合っており，弁輪拡大が原因と判断した．3Dで僧帽弁の顔が丸い（C）．

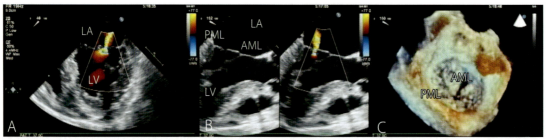

図1 形成前TEE所見

❷ 術中所見と形成 （図2）【V-02】

弁は前後径が拡大し，円形に近い．弁輪リングを縫着し，水試験で中央からわずかは漏れるのみだった．

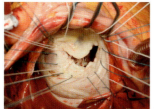 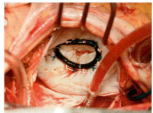

図2 術中所見と形成

❸ 形成後評価 （図3）【V-03】

MRは認めず，弁尖の接合は良好である．上のB，Cと比較すると，前後径が小さくなっているのがわかる．

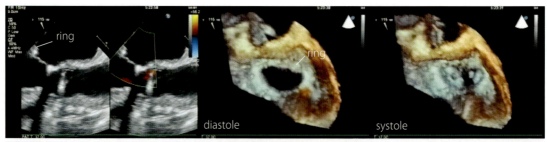

図3 形成後TEE評価

> **POINT** 弁輪拡大によるMR
> ① ME LAXで弁輪の前後方向の拡大
> ② 3Dで円形の弁輪
> ③ 前後尖の高さのズレなし

CASE 03 P2の狭い範囲の逸脱

① 形成前評価 （図1）【 V-01】

ME COM, ME LAXでP2の逸脱と逆流（A, B），腱索断裂を認める．3DではP2の狭い範囲の逸脱である（C）．

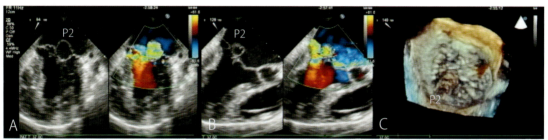

図1 形成前のTEE所見

② 術野所見と形成 （図2）【 V-02】

P2が大きく逸脱し（腱索3本断裂），P3よりの弁腹も膨隆している（腱索延長）．腱索断裂の部分を三角切除し縫い寄せたが，接合の高さが合わないので，追加切除し縫い寄せ，弁輪リングを縫着した．

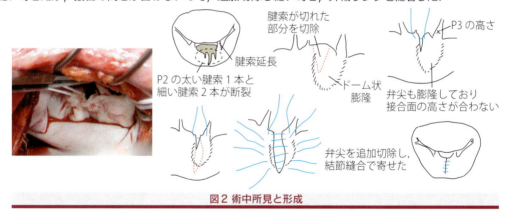

図2 術中所見と形成

③ 形成後評価 （図3）【 V-03】

MRは消失し，弁尖の逸脱も消失している（ME COM, ME LAX, 3D）．

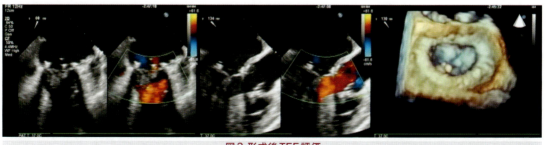

図3 形成後TEE評価

> **POINT** P2の狭い範囲の逸脱
> ① ME COMの二重弁尖　② ME LAXでP2が逸脱
> ③ 3Dで逸脱幅が狭い　④ 腱索の断裂

CASE 04　P3の逸脱で三角切除

① 形成前評価 （図1）【V-01】

ME COMでA2-P2が二重で，その間に逆流が認められる（A）．ME LAXでは腱索断裂，後尖逸脱を認める（B）．P2逸脱と考えたが，3Dで見るとP3の逸脱だった（C）．

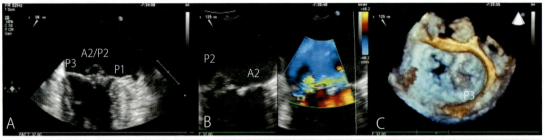

図1　形成前TEE所見

② 術中所見と形成 （図2）【V-02】

P3の腱索断裂，P2も逸脱気味で，間にcleftあり．逸脱部位の三角切除，弁輪リングで逆流消失．

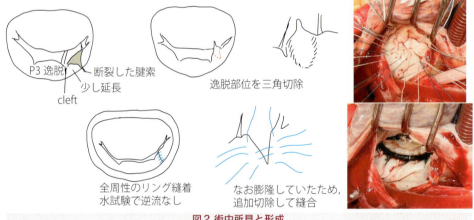

図2　術中所見と形成

③ 形成後評価 （図3）【V-03】

ME LAXでMRは認めない．3Dでも良好な接合が確認できた．

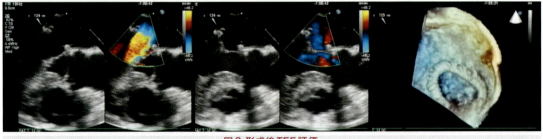

図3　形成後TEE評価

> **POINT** P3逸脱のpitfall
> ① P3の逸脱が，ME COM，ME LAXでP2逸脱に見えることがある
> ② 3Dのen face viewで逸脱部位と範囲を確認する

CASE 05　P3逸脱で三角切除後，逆流遺残

❶ 形成前評価 （図1）【V-01】

2D評価
ME LAXでP2が逸脱し，逆流を生じている（A）．P3側にプローブを回転すると逆流が残るが，反対では残らない．ME COMではA2-P2の部位からP3側に広がる幅広い逆流ジェットを認める（B）．

3D評価
P3の逸脱（C）は，3Dで前外側交連側から明瞭となる（D）．三角切除と弁輪リング縫着の方針とした．

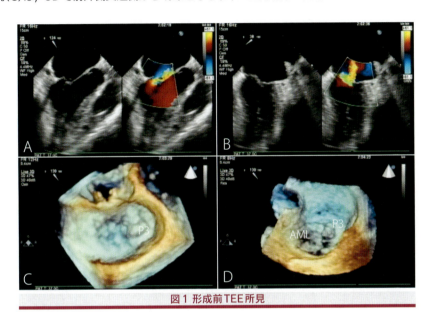

図1　形成前TEE所見

❷ 術中所見と形成 （図2）

P3の逸脱，腱索断裂を認める．逸脱部分を三角切除し，両側を縫合して弁輪リングを縫着した．ほとんど後尖は見えない．水試験では逆流は認めなかった．

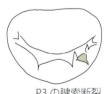
P3の腱索断裂

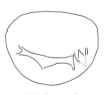
健常腱索を目印に
逸脱部分を三角切除

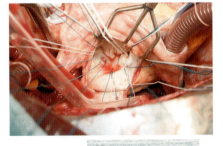

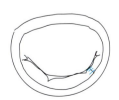

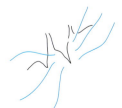

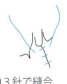
5-0 3針で縫合
＋1針補強を追加

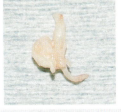

図2　術中所見と形成

❸ 形成後評価　（図3）【V-02】

体外循環離脱中にMR遺残を認めた（A：ME LAX）が，高輝度の糸の部位ではなく（B），プローブを左に振ると見える．ME COMで，P3側の形成部位（C）の少しP2側に逆流がある（D）．xPlaneで見ると，数mmほどP2側である（E）．Live 3Dでも，三角切除部位のややP2側で，cleft付近と考えた（F～H）．second pump-runとした．

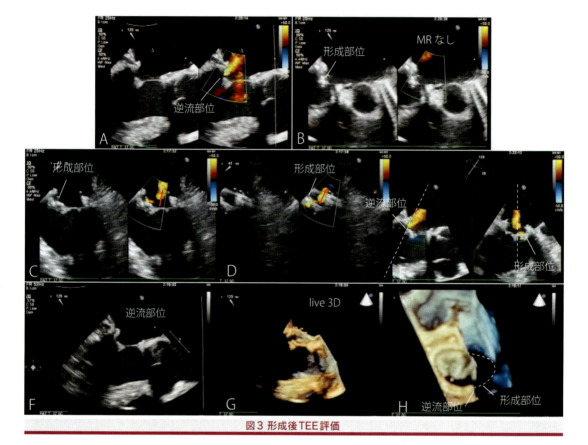

図3　形成後TEE評価

❹ 2度目の形成と形成後評価　（図4）【V-03】

後尖をフックで引き出し，cleftを縫合した．水試験で漏れなし．心拍再開後にMRがないことを確認した．

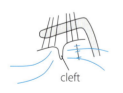

フックで腱索を引っかけ
cleftに最小の縫合
→逆流消失

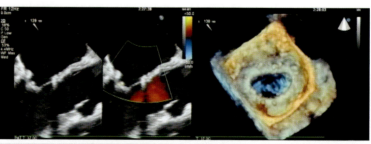

図4　2回目の形成と評価

> **POINT** 逆流遺残がある場合
> ①MR遺残の原因をチェックする際，形成部位の高輝度を参考にする
> ②TEE所見で特定された場所を集中的に観察する

CASE 06 Commissural scallopの逸脱

① 形成前評価

2D評価（図1）【V-01】

ME COMで，P1側の弁尖逸脱（腱索断裂）と後壁に向かう逆流を認める（A）．A2，P3の逸脱はない．ME LAXで後尖の逸脱にも見えるが，A2，P2と別にもう1つ弁尖がある（B）．プローブを回転するとA1，P1側で逸脱は残り，A3，P3側で逸脱は消失するので，前外側交連側の逸脱と考える．

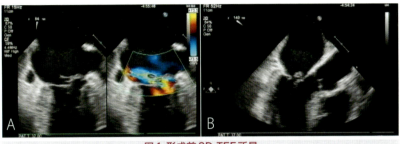

図1 形成前2D TEE所見

3D zoom（図2）【V-02】

Commissural scallopの逸脱（腱索断裂）である．P1，P2に明らかな逸脱はないが，A1には少し逸脱があるかもしれない．視点を変えながら観察する．

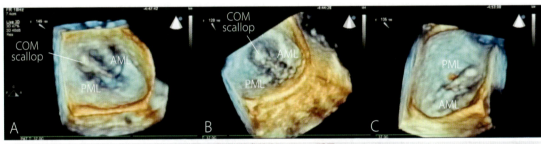

図2 形成前3D zoom所見

Live 3D（図3）【V-03】

ME LAXからlive 3Dに切り替えると，奥にあるcommissural scallopが逸脱している．左房側から見ると，逸脱がはっきりする．僧帽弁の外側半分しか見えていないが，プローブを時計方向に回転すればA3，P3側が視野に入ってくる．トラックボールを回転して，A2の方向から交連をのぞき込むような視線にすると，commissural scallopが少しだけ浮いている．2DのME COMでのズレを画面左方から見た形である．

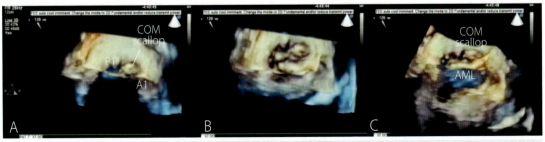

図3 形成前live 3D所見

❷ 術中所見と形成　(図4)【💿V-04】

　前交連側のcommissural scallopが逸脱している．腱索2本が断裂したためと確認できた．P1の一部も弁葉が肥厚している．この部分を残すと余剰組織になって逆流を残してしまうかもしれないが，逆にこの部分を含めて広く切除すると，弁のゆがみを生じてかえって逆流を引き起こすおそれもあるため，P1は残すこととした．A2は少し大きめだが，P2と高さが合っているので，手を加える必要はなさそうだ．
　Commissural scallopを三角切除し，A1とP1の一部を左室側にたたみ込むように縫合した．弁輪リングを縫着し，水試験で逆流を認めないことを確認した．

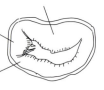

A2は少し大きめだが，P2と高さは合っている

前交連のcommissural scallopが逸脱（腱索2本の断裂が原因）

P1の一部も弁葉が肥厚　残すと余剰組織となるか

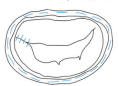

A1とP1を左室側に内反して縫合　commissural scallopは消失する形

commissural scallopを三角切除（弁輪よりを残す）
A1は切除せず，P1は腱索の手前まで切除とした

図4　術中所見と形成

❸ 形成後評価　(図5)【💿V-05】

　体外循環離脱中にME LAXで逆流がないことを確認した（A，B）．3Dで，形成したA1，P1側をのぞき込むように観察した（C，D）．弁の狭窄がないかを確認するため，圧較差と弁口面積を測定した（E）．圧較差は5 mmHg，弁口面積は1.80 cm²であった．

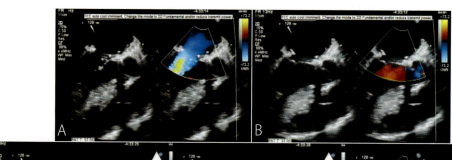

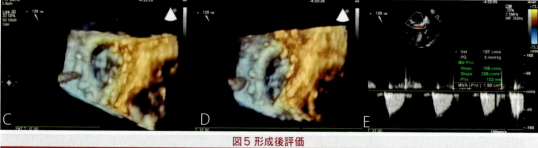

図5　形成後評価

> **POINT　Commissural scallopの逸脱**
> ① 2DではP1逸脱と紛らわしいが，3Dで見るとはっきり描出できる
> ② edge-to-edge repairを行ったら，圧較差や弁口面積も評価しておく

CASE 07　A2の広範な逸脱

① 形成前評価　【V-01】

2D評価（図1）

ME LAXでA2-P2間に高度逆流がある(A)が、プローブを左に回転しても逆流が残り(B)、逆流範囲は広そうだ。A2が左房側に少し逸脱するが、明らかな腱索断裂は認めない。前後径の拡大も一因のようだ。

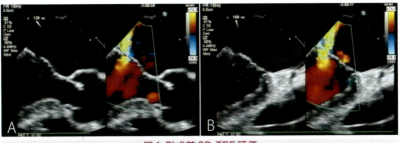

図1　形成前2D TEE評価

3D zoom（図2）【V-02】

A2のほぼ全体と一部A1にかかる逸脱を認める。前外側交連側から見ると、逸脱がわかりやすい。図では視点が比較的高い位置から低い位置に移動している。

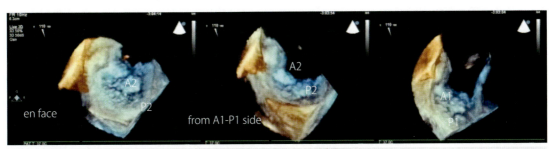

図2　形成前3D zoom所見

Live 3D（図3）【V-03】

ME LAXから3Dに切り替え、まずは側面から、次いで左房側から見ている。

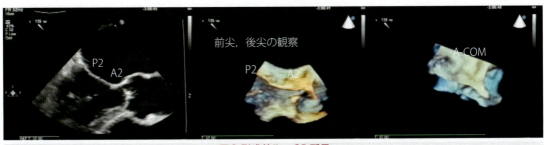

図3　形成前live 3D所見

② 術中所見と形成　（図4）【V-04】

A2を中心にA1、A3も一部含む広い範囲に逸脱を認める。腱索の延長は認めるが、断裂はない。弁尖の変形、穿孔も認めない。後尖側には逸脱を認めない。

人工腱索を両側乳頭筋に2対ずつ縫合固定し、A2と一部A1、A3に固定した。水試験でA3の一部に漏れを認め、腱索を少し短縮した。全周性の弁輪リングを縫着した。

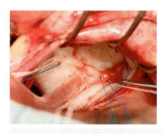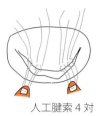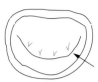

人工腱索 4 対

漏れテストで漏れ
→少し沈めて再固定

図4 術中所見と形成

❸ 形成後の評価　（図5）【V-05】

後尖側の弁輪近くで逆流血流を認めたが（A），まだ血圧も低く弁尖が接合する力が不十分である可能性もあるため，体外循環離脱後に再評価することとした．拡張期に逆流を認めたが（B），一過性の所見と判断し，そのまま見ることとした．カラーMモードで見ると（C），赤い逆流血流は収縮期にしか見えない．

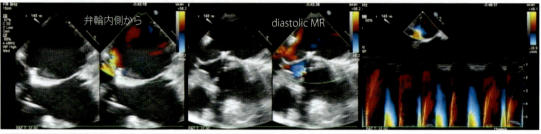

図5 体外循環離脱中のTEE評価

❹ 体外循環離脱後の評価　（図6）

3Dで見ると，前尖は弁口のほとんどを占め（A）【V-06】，後内側をのぞき込んで見ても（B），左室側から見ても（C），形態的には問題なさそうだ．体外循環離脱後，逆流は消失し，拡張期の逆流も消失した（D〜F）．

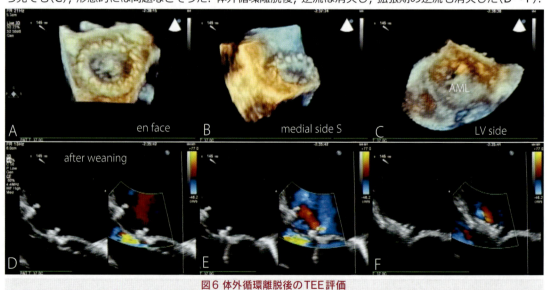

図6 体外循環離脱後のTEE評価

> **POINT** 前尖の逸脱
> ① 2Dではプローブを左右に振り範囲を知る（ただし斜め切りに注意）
> ② 3Dでは，en face viewだけでなく，横方向からも見るとよい
> ③ 体外循環離脱中〜直後では所見が変わりうるので，待つことも必要

CASE 08 三尖弁形成術後の評価

三尖弁輪拡大によるTRに対して，弁輪形成術を行った．

2D評価（図1）【 V-01】

ME 4Cで三尖弁のほぼ長軸像が描出される．プローブを引くと前尖と中隔尖，進めると後尖と中隔尖の接合部が描出されるので，逆流ジェットがみられたら，それが前尖よりか後尖よりかを判断する．

TG SAXからプローブを引いてくると，三尖弁の短軸像が見える症例がある．見える場合には，3つの弁尖とそれぞれの接合線が描出されるから，どこの部分で接合が不良となって逆流が起こっているかを知ることができる．しかし，この像を描出するとき，プローブ先端が横隔膜にかかるため屈曲が不十分となり，描出が難しいことが多い．

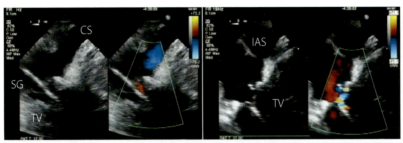

図1 三尖弁逆流の2D TEE所見

xPlaneモード【 V-02】

ME 4Cでは，正確な長軸像，短軸像ではなく斜め切りとなり，明瞭に描出できないこともある．その場合，TG RVIを描出し，プローブを少しずつ引いてきてトランスデューサが弁輪のレベルに近づいた頃にxPlaneで弁輪の面を走査して三尖弁の短軸像を描出するとよい．しかしいずれもうまくいかないことも少なくない．

3Dモード（図2）【 V-03】

弁輪リングをメルクマールとして，3つの弁尖の位置を同定できる．トラックボールを回転しながら3つの交連をのぞき込むようにしておのおのの接合をチェックする．ただ，三尖弁は僧帽弁に比べて弁尖が薄く，おのおのの弁尖を明瞭に描出することが難しいので，ゲインを少し高めにするとよい．

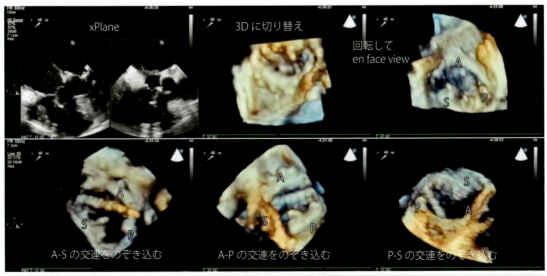

図2 三尖弁の3D zoom所見

三尖弁の3D描出時のパネル操作（図3）【💿 V-04】

ほぼ同じ向きから見た3D画像で，周波数帯域を変えてどれが最も弁尖を明瞭に描出できるかを比べた．あえて弁尖が閉鎖している収縮期の画像を示している．

○ resoution mode：解像度は高いが，減衰が強く見えにくい部分も増える
○ general mode：これらの中では最も明瞭に描出できているようだ
○ penetration mode：右室内までよく見えるが，ぼってりした感じとなる
○ harmonic画像：比較的明瞭に見えるが，一部に見えづらいところがある

これらの所見は症例によって異なるかもしれない．おのおのの症例で，これらを変えてみて一番見たいところがはっきり見えるモードを使うのが現実的かもしれない．

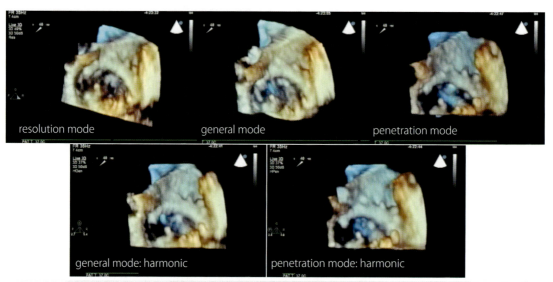

図3 3D zoomモードの周波数帯域による違い

> **POINT** TRの評価と3D表示
> ① TRの評価にはME 4C（深さを変える）とTG SAX（短軸像）がよい
> ② 三尖弁を3Dで描出するには，最適なモードを選んで描出するとよい
> ③ 3Dでは，各交連を個別にのぞき込むことができる

CASE 09 冠静脈洞拡大を伴う外傷性TR

外傷後に腹水貯留, 息切れが進行し, 薬物治療で軽快せず, 収縮性心膜炎を伴う高度TRと診断された.

① 術中TEE所見 【V-01】

TR
ME 4Cで高度TRを認める(A). 前尖は大きく右房側に翻転し, 先端に腱索(一部乳頭筋)が見える. 中隔尖の逸脱はない(B). 胸腔内圧が急上昇し, 腱索に過大な張力がかかり断裂したのだろう. 3Dで前尖の翻転を描出するとき(C～F). ノイズが出ない範囲でゲインを上げると, 少し見えやすくなる. 2Dを参考にしながら見るとよい.

収縮性心膜炎 (図1)
心室(特に左室)は, 拡張が障害され, やや小さめである. 心嚢内出血が原因だろうか. おそらくTRが初期から起こったために, 右室は大きく収縮・拡張し, 癒着が比較的軽度になったのかもしれない.

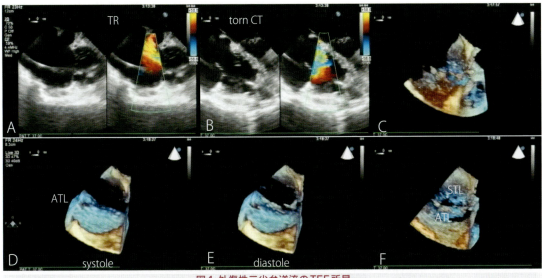

図1 外傷性三尖弁逆流のTEE所見

これらの所見から, 外傷による心嚢内出血と腱索(乳頭筋)断裂によるTRと判断した.

冠静脈洞の拡張があり, PLSVCがあるのでは, と気になった. もしPLSVCがあると, 追加の脱血管が必要となるため, チェックした(図2)【V-02】. 左房室間溝付近では拡張は軽く, 頭側に向かうPLSVCは認めなかった. 通常のcaval cannulaeで脱血することとした.

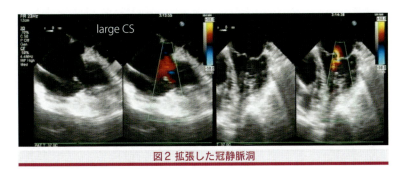

図2 拡張した冠静脈洞

❷ 術中所見と形成 （図3）

　心臓前面は全周性に心膜の石灰化，硬化を認め，CUSAも用いつつ，剥皮術を行った．上大静脈～右房側壁を剥離し，脱血管が挿入可能な状態となった．右室前面の一部，心尖部，左室後壁を除き剥皮できた．まず上大静脈脱血，上行大動脈送血で体外循環を開始し，下大静脈前面を剥皮し，下大静脈脱血を追加した．
　三尖弁は，前尖の左側2/3程度が腱索断裂で逸脱しており，右側に付着している腱索4本は，断裂した乳頭筋に集合していた．右室壁に残っている乳頭筋にCV5のマットレス縫合を2対縫着した．1対は前尖の左側に人工腱索として縫着した．もう1対は，右側の腱索が集合した乳頭筋の断端に固定した．水試験でわずかに逆流を認める程度となった．弁輪リングを縫着した．

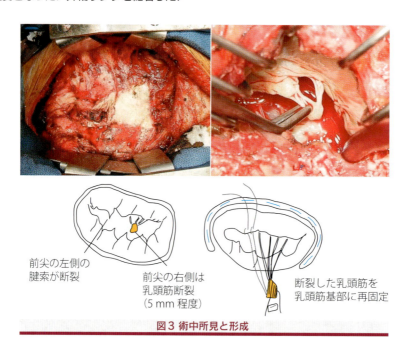

図3 術中所見と形成

❸ 形成後評価 （図4）【V-03】

　体外循環離脱後のTRは軽度～中等度であった．

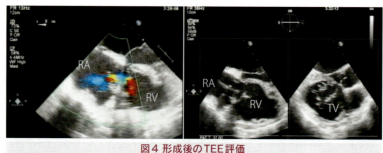

図4 形成後のTEE評価

> **POINT　外傷性TR**
> ①外傷性腱索断裂によりTRを起こしうる．TEEで診断できる
> ②MRと同様，人工腱索による形成，修復が可能である

CASE 10 TAP後の大動脈基部出血

MR, TRに対しMVR, TAPを行ったが, 体外循環離脱中に大動脈基部出血を認め, TEEで原因を探った.

① TEE所見 （図1）【V-01】

大動脈基部周囲に血腫を認める（A～C）. 短軸像で, N-R交連付近の冠動脈洞壁を通過する血流を認める（D, E：矢印）. プローブをずらしながら周囲を探ると, 三尖弁中隔尖の側に高輝度陰影（音響陰影を伴う）があり, 三尖弁輪形成の糸であると判断した（F）.

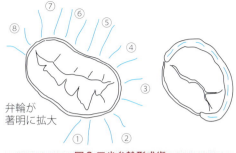

図2 三尖弁輪形成術

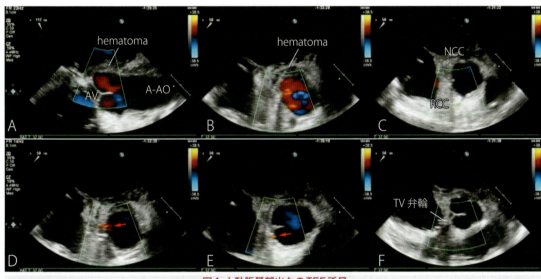

図1 大動脈基部出血のTEE所見

② 修復操作 （図3）

三尖弁の糸（図2の⑧）を外し, 弁輪リングを再縫着した. 次いで, 大動脈基部を剥離して出血部位を確認し, 穿通部位を修復し, 大動脈切開して内面からも修復した.

体外循環前の出血部位には, 血流シグナルを認めなくなった【V-02】.

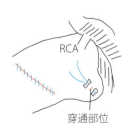
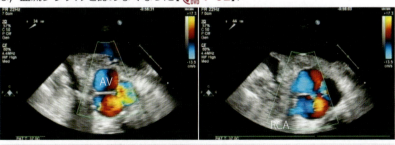

図3 修復後のTEE所見

> **POINT** 三尖弁形成による大動脈損傷
> ①三尖弁輪形成時には, A-S交連近くの冠動脈洞に留意する
> ②冠動脈洞壁を通過する血流で診断, 修復後の消失で評価する

TOPIC 5 僧帽弁・三尖弁と感染性心内膜炎

CASE 11 僧帽弁P2の球状疣贅

❶ 術前評価

僧帽弁（図1）【 V-01】

P2の弁尖上に径約2 cmの腫瘤が乗っている（A）．音響陰影を認め，石灰化を伴っているようだ．腫瘤は形が変形せず，硬い印象がある．表面はブドウの房状の凹凸がある．弁の開放には影響ないが，閉鎖時に接合が不良となるのか，軽度逆流を認める（B）．一部は弁輪に達しており，心筋内に進展している可能性もある（C）．3Dで見ても，表面は不整である（D～F）．

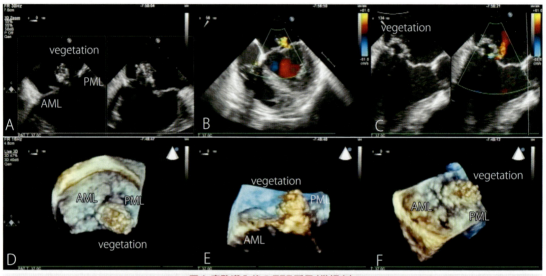

図1 麻酔導入後のTEE所見（僧帽弁）

大動脈弁（図2）【 V-02】

大動脈弁には，2D，3Dいずれで見ても疣贅は認めず，ARもない．

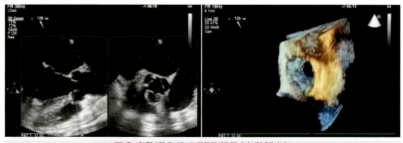

図2 麻酔導入後のTEE所見（大動脈弁）

❷ 術中所見と処置 （図3）

　大動脈弁は異常なしと判断し，僧帽弁のみチェックすることとした．P2に径約2 cmの赤褐色，半球状の腫瘤が乗っている．一部紐状に伸びた部分がある．脆く，容易に崩れそうである．P1側の弁尖には黄色調に変色した部分があり，P3側も茶色く変色した腱索があり，感染が及んでいると思われた．腫瘤と感染の可能性がある部分を一塊に摘出した．P2の裏～左室心筋方向に石灰化があり，突出した部分は崩しながら摘除した．病変を摘除した結果，弁置換が必要となり，生体弁で置換した．

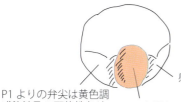
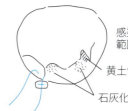

P1よりの弁尖は黄色調
感染波及の可能性あり

感染波及を疑う

P2に赤褐色，半球状の腫瘤
（径2 cm，一部紐状）

感染波及が疑われる
範囲を腫瘤ごと摘除

黄土色に変色→切除

トリミング時の視野展開用

石灰化：砕きながら摘除

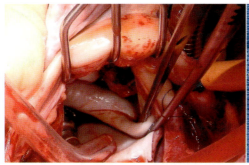
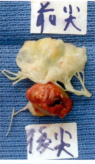

図3 術野所見

③ 術後評価　（図4）【V-03】

　体外循環離脱時に人工弁を評価した．弁輪の石灰化も含めて摘除しているため，縫合輪がきちんとフィットしているかが気がかりである．明らかなperivalvular, transvalvular leakは認めない．人工弁の弁葉の開閉を評価しようとしたが，2Dでは走査面0°でも90°でもME LAXでも，さらにxPlaneでも斜めに倒れた形となっている．3Dに切り替えると，深いところと浅いところで適正なゲインが異なり，一方でノイズが出現し他方では陰影が欠損する．走査面を回転しても，プローブ先端の側方屈曲を用いても，適正な軸に合わせることができない．残念ながら，生体弁をきれいに3Dで描出するのは断念した．
　ひょっとしたら，deep TGで描出したほうがよかったかもしれない．

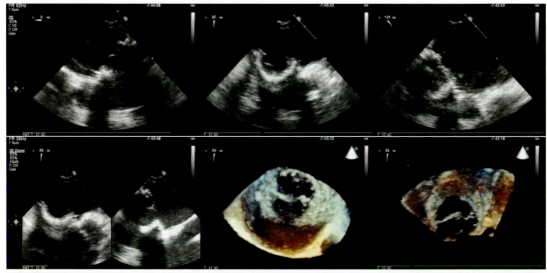

図4 体外循環後TEE評価

CASE 12 後尖弁輪のMACからの疣贅

① 術前評価 （図1）【V-01】

　ME LAXで僧帽弁後尖にある疣贅をようやく描出したが，弁輪付近は陰になって描出しにくい（A）．プローブを引いて少し下方屈曲をかけると，視野がよくなった（B）．このように超音波が左房後壁を接線方向に通って減衰し，後尖がうまく描出できないときには，左房の天井と内腔をacoustic windowにする手法を使おう．
　P2に約1 cm大の疣贅を認める．弁尖側は輝度も低く，軟らかく血流になびくように見えるが，弁輪側は輝度が高く一部音響陰影を伴っており，心筋への波及が不明である（C, D）．この部分は，弁が開閉しても動かず，硬い印象がある（E, F）．おそらくMACだろう．3Dで見ると，疣贅はP2の弁尖上にどっかりと乗っていて，弁輪付近をhingeとして動くように見える（G）．先端は軟らかい．

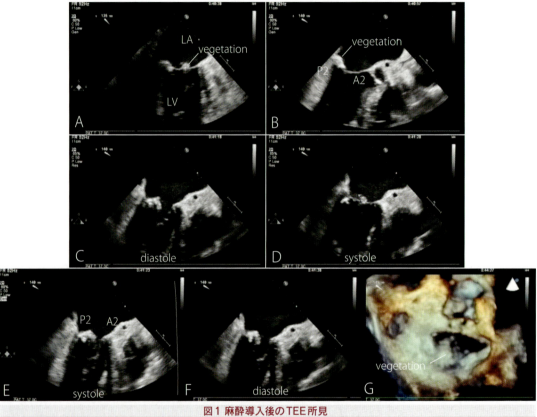

図1 麻酔導入後のTEE所見

② 術中所見 （図2）

　P2上の疣贅は，約15 mm大で弁輪を中心に左房壁側に伸びている．赤色調で，血栓のように軟らかく容易に脱落し，付着部にはMACが露出した．後で内膜を寄せて縫合できるよう，一部砕きながら除去した．その隣の左房壁内面に小さい疣贅がある．除去すると，心内膜が残っている．TEE画像を見直してみると，たしかに小さい疣贅があるようにも見えるが….
　感染巣をすべて摘除した後に，弁輪は4-0のZ縫合を2針，弁尖は5-0の単結節で2針縫合した．水試験で逆流を認めず，これで閉創した．

CASE 12 後尖弁輪のMACからの疣贅

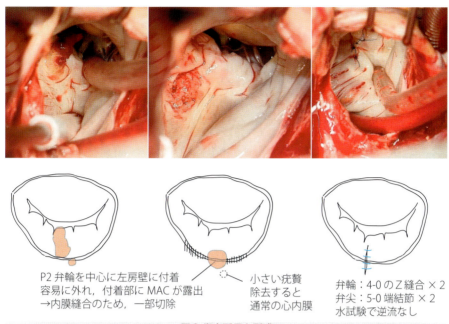

P2弁輪を中心に左房壁に付着　容易に外れ，付着部にMACが露出　→内膜縫合のため，一部切除

小さい疣贅除去すると通常の心内膜

弁輪：4-0のZ縫合×2
弁尖：5-0端結節×2
水試験で逆流なし

図2 術中所見と形成

③ 術後評価 （図3）【(DVD) V-02】

感染性心内膜炎の症例で疣贅や感染巣を切除し，形成のみで終了した場合は，MRが残っていないかチェックする必要がある．また弁輪に進展した場合には，心筋内に膿瘍が残っていたり，操作のため心筋に亀裂が入り，心筋内血腫が起こっていないかを評価する．弁の開閉は良好で，MRもごくわずかであった．

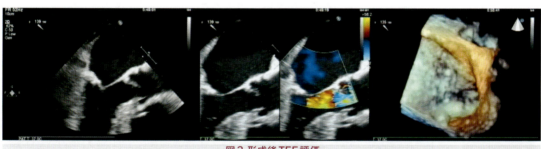

図3 形成後TEE評価

3Dでは，疣贅の表面性状や付着している広さはわかるが，心筋内など奥の深達状況はわからない．この点は，むしろ2Dのほうがわかりやすい．切除後の画像を見ると，心筋部分にあった輝度亢進が軽減しているので，この部分は，やはりMACだったようだ．

COLUMN 33
僧帽弁の後尖側が見えにくいとき

ME LAXでプローブを引き，下方屈曲をかけても見えにくいときには，むしろTG 2Cで左室下壁を心基部側にたどって後尖を描出し，後尖と心筋を観察するとよい．

CASE 13 僧帽弁の巨大な疣贅

① 術前評価

僧帽弁（図1）【V-01】

ME COMでは，P1，P3の弁尖上に疣贅が乗っており，A2にも少しある（A，B）．ME LAXではP2に疣贅を認める（C，D）．長径3 cmくらいで，軟らかく可動性に富み，拡張期に左室，収縮期に左房側にたなびくような動きを呈する．疣贅は，前尖，後尖に広く付着しているようだ．前尖はdomingを呈していて，左室流入血流が加速していることから，もともとリウマチ性の変化で少し狭窄があったのかもしれない．

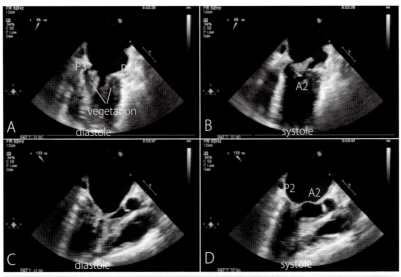

図1 麻酔導入後のTEE所見（僧帽弁）

大動脈弁（図2）【V-02】

僧帽弁前尖に吹きつけるARジェットを認める．ME AV LAX，ME AV SAXで逆流を詳細に観察すると，弁輪のすぐ横からのようだ（A，B）．生理的な逆流とは考えられない．弁尖に穿孔が起きている可能性もあり，そうであればそこに感染がある可能性があるため，大動脈を切開して大動脈弁もチェックすることとした．

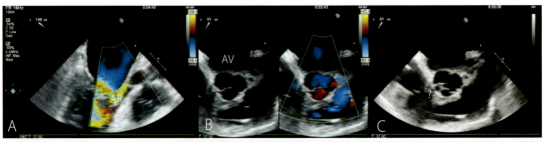

図2 麻酔導入後のTEE所見（大動脈弁）

❷ 術中所見と手術 （図3）【💿 V-03】

　僧帽弁では，後尖全体に及ぶ広範な疣贅付着を認める．薄く，ペースト状である．左房壁には進展していないが，心室側では後乳頭筋と後尖，左室後壁が癒合して一塊となっている．これは，今回の感染によるものではなく，おそらくもともとあった（感染性心内膜炎の誘因となった）リウマチ性のMSだ．前尖側にもA2，A3に薄くペースト状に赤色調の疣贅あるいは血栓と思われるものが付いている．感染の可能性がある部分をすべて切除し，大量の生理食塩液で洗浄した．

　僧帽弁に人工弁を植え込む前に大動脈弁をチェックした．弁は三尖である．弁尖の穿孔は認めないが，RCCの左室側でNCC寄りのところに3 mm大の赤色疣贅を認めた．ガーゼでこすると容易に取れるようなものだが，これが弁尖の接合を妨げてARが起こっていたと考えられる．弁尖はintactであり，大動脈弁にはこれ以上の処置を加えないこととし，大動脈切開部を縫合閉鎖した．

　次いで，僧帽弁を切除した部分に生体弁を植え込んだ．

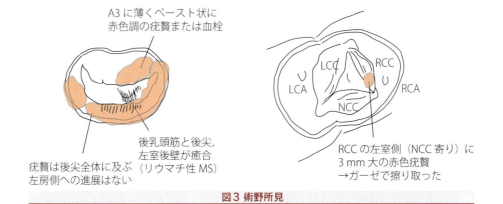

図3 術野所見

❸ 体外循環離脱後 【💿 V-04】

　ARをME AV LAX, ME AV SAXでチェックした．逆流は認めなくなった．僧帽弁は人工弁周囲のperivalvular leakとtransvalvular leakをチェックしたが，いずれも認めなかった．

❹ 病理所見

　後尖は，硝子様の肥厚がみられ，表面に限局性のフィブリン付着を認め，一部では石灰化があった．前尖でも同様に硝子様肥厚，一部石灰化があり，表面のフィブリン析出とともに真菌繁殖を認めた（カンジダ疑い）．

CASE 14 Trousseau症候群の感染

　Trousseau症候群は，担癌患者で凝固亢進状態が起こる病態で，ときに疣贅様の腫瘤を弁尖上に認める．卵巣腫瘍破裂後に脳梗塞を発症し，その後発熱があり，心エコーで大動脈に疣贅様所見を認めた症例を供覧する．血液培養で腸球菌を検出したため，Trousseau症候群に発症した感染性心内膜炎と診断された．

① 術前評価

大動脈弁（図1）【V-01】

　いずれの弁尖にも可動性のある低輝度の腫瘤が弁尖に付着している（A，B）．弁尖の左室側には付着しているが，大動脈側には認めない（C，D）．腫瘤の位置に一致して，軽度逆流が認められる（E）．

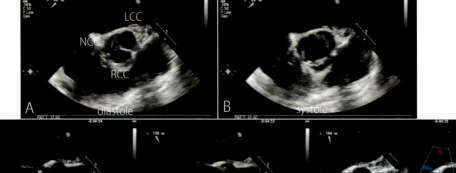

図1　麻酔導入後のTEE所見（大動脈弁）

僧帽弁（図2）【V-02】

　前尖の左房面に2，3 mm大の小結節を認める（A，B）．血流でなびくほどは軟らかくはないが，小さいので詳しい性状まではわからない．軽度MRを認め（C），3Dでもかろうじて見えている（D〜F）．

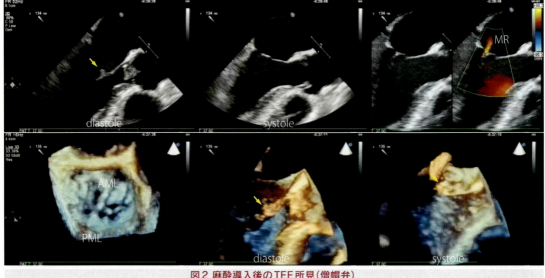

図2　麻酔導入後のTEE所見（僧帽弁）

❷ 術中所見　（図3）【 V-03】

　まず，大動脈弁を観察した．いずれの弁尖にも左室側に疣贅様の腫瘤が付着している．LCC側が最も大きい．弁尖のfenestrationも認めない．弁尖以外はintactである．弁尖から腫瘤を削り落とすことはできるだろうが，弁尖にしっかり固着しており，無理に切除すると，弁尖が脆弱になってしまいそうである．また，たとえ取り去ったとしても，内膜の欠損した組織が残るため，再発のおそれもあると考え，弁を切除し弁置換することとした．

　大動脈弁位に人工弁を植え込む前に，感染の可能性が除外できない僧帽弁をチェックした．A2の中央に3，4 mm大の赤色疣贅を認めた．P2，3にも2 mm程度の白色結節を認める．前者は比較的軟らかいが，後者は硬く，鋭的に切除した．僧帽弁については，これで終了し，大動脈弁は生体弁を用いて置換した．

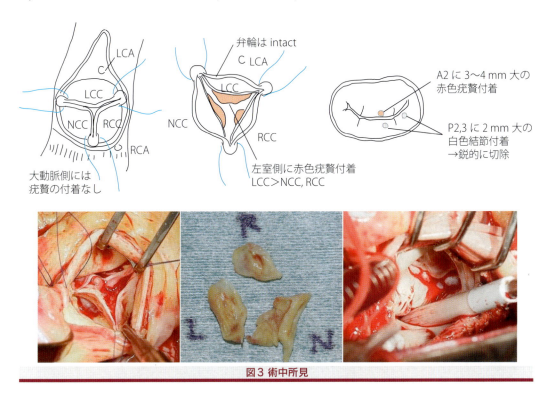

図3　術中所見

❸ 切除後評価

　弁置換後のTEE所見では，明らかな異常を認めなかった．

❹ 病理所見

　大動脈弁も僧帽弁も好中球の浸潤を認め，表面に壊死物が付着し瘤状の凹凸を示す．強い炎症のため，弾性線維の層が一部破壊されている．明らかな菌の集簇は認めないが，感染性心内膜炎に矛盾しない所見である．

　※　TEEの役割
　術野からは，僧帽弁の左室側は見えない．これを見るのはTEEの大切な役目である．

CASE 15 大動脈弁の弁輪部膿瘍

小児期に心雑音を指摘され，心エコーで高度AR，二尖弁と診断されたが，症状なく経過観察となっていた．今回，発熱，心不全症状が出現し，抗菌薬と利尿薬で軽快せず，心エコーで感染性心内膜炎，弁輪部膿瘍を疑われた．

① 術前評価 （図1）【V-01】

ME LAXで弁尖のdomingを認める（A，B）．RCCは，弁尖の辺縁が肥厚し，一部に疣贅を認める．NCC（またはLCC）が逸脱し，高度ARを認める（C）．逆流ジェットが吹きつける心室中隔に疣贅がある．一方，RCC側の弁輪は，構造が不明瞭で，感染波及の可能性がある．僧帽弁には，異常を認めなかった．

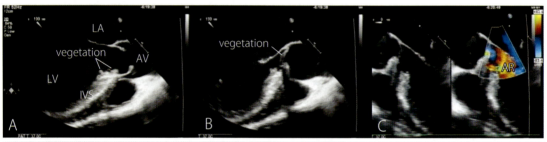

図1 麻酔導入後のTEE所見

② 術中所見と治療 （図2, 3）

一見，NCCとRCCが癒合した二尖弁で，NCC～RCCの弁腹にrapheを横切るように1cm程度の膿瘍が乗っている．この二尖は，弁の破壊が高度で原形をとどめていない．

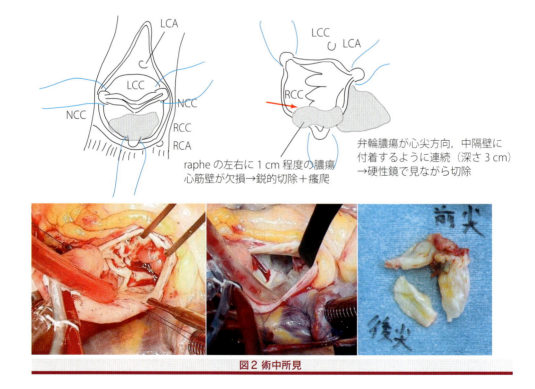

図2 術中所見

膿瘍が脱落しないよう注意しながら，弁尖を切除した．LCC側の弁輪はintactである．RCCのほぼ全体と一部NCCを占める弁輪部膿瘍を認める．冠動脈洞壁にも5mm程度進展していた．感染組織を鋭的に切除後，鋭匙で掻爬した．RCCの弁下には，心室中隔に沿って心尖部方向に膿瘍が進展している．硬性鏡（直視，斜視）で観察しながら鋭的切除，掻爬を加え，膿瘍の遠位端を確認し，感染組織の遺残がないことを確認した．

弁輪部の組織欠損部を自己心膜で補填した．人工弁を固定するため，心膜部分から冠動脈洞に大きく糸かけし，人工弁を植え込んだ．

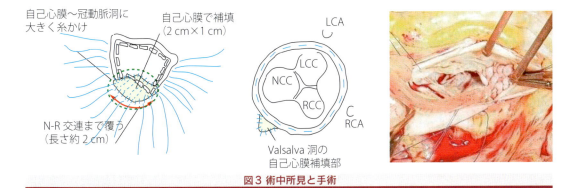

図3 術中所見と手術

③ 術後評価　（図4）【V-02】

体外循環離脱後に評価したのは，次の3点である．

① perivalvular leak
② 右冠動脈の損傷，閉塞
③ 心筋内血腫

人工弁の動揺はなく，RCC側にリークをわずかに認めるが，有意ではないと判断した．左右冠動脈は，いずれもintactであった．また，心室中隔内に新たな血腫は認めなかった．弁葉の開放はいずれも良好であった．

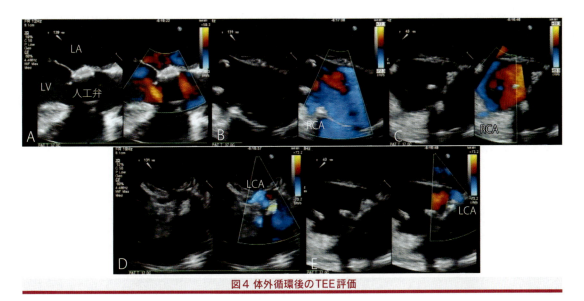

図4 体外循環後のTEE評価

TOPIC 5 僧帽弁・三尖弁と感染性心内膜炎

CASE 16 大動脈弁，僧帽弁の感染性心内膜炎

① 術前評価

大動脈弁（図1）【V-01】

ME AV LAXで高度ARを認める（A）．ME AV SAXで三弁尖とも輝度が高く（B，C），N-L交連に弁輪部膿瘍を認める（D）．膿瘍腔内に血流を認め，膿瘍の穿破を疑う（E，F）．上行大動脈の後面に心嚢液貯留を認める．膿瘍はLCA入口部近くに及び，冠動脈自体はintactだが膿瘍腔と距離があまりない．

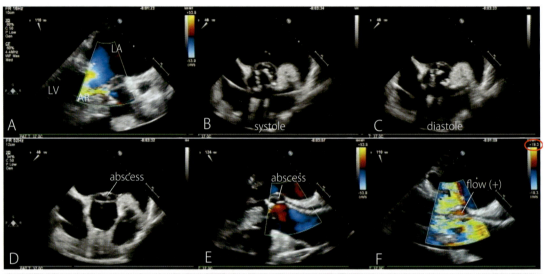

図1 麻酔導入後のTEE評価（大動脈弁）

僧帽弁（図2）【V-02】

高度MRを認める（A）．後尖は，弁尖が肥厚し輝度が高い（B）．疣贅が弁輪に付着しているが（C），音響陰影を伴う石灰化部分と，高輝度だが音響陰影を伴わない膿瘍部分があるようだ（D）．Echo-free spaceの中に小さい可動性部分を認める（E）．心筋内への波及は不明である．3Dで，後尖側に可動性に富む疣贅が乗っているのが見える（F）．

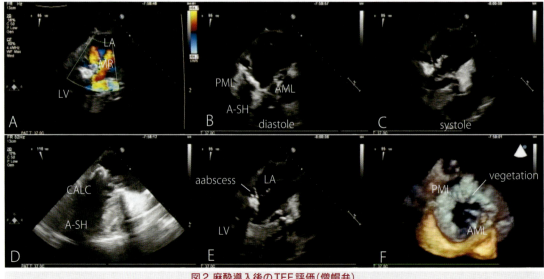

図2 麻酔導入後のTEE評価（僧帽弁）

❷ 術中所見，処置

大動脈弁（図3）

　LCC側の弁輪が脱落し，左室側に偏位している．巨大な膿瘍腔から膿が流出した．RCCの大動脈側に赤色の疣贅がある．左右冠動脈はintactであった．弁尖を切除し，膿瘍腔を可及的に切除して欠損部に自己心膜パッチを縫着した．

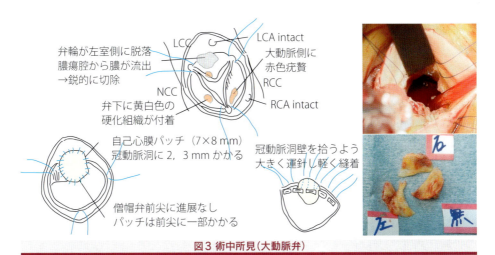

図3 術中所見（大動脈弁）

僧帽弁（図4）

　後尖が硬化し，MS様となっている．P1～交連にかけて弁輪から左房，左室に至る膿瘍腔がある．表面は血豆様で膿が流出した．内腔は，左室側ではbasal chordaが見える位置まで達している．左房壁の内膜も欠損していた．これらを可及的に鋭的，鈍的に切除し洗浄したうえで，自己心膜パッチを縫着した．大動脈弁，僧帽弁とも心膜パッチ縫着部を利用しながら人工弁を縫着した．

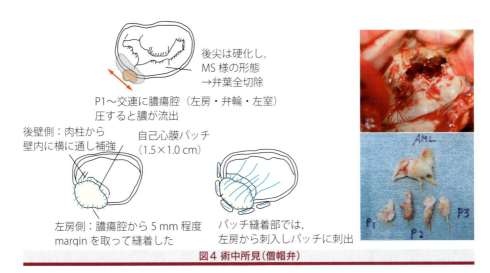

図4 術中所見（僧帽弁）

❸ 術後評価 【V-03】

　有意な逆流のないこと，冠動脈がintactであることを確認した．僧帽弁では，弁輪から左室壁まで操作が及んだので，左室破裂がないかをTG 2Cで確認した．

　術後経過は良好で，新たなMR，ARも感染の再発も認めていない．

TOPIC 5 僧帽弁・三尖弁と感染性心内膜炎

CASE 17 ペースメーカー感染 1

20年前にペースメーカー（VVI）を植え込み，数年前本体交換後に感染をきたした．本体を摘出し，局所処置，抗菌薬投与を行ったが感染がコントロールできず，リード抜去術を行うこととなった．植え込みからの期間が長いため，開胸が必要になることも考えて全身麻酔とし，TEEでリードの情報を集めた．

開胸を要するか否かの判断のため，チェックすべき点は以下のとおりである．

①三尖弁の弁尖，弁下組織へのリード固着
　　抜去時の三尖弁破壊→修復を要する可能性
②右室壁への埋没の深さ
　　抜去時の右室穿孔→心タンポナーデ
③上大静脈，無名静脈への癒着
　　大血管穿破→心タンポナーデ，縦隔血腫
④可動性の高い疣贅
　　術後肺塞栓→肺膿瘍形成

❶ 術前所見 （図1）【 V-01】

三尖弁の短軸像でリードと弁尖との位置関連を見ると，リードは前尖と後尖の交連の深いところに固定されている（A）．この近くに疣贅はない．右室内のリード先端は，右室の肉柱に埋もれた形だが，ここには明らかな膿瘍形成はない（B，C）．リード先端は心筋内だが，あまり深くなさそうだ．上大静脈内のリードは可動性があり，壁に固着していないことがわかる（D，E）．左内頸静脈，無名静脈でも，リードは可動性がある（F〜H）．

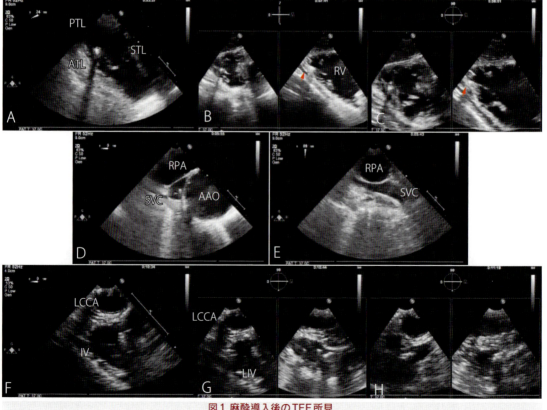

図1 麻酔導入後のTEE所見

❷ 術中所見 (図2)

　まず, 左鎖骨下を開創し, ペーシングリードを切離した. 内腔にロッキングワイヤを通して牽引してみたが, 抜去システムで抜去するには抵抗が強すぎる. どこかに強い癒着があると思われ, 開胸での抜去に切り替えた.
　体外循環に乗せ右房を切開すると, 右房壁にリードが一部癒着しており, ここを剥離した. リードは三尖弁を通過するところで, 前尖, 後尖間の交連に癒着している. メスでそぐように癒着を外した. 右室内では, リード先端が右室自由壁に肉芽に包まれた形となっており, ここもメスでそぐようにして外した. 鎖骨下で離断したリードは右房側に容易に引き抜くことができた. 抜去しようとしたときの抵抗は, 右房, 三尖弁での癒着のためだったようだ
　三尖弁の水試験でリードが癒着していた前尖, 中隔尖の交連部位に逆流を認めるので, 前後尖を寄せるように糸をかけた. 逆流は軽減した.

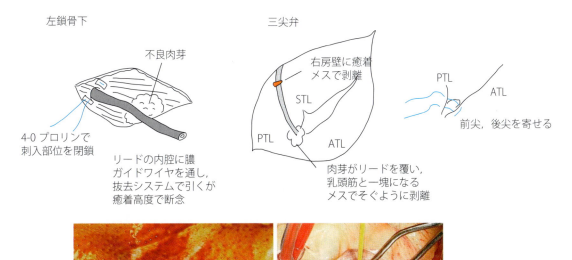

図2 術野所見と術式

術後, 炎症所見は順調に低下した.

COLUMN 34
非開心術のペースメーカーリード抜去

　このような開心術によるリード抜去を見ると, 非開心術によるリード抜去でどの部分で何が危ないかがわかる.
　リードを引くときに, ME 4Cを見ておくとよい. 引くのに抵抗を感じたとき, 右室が引き上げられていたら, 心尖部への固着が原因であり, 心臓がまったく動かないのに抵抗があるなら, 上大静脈より上で固着がある.

CASE 18 ペースメーカー感染2

前症例と同様，20年前にペースメーカー（DDD）を植え込み，数年前に本体とリードを交換した後，植え込み部が感染し，本体を除去した．しかし，発熱が続き，心エコーで右房内に疣贅を認めるため，治療目的で紹介となった．

1 術前評価　（図1）【V-01】

疣贅と三尖弁

三尖弁を通過するリードに疣贅が付着している．長径2 cmくらいで，右房の中で大きく揺れている（A, B）．三尖弁のすぐ近くにも疣贅を認め（C），その部位に逆流を認める（D）．短軸像で見ると，リードは後尖と前尖の間あたりを通過している（E）．弁輪との距離が心周期を通じて一定であるので，おそらく弁尖に固着している．リードには疣贅が認められるが，三尖弁の弁尖には明らかな疣贅は認めない．腱索断裂もなさそうだ．

上大静脈〜腕頭静脈

上大静脈内でリードは壁に固着していないように見える（F）．ただし，右肺動脈レベル以上は見えないので，その領域に固着があるかどうかについては判断できない．前壁側に接しているようにも見える．この症例では，無名静脈はよく見えない．

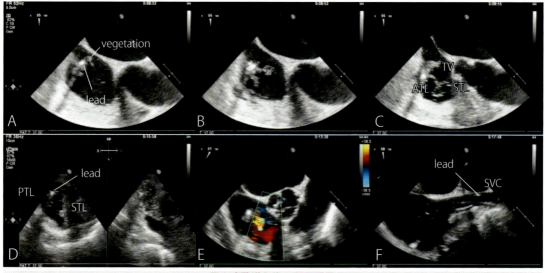

図1　麻酔導入後のTEE所見

本症例のように，リードに疣贅が付着している場合は，たとえリード抜去システムで抜去できたとしても，疣贅がそぎ落とされて肺膿瘍を起こすおそれがあるため，開心術で除去することとした．

❷ 術中所見，処置 （図2）

　体外循環を確立し心停止下に右房を切開した．心房リードはcut downで挿入されており，心臓側から抜去し，左鎖骨下でcephalic veinを結紮した．リードはスムーズに抜去できた．

　三尖弁の右房側で心室リードに2×3cmの疣贅が付着していたが，非常に脆弱で容易に脱落した．リードは三尖弁の中隔尖，後尖間を通過している．強い線維性癒着があり，交連を一部切開して周囲組織から鋭的に剥離した．右室内で先端は強固に固着しており，これ以上剥離するのは危険であり，先端数cmを残して切離した．上大静脈内のリードは心臓側に引いて抜去した．

　剥離後，前尖の腱索が数本断裂していた．水試験で，リードを剥離した中隔尖・後尖間と腱索断裂部位からの逆流を認めた．中隔尖と後尖の剥離部を糸で寄せて縫縮し，DeVega法を追加した．Pledgetの代わりに自己心膜を用いた．水試験で逆流が減少していたので，これで終了した．

　しかし，上大静脈は脆弱で，最初ピンホール程度だった穴が拡大し遅れて出血し始めたため，修復を要した．リードの癒着を外したときに損傷したのだろうか．

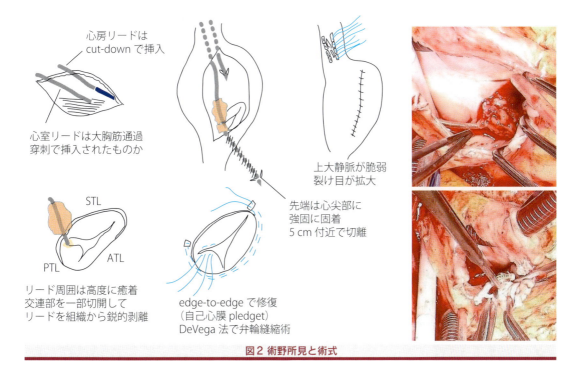

図2 術野所見と術式

❸ 術後評価 （図3）【V-02】

TRはごくわずかであり，明らかな疣贅遺残は認めなかった．

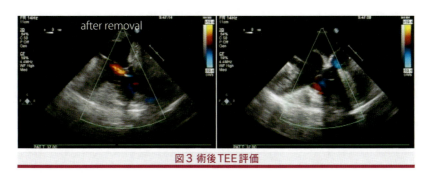

図3 術後TEE評価

CASE 19 僧帽弁位人工弁のstuck

20年前，僧帽弁狭窄に対しMVRを行い，以後フォローアップ中であった．10日前から呼吸困難感が出現し，食欲減退もあるため，受診した．

❶ 胸部X線 （図1）

心拡大（CTR 58％）と両側のbutterfly shadow，胸水貯留を認めた．

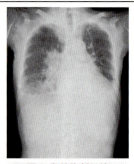

図1 術前胸部X線

❷ 経胸壁心エコー （図2）

左室腔の狭小化，心室中隔の左室側偏位，著明な左房拡大を認める．僧帽弁位の機械弁は，ディスクの動きが見られず左室流入血流が偏位している．Stuck valveを疑う．人工弁の圧較差は23 mmHgと高く，人工弁に付着する長径7 mm程度のmassを認める（血栓疑い）．

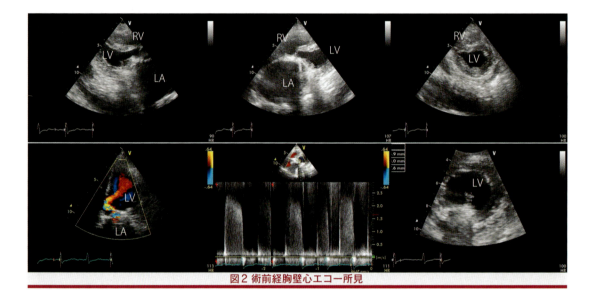

図2 術前経胸壁心エコー所見

❸ 弁透視 （図3）【V-01】

一葉弁のディスクがほとんど可動性を失っている．Stuck valveの診断が確定した．

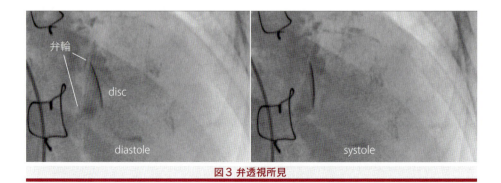

図3 弁透視所見

僧帽弁位人工弁のstuck valve解除のため，緊急で再弁置換術を行った．

❹ 麻酔導入後のTEE所見

2D評価（図4）【💿 V-02】

xPlaneで観察すると，ディスクはほんの少し開いた状態で固定しており，心周期を通じてほぼ固定している．さらに左房壁に厚い壁在血栓を認め，ディスクの上にも血栓形成がみられる．

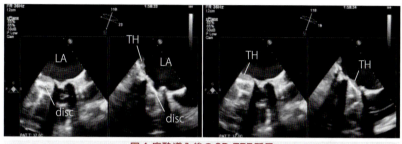

図4 麻酔導入後の2D TEE所見

ドプラ評価（図5）【💿 V-03】

収縮期には中等度のMRを認め，拡張期にはほんの少し開いた弁口から，偏位しながら左室に流入する血流が認められる．ここで圧較差を測定すると，28 mmHgと高度のMS状態であることが判明した．

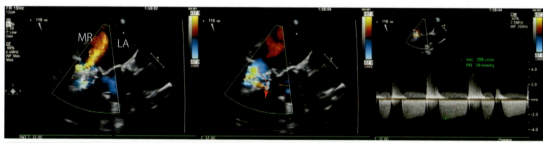

図5 麻酔導入後のカラードプラ所見

3D評価（図6）【💿 V-04】

3Dで左室側からディスクを見ると，ほんの少し開いた状態でディスクは固定している．横から眺める方向，あるいはのぞき込むようにして観察している．

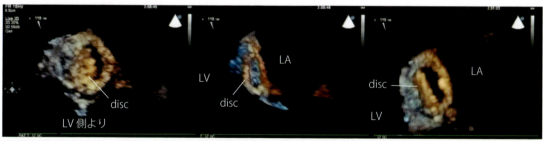

図6 麻酔導入後の3D TEE所見

以上の所見から，どのような術中所見を想像するだろうか．

⑤ 術中所見と手術 （図7）【💿 V-05】

　体外循環を確立し，大動脈遮断，心停止の後，右側左房を切開した．左房を開くと，左房内腔に大きな壁在血栓を認めた．血栓は広く左房壁内面に付着しており，慎重に剥離，除去した．

　人工弁は，ディスク表面のほとんどを血栓が覆い，ディスクはほとんど動かない状態となっていた．縫合糸を外し，人工弁を取り出すと，左房側から見えていた以上に左室側には隆起した血栓があった．この一部を術前経胸壁心エコーで見ていたことになる．

　新しい生体弁を同じ位置に植え込み，手術を終了した．

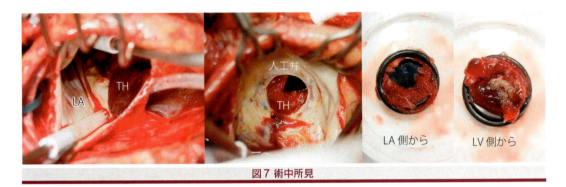

図7 術中所見

⑥ 術後経過

術後経過は順調で，術前の症状も取れ，リハビリをこなし，合併症なく退院となった．

COLUMN 35
人工弁のstuck valveのTEE診断

　この症例のように，症状もあまり強くなく，自分で受診し経胸壁心エコーだけでなく弁透視もすることが可能な症例では，stuck valveの診断は，これで確定する．TEEでわざわざ診断するには及ばないのではないかと思われるかもしれない．

　しかし，実際には症状の程度はさまざまであり，高度心不全が一気に進み，何とか病院にたどり着いたがすぐにPCPSが必要となる症例もある．筆者自身が経験したこのような症例を『経食道心エコー法マニュアル』（南江堂，2012）で紹介した（📖 R-207）が，二葉弁ですらこのような急な病勢の進行を呈する症例もある．まして，ここで紹介した症例は一葉弁であり，頓死していても不思議ではなかった．

　もし，そのような状況であったとして，町中で倒れて救急搬送され，到着時には心室細動あるいは心停止，といった状況でMVRの既往やそれが一葉弁の機械弁であるなどという情報もなかった場合，情報を得て即座に診断を確定し，治療方針を決定するためには，胸部単純撮影とTEEくらいしかないだろう．そのような場面を想定し，ここでは経胸壁心エコーに加え，TEE所見を提示した．一度見ておくと，忘れられない所見である．

CASE 20 僧帽弁位生体弁の破壊

3年前，MR，ARに対し二弁置換を施行され，術後経過は良好だったが，1年前に化膿性脊椎炎を発症し整形外科で治療を受けた後，今年に入り喘鳴が現れ，心拡大と貧血が指摘された．

① 胸部X線 （図1）

ペースメーカー，人工弁植え込み後．心拡大（CTR 64％：左第4弓突出）を認める．明らかな胸水貯留は認めないが，肺血管陰影は，増強している．

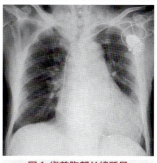

図1 術前胸部X線所見

② 経胸壁心エコー （図2）

著明な左房拡大，高度MRを認める．僧帽弁位の人工弁の弁葉に異常なmassの陰影を複数認める．弁葉は若干逸脱しているようにも見える．大動脈弁位の人工弁には，明らかな異常所見は認めない．

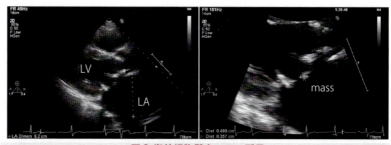

図2 術前経胸壁心エコー所見

③ 術前診断

臨床経過や心エコー所見から人工弁感染が疑われ，抗菌薬で加療後，紹介となった．白血球，CRP，プロカルシトニンなどはほぼ正常化しているが，まだBNPは60台と若干高めである．

④ 麻酔導入後のTEE所見

2D TEE （図3）【💿 V-01】

ME 4CとME LAXで観察している．僧帽弁位に植え込まれた生体弁の弁葉は逸脱し，偏位した逆流ジェットを認める．弁葉には小さなmassが認められ，感染を疑う．弁座の動揺は認めない．

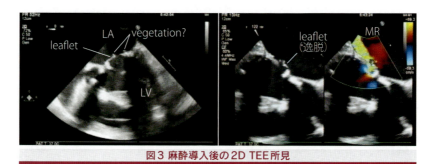

図3 麻酔導入後の2D TEE所見

3D TEE（図4）【V-02】

　左房側，左室側から観察している．弁葉の1枚が収縮期に左房側に逸脱している．正面視より，少し斜めのほうが明瞭となる．左室側からこの弁葉を見ると，弁葉の一部に亀裂が入っているように見える．

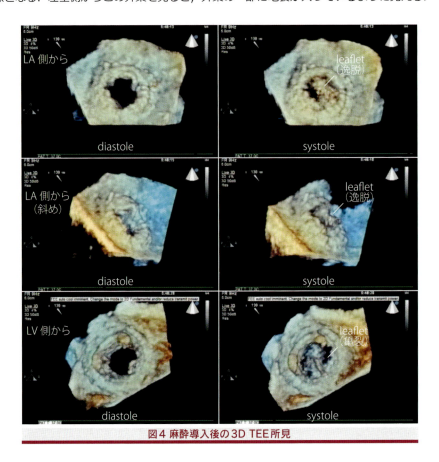

図4 麻酔導入後の3D TEE所見

❺ 術中所見　（図5）【V-03】

　切除した生体弁を左室側から見ている．弁葉の1枚は，交連，弁輪に縫着した部分の近くで裂けており，これが原因で収縮期に逸脱していたことがわかる．

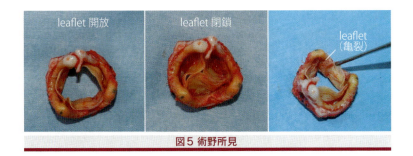

図5 術野所見

❻ 術後経過

　術後経過は良好．人工弁の培養では菌は検出されていないが，病理組織検査で弁葉組織の一部に炎症細胞浸潤を認め，感染の存在も示唆される所見であった．

TOPIC 6
腫瘍の外科治療とTEE

　腫瘍性疾患に対する外科治療で，筆者は積極的にTEEを用いている．それは，TEEが他のmodalityでは得られない，以下のような情報を提供してくれるからである（BOOK M-310）．

　　　①動きと変形：拍動，呼吸，圧迫などによる受動的な動き，変形
　　　②となり合う臓器，組織との関係
　　　③血流情報：造影剤を使わずリアルタイムに繰り返し得られる

　特に，心臓や大血管に接し，浸潤が疑われたり腔内進展している腫瘍で，TEEは強みを発揮する．具体的には，次のような目的でTEEを用いている．

　　　①脈管系への浸潤の判断→開けるか開けないかの最終判断
　　　　（特に手術そのもののリスクが高い場合，無用な侵襲は避けたい）
　　　②手術操作中の脱落，遊離のモニター
　　　③手術操作における位置決め，ガイド
　　　④摘出後の遺残腫瘍がないことの確認

　ところで，脈管系に浸潤がある場合，治療全体における外科治療の位置づけや手術の方針は2通りある．

① 積極的かつ確実に切除する手術

　手術が治療にとって最も主要な位置づけであり，その成否によって結果が左右される．腫瘍のある場所によっては，完全切除するために体外循環やヘパリンが必要となることがある．また，そのための人と材料，機器の準備も必要となる．

② 完全切除はしない（reduction surgery）

　非治癒切除となる場合も決して少なくない．そのような場合に手術を行うと，侵襲的な操作は身体にとって負担になり，間接的に腫瘍に対する抵抗力を落とす結果となる．非治癒であっても切除する目的は，心肺機能を脅かす状態（主に閉塞機転）の解除（結果的に化学療法の実施を可能にする）と，化学療法選択（レジメン選択あるいはCD-DST［抗がん剤感受性試験］）のための組織採取である．

　これらを踏まえ，ここでは実戦的なTEEの使い方について，いろんな腫瘍の実例を使って指南しよう．

A　下大静脈内進展腎腫瘍

多発転移がない場合，外科的に完全切除し化学療法につなげば，50％以上の5年生存率が得られる．手術で予後を不良にしないためには，①手術操作による肺塞栓，②局所の腫瘍遺残，③大出血を避けることが大切であり，TEEはこの面で手術を支援する．深達度や手術戦略の異なる3症例を提示する．

01　肝下部下大静脈レベル

① 術前評価　（図1）

CTで右腎の腫瘍，拡大した下大静脈内の腫瘍を認める【V-01】．明らかな肺転移はない．開腹で手術を行い，右腎摘出と肝下部下大静脈遮断下の腫瘍摘出を確実かつ安全に行う妨げとなる要素をあげてみる．

- 腎の背側を剥離し脱転するときの下大静脈圧排
- 下大静脈の周囲組織剥離，遮断時に腫瘍を遊離
- 末梢の下大静脈内に血栓形成，残存
- 腰静脈内に進展した腫瘍の残存

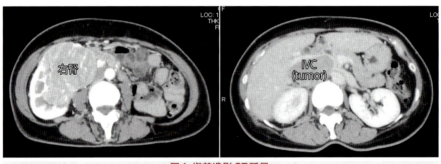

図1　術前造影CT所見

この症例で，腎静脈周囲の構造と描出をまとめておこう．知りたいのは下大静脈内の情報だが，正常な大動脈とその分枝をメルクマールとしてオリエンテーションをつかむ．

② TEE

STEP 1：大動脈 （図2）【V-02】

SMAレベルの腹部大動脈付近で，左腎動脈が見え，対側に右腎動脈と加速血流が見える(A)．次いで，大動脈の右側に腫瘍が現れ，右腎動脈が背側を腎に向かう(B)．下大静脈拡大と腫瘍周囲の血流を認める(C)．

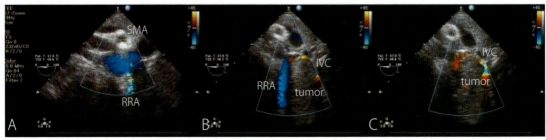

図2　麻酔導入後のTEE所見：右腎動脈

STEP 2：左腎（図3）【V-03】

　左腎動脈からプローブを左に向けて左腎を見る（A）．ここから左腎動脈，左腎静脈を見ていくと，腎静脈が拡大している（B）．下大静脈内で腫瘍により通過障害を起こしているためだ．左腎静脈を追っていくと，SMAと大動脈の間を拡大したまま走行し，下大静脈に入る．再び下大静脈内を見ると，血液が通る通路は狭小化している（C）．

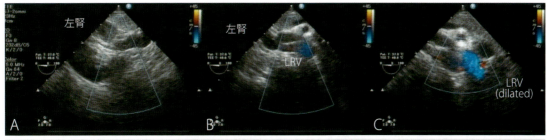

図3　麻酔導入後のTEE所見：左腎動脈

STEP 3：腎下部の下大静脈（図4）【V-04】

　下大静脈を見ながらプローブを進めると，腫瘍のない部分が描出される（A→B）．うっ滞し，拡大している．走査面を90°にすると，拡張した末梢側の下大静脈が描出される（C）．プローブを引いてくると，腫瘍が右腎動脈から下大静脈内に顔を出している部分が見える（D）．下大静脈の上方に見えるのは，上腸間膜静脈が脾静脈と合流して門脈になる部分である．プローブを引いてくると，腫瘍より頭側の下大静脈が見える（E）．ここでは勢いよく血流が流れ込んでいる．右腎静脈から流れてくる血流と合流する（F）．

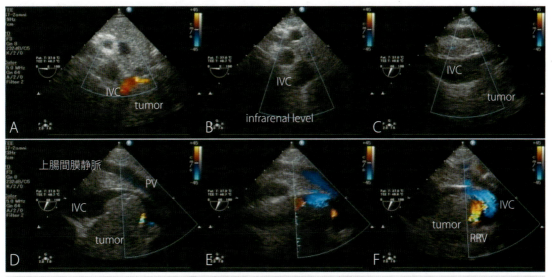

図4　麻酔導入後のTEE所見：下大静脈

摘出後

　下大静脈を切開して腫瘍を摘出した後，下大静脈を縫合閉鎖するが，その結果下大静脈の内腔が狭窄していないかをチェックしておく．

A 下大静脈内進展腎腫瘍

02　肝部下大静脈レベル

1　術前評価　（図1）

　腫瘍は，肝静脈合流部のやや末梢まで進展している【V-01】．短肝静脈を切離して肝を脱転し，肝静脈合流部直下で下大静脈を遮断し，腫瘍を摘出する．

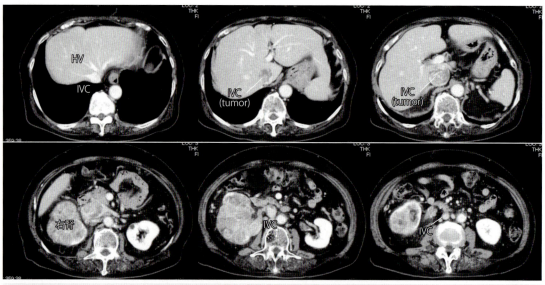

図1　術前造影CT所見

2　TEE評価　（図2）

　腫瘍先端近くの情報がほしいので，右房から下大静脈を描出する【V-02】．肝静脈合流部からプローブを進め，腫瘍先端を描出する（A）．この間の距離が1〜2cmあれば，肝静脈下で下大静脈を遮断し，pringle maneuverを回避できる．短肝静脈は処理できるが，accessary hepatic veinが低い位置から起始している症例もあるので注意する．
　腫瘍が下大静脈内腔をほぼ占拠している（B）．走査面90°で，腫瘍先端を描出できた（C）．腎周囲の剥離や下大静脈周囲の処理中に，腫瘍が崩れて遊離しないことを確認する．腫瘍が下大静脈を充満すると，中枢側より径が大きく一塊で飛びにくくなるが，腫瘍周囲で血流は加速しており，粗雑な操作を行うと腫瘍が崩れ，肺に飛ぶおそれがある（C）．

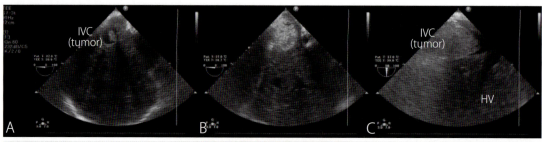

図2　下大静脈内腫瘍のTEE所見

③ Direct echo

下大静脈を遮断する前に，腫瘍をdirect echoで確認する（図3）【V-03】．腫瘍と下大静脈壁の間に血流が見えない部分は，腫瘍摘出後に一部が壁に残り，鋭匙で擦爬する必要があることがある．症例によっては，壁に浸潤し下大静脈の置換が必要となる．下大静脈を開いている時間が延長し，腰静脈からのback flowで出血が想定外に多くなるので，下大静脈を開く前に腰静脈をしっかり処理しておく．あらかじめ腰静脈内に腫瘍がないことをdirect echoでチェックしておくことはいうまでもない．また，腰静脈の処理中にも腫瘍を飛ばさないよう注意が必要である．

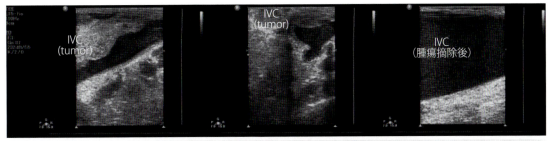

図3 下大静脈内腫瘍のdirect echo所見

下大静脈の短軸像で，腫瘍が同心円状に見えるときには，そのまま腫瘍栓は引き抜けることが多いが，右2つのパターンは，壁に固着あるいは浸潤していて遮断時間が長くなる可能性がある（図4）．

摘出後は，遺残がないことを確認する【V-04】．

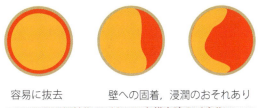

図4 短軸像のパターンと描出時のpitfall

④ 術中所見と手術 （図5）

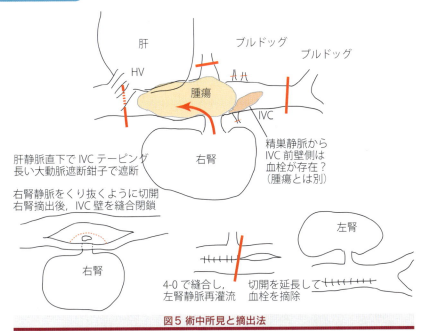

図5 術中所見と摘出法

A 下大静脈内進展腎腫瘍

03 右房に達するレベル

❶ 術前評価（図1）

　左腎腫瘍が右房にまで達している【V-01】．明らかな肺転移は認めない．心エコーでは，肝部下大静脈を充満し，右房に一部突出する腫瘍が認められる．

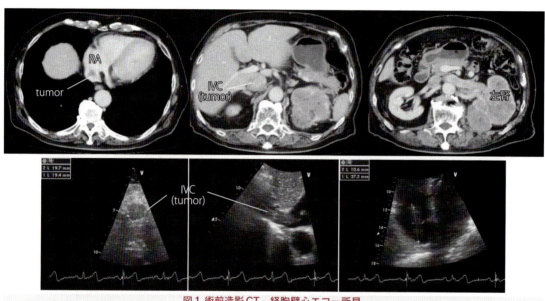

図1 術前造影CT，経胸壁心エコー所見

❷ TEE評価

腫瘍先端（図2）

　腫瘍先端は右房内で揺れており（A）【V-02】，下大静脈内では壁と接する（B）．手術操作で腫瘍は動くので，脱落しそうでないかをモニターする．3Dでは，全体像がわかりやすい（C〜E）【V-03】．

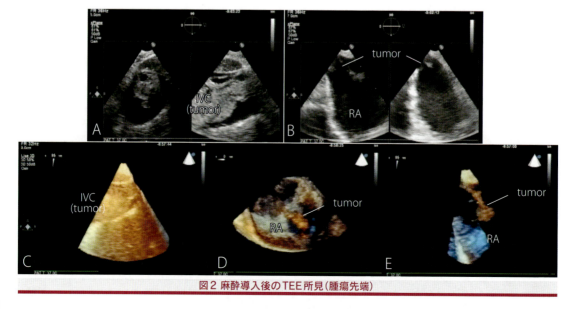

図2 麻酔導入後のTEE所見（腫瘍先端）

肺門部の肺動脈

肺動脈内に塞栓がないか確認しておく【V-04】．術中に腫瘍塞栓を起こしたとき，それを診断しどちらの肺動脈を開けるべきか判断するためのコントロールである．

③ Direct echo 評価　【V-05】

下大静脈（図3）

下大静脈の壁は，肥厚している（A）．正常の部分（B）と比較すると違いが明らかだ．うっ血のためにできた血栓と思われるが，壁に沿って腫瘍が浸潤している可能性もある．

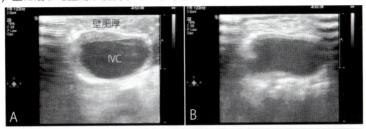

図3 下大静脈壁のdirect echo所見

脱血管（図4）【V-06】

脱血管を大腿静脈から挿入するとき，先端位置を触診をエコーで確認する（短軸像＋長軸像）．

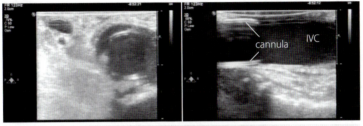

図4 脱血管挿入時のdirect echoモニター

④ 術後のTEE評価　（図5）【V-07】

腫瘍摘出後，腫瘍が残っていないことを確認する．

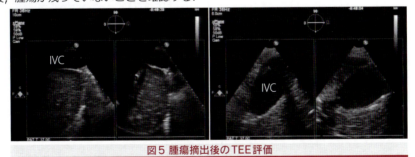

図5 腫瘍摘出後のTEE評価

COLUMN 36
体外循環なしで手術可能：本当にベスト？

学会では，「体外循環を使わず遮断だけで摘除できた」という報告がときどきあるが，はたして無血視野で確実に取れているのだろうか．遮断範囲の腰静脈をすべて処理できれば無血視野が得られるが，そうでなければ流血の中での摘出となる．もし腫瘍が遺残してしまうなら，体外循環を使わなかったことは手柄ではなく，その真逆である．体外循環を使い深低体温下循環停止として手術しても5年生存率が50％以上得られることから考えると，必ずしも体外循環は免疫能を低下させる，は言えないと思うが．

B 心臓内腫瘍

01 左房内の可動性腫瘍

① 術前評価 （図1, 2）

経胸壁心エコーで，左房内に約2 cmの腫瘍を認める．おそらく心房中隔に付着していると思われる．

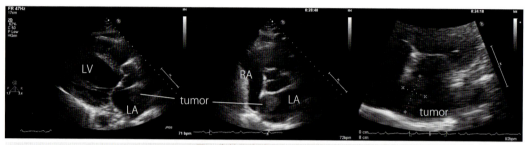

図1 術前経胸壁心エコー所見

最近，CTで付着部を含め詳細な情報が得られるようになった．手術の際に大切なのは，左房切開のときに腫瘍に切り込まないことである．術前評価では，付着部は心房中隔の近くだが，それが術野でどこになるかは教えてくれない．術中TEEで付着部位をはっきりと見定めて，右側左房切開する場所を決めるとよい．

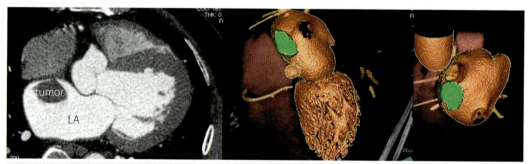

図2 術前造影CT所見

② 術中TEE （図3）

右側左房切開付近に付着部があるので(A)，Waterstone grooveを剥離し，少し心房中隔寄りで腫瘍の位置をTEEで確認した【V-01】．赤矢印は剥離なしに切り込んだ場合，緑矢印は剥離して切り込んだ場合の切開線の位置である．右上肺静脈のレベルには腫瘍はないので(B)，ここから切開すると安全である．

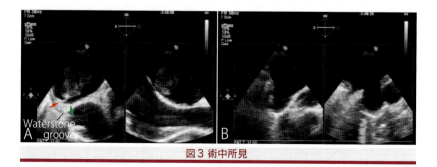

図3 術中所見

❸ 術中所見（図4）

深くgrooveを剥離し，TEEとdirect echoで見ながら付着部でない部位で切開した【V-02】．腫瘍は細いstalkで左房壁に付着しており，stalkはメッツェンバウムを当てるだけで外れてしまうくらい脆弱であった．肉眼的には粘液腫であった．付着部周囲の左房壁を5 mmくらい合併切除した．

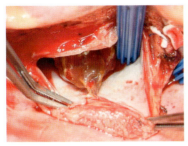

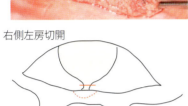

右側左房切開

stalkにメッツェンを当てるだけで切離
根部は左房壁ごと点線のラインで切除

図4 術中所見と切除手技

❹ 術後評価

腫瘍摘出後は，腫瘍の残存がないか確認しておく．万が一の再発時には，この画像がコントロールとなる．

COLUMN 37
右側左房切開か経中隔アプローチか

　左房粘液腫の付着部は，この症例のように右側左房に近いことが多い．腫瘍に切込むことを避けるため，右房から心房中隔を切開して腫瘍にアプローチする人もあるが，筆者は2つの理由から右側左房切開を推奨したい．

　1つは，付着部の位置が術野で見てわからないのが右房アプローチの理由なら，それはTEEや術野エコーで解決する問題だからである．術野専用のプローブがない，という人もいるだろうが，滅菌したプローブカバーはどこでも手に入るし，エコープローブはエコー装置が1台あれば済む話である．近くが見えづらいセクタプローブしかないなら，心嚢内にお湯を張って右房越しに見て距離をかせげばよい．本症例のように右側左房切開より背側に付着している場合は視野がよいが，天井側に付いている場合には，たしかに見にくい．しかし，付着部の両脇に鉤をかけて天井を鑷子で引き下ろせば見えるはずだ．

　もう1つの理由は，右房切開により術後に切開線を旋回する心房粗動が起こる可能性が出てくることだ．脱血管の挿入部にもメスは入るが，抜去後にタバコ縫合を締めるので心房粗動が成立する旋回回路が形成されないため，心房粗動の原因にはなりにくい．右側左房切開では，この心配がなくなる．

B 心臓内腫瘍

02　右房内腫瘍

① 術前評価 （図1）

CTで，拡大した右房内の大部分に造影欠損を認める【V-01】．末梢肺動脈に塞栓像を認める．心エコーで，右房内をほぼ充満する腫瘤と周囲の血流を認める．明らかなTS，TRの所見はない．

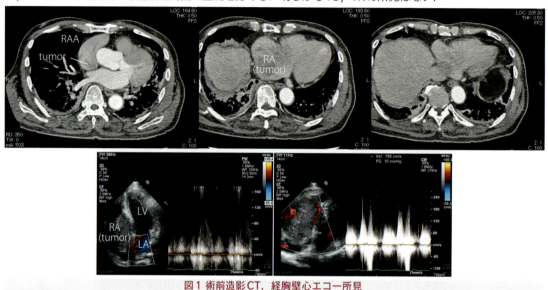

図1 術前造影CT，経胸壁心エコー所見

組織型は不明だが，悪性の可能性，三尖弁への嵌頓による循環虚脱を考慮し，手術の方針となった．

② 体外循環前の評価 （図2）【V-02】

右房内を大きく占拠する腫瘍が三尖弁に出入りし（A，B），周囲を血流が通過する（C）．おそらく粘液腫だが，飛ばさないように摘出することが大切で，付着部位の確認が必要だ．付着部はxPlaneで観察するのがよい．一断面では走査面と垂直方向に動くときにわかりにくい．付着部位は心房中隔であった（D，E）．

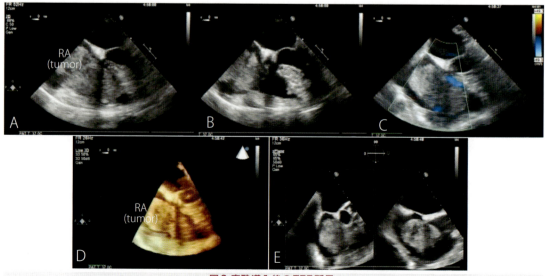

図2 麻酔導入後のTEE所見

❸ 脱血管挿入　（図3）【V-03】

　下大静脈脱血管は先端位置が低いと脱血効果が悪くなり，高すぎると腫瘍を破砕してしまう．TEEガイドで慎重に進める．あいにく深すぎて上大静脈に達したのですぐ位置を調整した．外科医とTEE術者の息を合わせることが大切である．

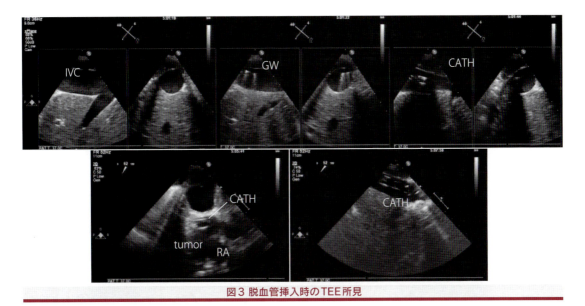

図3 脱血管挿入時のTEE所見

❹ 術中所見　（図4）【V-04】

　頭側では腫瘍が右房壁に接していないことをTEEで確認したうえで切開し，腫瘍を見ながら切開を広げた．腫瘍は右房内に充満しており，肉眼的には粘液腫である．三尖弁は圧迫されているが，腫瘍浸潤はなかった．卵円窩のやや頭側に約5 mmの茎で付着していた．壁を含めて切除し，自己心膜でパッチを当てた．

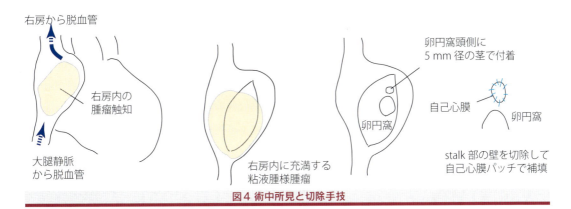

図4 術中所見と切除手技

❺ 腫瘍摘出後の評価

　　①右房内に腫瘍の遺残がないこと
　　②圧排のため評価できなかった三尖弁に異常がないこと
　　③肺塞栓を起こしていないこと

B 心臓内腫瘍

03 右房内巨大腫瘍

食欲不振，労作時呼吸困難で受診し，心エコーで心臓内腫瘤，心嚢液貯留を認めた．

❶ 術前評価

CT（図1）【 V-01】

腫瘍は右房腔の大部分を占め，心房中隔，三尖弁を圧迫している．右冠動脈が巻き込まれているが，内腔は維持されている．腫瘍は冠静脈洞に沿って左方へ伸びている．下大静脈が著明に拡張しており，右房入口部の狭窄が疑われる．明らかな肺転移は認めない．胸骨後面に大きなリンパ節を認める．

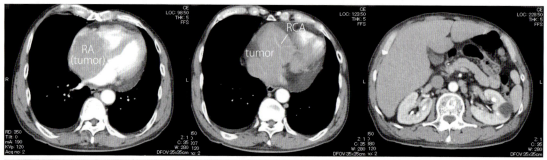

図1 術前造影CT所見

経胸壁心エコー（図2）

右房内の腫瘤は三尖弁を圧排し，周囲はモザイク血流である（1.7 m/sec程度）．下大静脈入口部近くの腫瘍が狭窄をきたしているようだ．下大静脈は拡大している．腫瘍は冠静脈洞に沿って進展している．

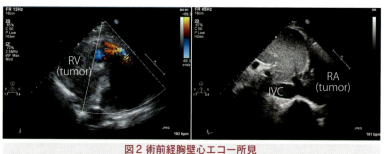

図2 術前経胸壁心エコー所見

❷ 治療方針

心嚢液の細胞診で悪性リンパ腫が疑われ，血液内科，循環器内科，心臓血管外科でディスカッションし，可能なかぎり腫瘍を摘出する方針となった．その理由は，以下のとおりである．

①腫瘍は急激に増大しており，早晩通過障害で循環が破綻する可能性が大きい
②B cell lymphomaなら化学療法が効く可能性もあるが，安定した血行動態と内臓機能が望ましい
③腫瘍組織が取れれば，組織診断が確定し，CD-DSTも可能となる

目的は通過障害の解除と組織の採取であり，深追いは禁物である．冠静脈洞方向の腫瘍は，手が出せないかもしれない．今回の手術では，reduction surgeryに徹する方針とした．

③ 体外循環前のTEE評価 【V-02】

腫瘍（図3）

腫瘍は充実性で輝度は不均一である．腫瘍は心房中隔，三尖弁を圧排している（A）．腫瘍の脇をすり抜ける血流はモザイクパターンである（B）．上大静脈近くの内腔のみ少しスペースがある（C）．

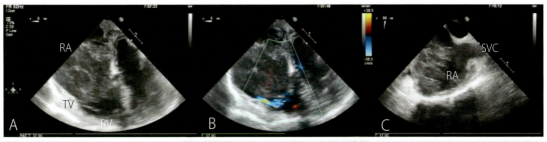

図3 麻酔導入後のTEE所見：右房内腫瘍

下大静脈（図4）

下大静脈は拡張し，内腔には血液がうっ滞し，モヤモヤエコーが見られる【V-03】．

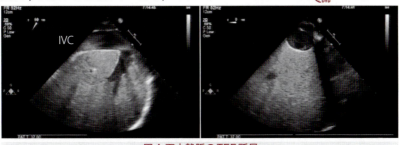

図4 下大静脈のTEE所見

三尖弁（図5, 6）

右冠動脈#2～3は腫瘍の中を通っており，血流シグナルが認められる【V-04】．

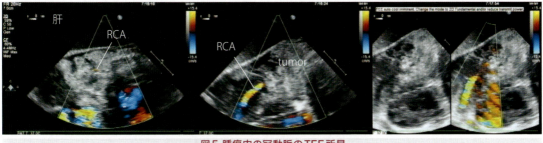

図5 腫瘍内の冠動脈のTEE所見

三尖弁は前尖は開閉し，弁尖への浸潤はなさそうだが，後尖や中隔尖はよく見えない【V-05】．

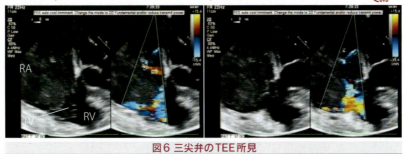

図6 三尖弁のTEE所見

❹ 術中のTEEガイド （図7, 8）

　開胸し，胸骨後面のリンパ節を迅速病理に提出すると，lymphoma疑い．脱血管は上大静脈と1本を大腿動脈から挿入した【V-06】．TEEで肝静脈合流部を描出し，先端が腫瘍に達しないようゆっくりと進めた．

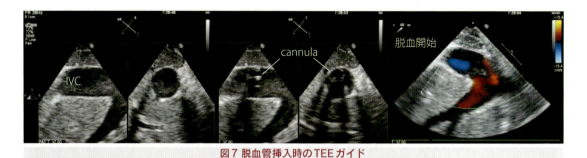

図7 脱血管挿入時のTEEガイド

　腫瘍がない箇所をdirect echoで見つけ切開した【V-07】．腫瘍の一部に血流を認める．

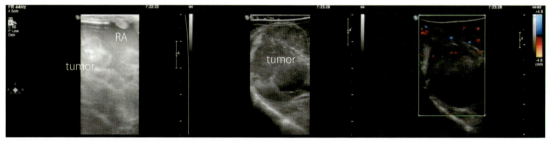

図8 右房切開時のdirect echo所見

❺ 術中所見 （図9）【V-08】

　右房には軟らかい白子のような腫瘍が充満していた．壁に連続性に浸潤し，en blocの摘出は不可能．三尖弁に浸潤は認めない．冠静脈洞は壁が腫瘍で置換され，入口部の開存だけ確認した．下大静脈の右房入口部は腫瘍でほぼ閉塞し，ターニケットを短時間外しながら腫瘍を摘除し，指が通る程度の内腔を確保した．

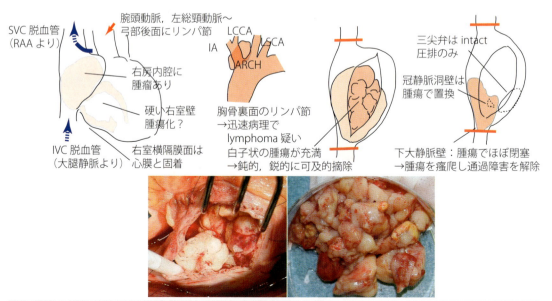

図9 術野所見と術式

❻ 体外循環後のTEE評価　（図10～12）

右房内の腫瘍は消失したが，心房中隔，冠静脈洞の中には残存している【V-09】．

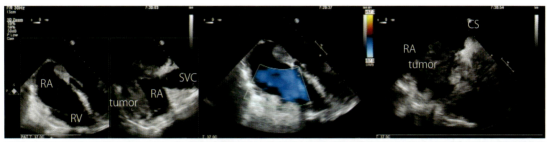

図10 摘出後TEE所見：右房・右室

右房入口部にも腫瘍は残っているが，閉塞をきたすほどではない【V-10】．

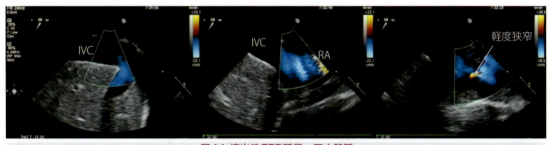

図11 摘出後TEE所見：下大静脈

右冠動脈周囲の腫瘍も切除しなかったので損傷はしていないはずだが，念のため右冠動脈はintactであること，左室のasynergyがないことを確認した【V-11】．

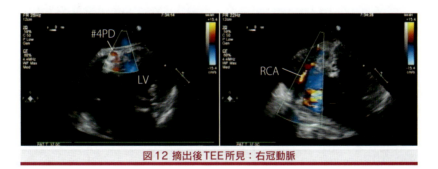

図12 摘出後TEE所見：右冠動脈

病理組織診断はB cell lymphomaであった．CD-DSTで数種類の抗がん剤に感受性が認められ（必ずしも文献で報告されているレジメンの内容とは一致しない），その結果に基づいてtailor-madeのregimenを決定し，術後の回復を待って化学療法を開始した．腫瘍は徐々に縮小中である．

B 心臓内腫瘍

04 肺動脈内腫瘍

半年前から空咳，血痰が出現した．胸部X線，CTで左上葉の腫瘤陰影を認め，増大傾向がある．

❶ CT （図1）【 V-01】

左上葉に辺縁不整の腫瘤を認め，造影CTで肺動脈内に陰影欠損を認める．辺縁不整で，中枢側は肺動脈弁，末梢側は分岐部に達する．一部は内腔をかなり占拠している．縦隔への明らかな浸潤の所見は認めない．

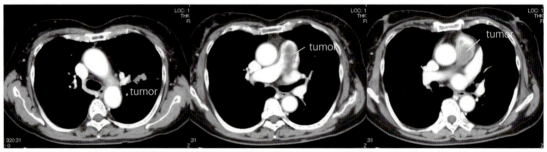

図1 術前造影CT所見

❷ PET-CT （図2）【 V-02】

左上葉の腫瘤にはごくわずかにFDGの集積を認めるが，肺動脈内腫瘍には非常に高い集積を認める．

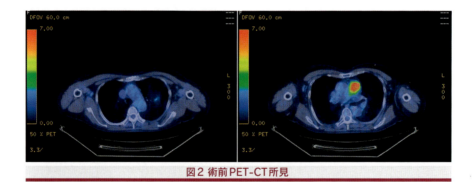

図2 術前PET-CT所見

❸ 治療方針の決定

いずれの組織型もどちらが原発かも不明であるが，次の2つの可能性が考えられる．

　　①肺腫瘍の縦隔リンパ節転移，肺動脈内浸潤
　　②肺動脈内原発の腫瘍とその肺転移

腫瘍の大きさからは②の可能性が高いが，大きさだけで判断できない．
血管肉腫に対する確実なレジメンはなく，右室負荷がかかった状態で確実性のない化学療法に「賭ける」のはためらわれる．肺動脈壁浸潤を含め完全切除ができても，逆に予後を悪くすることもあるようだ．
結局，②の可能性を主と考え，体外循環を用いて肺動脈腫瘍を摘出するが壁に浸潤している場合には決して深追いしない方針とし，手術の目的は次の2点に照準を合わせた．

　　①腫瘍を可及的に切除して肺動脈の高度狭窄状態を解除すること
　　②腫瘍組織を大量に得て，CD-DSTを行うこと

④ 麻酔導入後のTEE （図3〜5）

　腫瘍は肺動脈の内腔をほとんど占拠している．実質は不均一，辺縁不整で，悪性腫瘍を思わせる【V-03】．腫瘍の末梢端は分岐部近くに達している．肺動脈後面は凹凸で腫瘍と擦れ合う所見を認めず，浸潤している可能性が高い．その背側に左冠動脈が通っている．

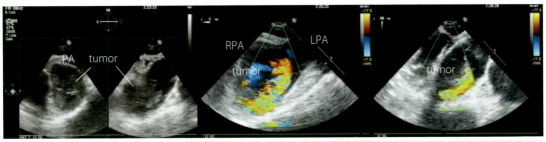

図3 麻酔導入後のTEE所見：肺動脈内腫瘍

　腫瘍の中枢端は右室流出路壁に達し，正常心筋との境界は不明瞭である【V-04】．肺動脈弁前尖は開閉が見られるが，後尖側は腫瘍に巻き込まれている．肺動脈弁逆流は認めない．

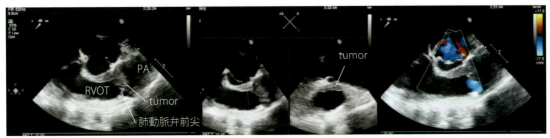

図4 麻酔導入後のTEE所見：右室流出路

　開胸後に術野エコーで観察した【V-05】．腫瘍実質は不均一で，壁への浸潤が疑われる．前壁側に隙間があるので，ここから切開できそうだ．肺動脈弁は，前尖はintactだが後尖は腫瘍内にある．

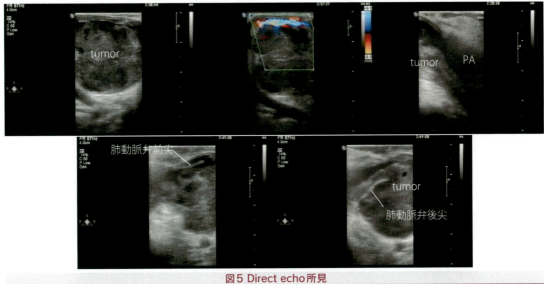

図5 Direct echo所見

❺ 術野所見　（図6）【V-06】

　肺動脈を切開すると，やや光沢のある，表面不整な白色調の腫瘍が見えた．明らかに壁へ浸潤しているため，腫瘍を崩しながら摘出した．後面は，壁を穿通して冠動脈を損傷しないよう，少しずつ切除した．末梢側は，分岐部に達しておらず，内腔を狭小化している部分を鋭的に切除した．

　肺動脈弁は，前尖のみintactで，後尖は腫瘍内に埋もれている．肺動脈弁を掘り出すのは，体外循環時間，心停止時間を延長するだけであり，全体としてメリットがないため，深追いしないこととした．

　右室流出路は，腫瘍が浸潤し，正常組織との境界は不明であった．明らかな通過障害がないため，そのままとし，中枢側，末梢側とも指が十分通ることを確認したうえで，肺動脈壁を縫合閉鎖した．

　これに続いて，胸骨正中切開の視野から左胸腔を開き，上葉の部分切除を行った．

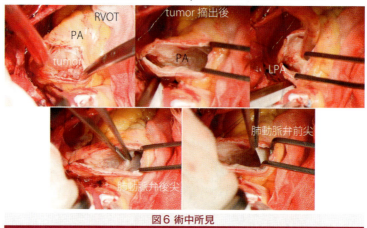

図6　術中所見

❻ 腫瘍摘出後の所見　（図7）【V-07】

　右室流出路～肺動脈の内腔は広く右室への負荷は解除できた．圧較差19 mmHgは許容範囲内と考えた．

　肺動脈弁は，後尖側がまだ腫瘍に包まれた形で可動性は失われているが，少し開放できる程度にはなっている．閉鎖時には軽度逆流がみられるが，この程度であれば心機能に大きな影響はないと考える．

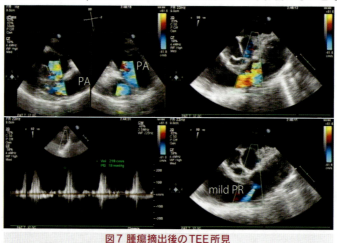

図7　腫瘍摘出後のTEE所見

❼ 術後経過

　術後の回復は順調であった．CTでは，右室流出路に腫瘍が残っているが，明らかな狭窄所見は認めない【V-08】．病理組織検査では，いずれも血管肉腫であり，肺動脈腫瘍の肺転移と考えた．

　CD-DSTで双方に感受性ありと判定された抗がん剤を用いて化学療法を行い，放射線治療を加えて経過観察中である．この際増殖をどこまで抑えることができるかが，今後の課題であるが，1年以上経過し再増悪は認めない．

C 心大血管への浸潤を疑う腫瘍

01 上行大動脈に接する腫瘍

❶ 術前評価 （図1）

胸腺腫疑いの症例．CT，MRIで上行大動脈，上大静脈，一部は肺動脈に広く接している【V-01～03】．おそらく浸潤はないと思われるが，念のためTEEで確認することとした．

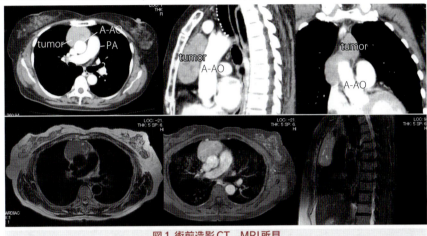

図1 術前造影CT，MRI所見

❷ TEE評価 （図2）【V-04】

UE ARCH LAX/SAXで腫瘍と接する面に，拍動，呼吸で擦れ合う所見を確認できた（A～C）．ME AAO LAX/SAXで上行大動脈と擦れ合う所見を確認した（D，E）．一部は上大静脈にも接するが，固着はない（F）．

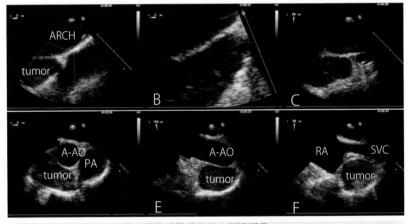

図2 麻酔導入後のTEE所見

❸ 術中所見 （図3）

胸骨正中切開でアプローチした．腫瘍は，前縦隔を広く占めており，頭側では弓部前面，尾側は上行大動脈前面のレベルに達していた．左腕頭静脈から胸腺静脈が入っていた．上行大動脈，上大静脈への浸潤は認めず，en blocに摘出した．

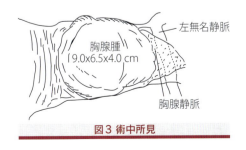

図3 術中所見

C 心大血管への浸潤を疑う腫瘍

02 下行大動脈に接する肺腫瘍

① 術前評価 （図1）

下行大動脈に接するmassを認める．CTでははっきりと大動脈壁の一層を追うことができない【V-01～03】．もし浸潤しているなら，大動脈壁の約1/3を占めるため，side clampで腫瘍を処理することが難しく，大動脈遮断し，パッチ形成あるいは人工血管で置換する必要もある．そうなると，部分体外循環の準備も必要となる．

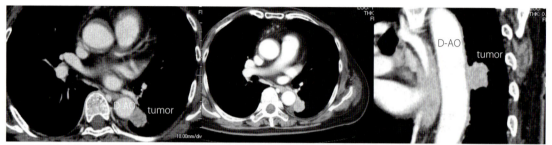

図1 術前造影CT所見

② TEE評価 （図2）【V-04】

腫瘍は下行大動脈に接しているが，大動脈壁の中膜（高輝度部分）は欠損しておらず，腫瘍と大動脈が擦れ合う所見が認められる．心拍動に伴って擦れ合う動きがはっきり見えない場合には，肺をinflationしてもらい，擦れ合う所見をチェックする．肺との位置関係により腫瘍の動く方向は異なるので，xPlaneを用いて直交する2断面でチェックするのがよい．どちらかで擦れ合いがみられれば，浸潤はないと判断できる．

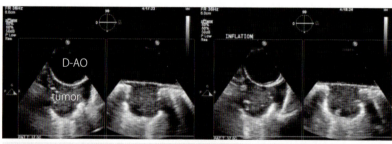

図2 術中TEE評価

C 心大血管への浸潤を疑う腫瘍

03 鎖骨下動脈に接する腫瘍

① 術前評価 （図1）

CT，MRIで，右鎖骨下動脈と右腕頭静脈に接する腫瘍を認める【V-01】．明らかな浸潤所見はないが，もし一部でも浸潤していれば，一時遮断の必要もある．

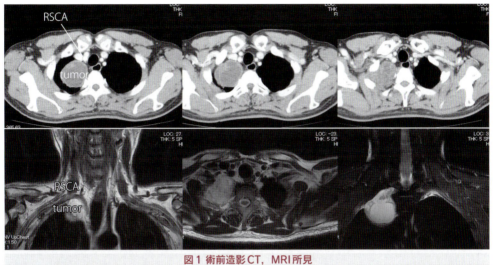

図1 術前造影CT，MRI所見

② TEE評価 （図2）【V-02】

呼吸で腫瘍と擦れ合う所見は認めたが，境界面は超音波が接線方向に入射し，不明瞭である．また，肺尖部では肺の動きが少なく，拍動も小さいため，擦れ合う所見がとらえづらい．これはTEE評価の弱点である．

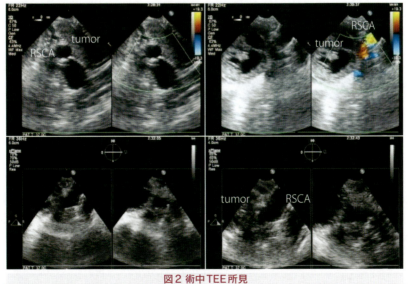

図2 術中TEE所見

③ 術中所見

右鎖骨下動脈，腕頭静脈への浸潤は認めなかった．

C 心大血管への浸潤を疑う腫瘍

04　腹部大動脈に接する腫瘍

❶ 術前評価　（図1）【V-01】

腹部大動脈と左腎の間にある腫瘍が左腎を圧排し，左腎動脈を囲んでいるが，内腔は保たれている．

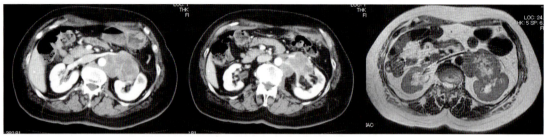

図1 術前造影CT，MRI所見

❷ 麻酔導入後のTEE　（図2）【V-02】

CEA，SMAはintactだが（A，B），左腎動脈の起始部は腫瘍に取り囲まれている（C）．壁構造が確認できないが，狭窄はない．周波数帯域，ハーモニックイメージングなどで腫瘍との界面を探ったが，あまり明瞭ではない（D～F）．TEE画像では大動脈の内面が不整に見え（G～I），浸潤の可能性ありと判断せざるをえない．

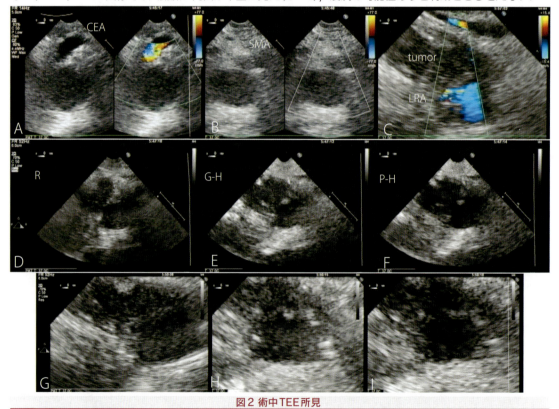

図2 術中TEE所見

❸ 術中所見

浸潤なく腫瘍は完全切除できた．高い周波数が使えず，超音波と接線方向であることが難点であった．

TOPIC 7
体外循環における safety net

01　送血管（📖 M-142, R-108）

　送血管は最も高い圧がかかる大動脈に挿入するため，いったん合併症が起こると重篤になりやすい．大動脈解離は死亡に直結しやすく，粥腫の破砕に起因する脳梗塞は術後のQOLを大きく損なう．最も大切なことは予防であり，次に大切なのは発生時の即時診断である．しかし，送血管挿入時に解離が起こってはいないか不安になることはあるし，手元の感覚では想像できないことも起こりうるのが実際のところである．これをうまく乗り越えるのに，外科医と麻酔科医（TEE術者）が「いいコラボ」で有効にTEEを活用する．ここでは，送血管に関連するTEE評価の手法やpitfallなどについてまとめた．

　脳梗塞の予防では「適切な挿入部位を決めること」が重要で，適切な場所がなければ送血路を変更する判断が必要である．CT所見を参考に，TEEとdirect echoで決めるのがよい（TOPIC 1）．大動脈解離に対しては，送血管挿入時にTEEで送血管先端をチェックするのがよい．そのためには先端が描出できなければならないが，普段から描出する練習をしておかなければ，いざというときに役にたたない．

❶ 送血管の描出 （図1～3）

　ME AAO LAXを描出し，xPlaneで遠位側に向かって短軸走査面を傾けて描出していく【📀V-01】．内腔に1cm弱突出する新たな高輝度陰影が送血管である．送血管先端からその前後につながる膜様物がないかをチェックする．

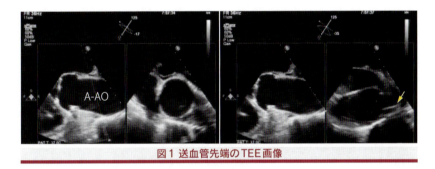

図1　送血管先端のTEE画像

　上行大動脈からうまく見えないときには，弓部から見るとよい．上行大動脈から見えた送血管は弓部からも描出できることが多い【📀V-02】．UE ARCH LAXでは見えないことが多いが，90°（xPlaneでもよい）で少し上行大動脈を見下ろすようにすると見えてくる．上行大動脈前面で超音波が強く反射するため（心膜を開いて空気が接しているため），上行大動脈の下方にmirroringがみられ，その中に送血管先端のmirroring imageが見えていることに気づいただろうか．

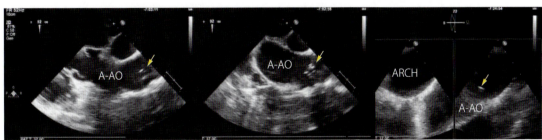

図2　上行大動脈，弓部大動脈の2方向からの描出

次の画像で見える高輝度陰影は送血管ではなく，右肺動脈内にあるSGカテーテルによる多重反射である【 V-03】．鑑別点は，次の2点である．

①壁からの距離が一定ではなく，変化すること
②位置が壁から離れすぎていること

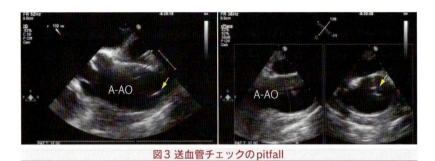

図3 送血管チェックのpitfall

アーチファクトであることを確認するには，プローブを前後に動かしたり，少し上方屈曲をかけるとよい．プローブ操作によって画像の位置や形が変化するようなら，アーチファクトである．

❷ 送血ジェットのチェック （図4）【 V-04】

術者は送血管の向きを正しく弓部大動脈に向けているつもりでも，送り出される血流が弓部の前壁や天井に向かい，内面にある粥腫や石灰化部分に吹きつけていることがある．その結果，粥腫を破壊したり内膜を剥離することもある．弓部の粥腫を飛ばしても，debrisは下行大動脈に流れ，脳梗塞を起こすことは少ないだろうが，内臓動脈や趾動脈への塞栓を起こすかもしれない．

ジェットが吹きつけそうな場所に粥腫がないか，送血前にTEEで確認しておき，ある場合には，送血開始時にジェットがそこに当たっていないかを確認する．ただ，送血を開始したとき，送り込まれる血液に含まれる気泡のため，カラーシグナルが飽和して見づらくなることが多い（A）．気泡がなくなると，ノイズが減る（B）．血流速度は1 m/secを超え，aliasingを起こすので，scaleを大きくするとよい（B→C，D）．

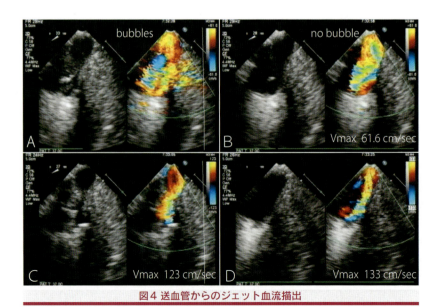

図4 送血管からのジェット血流描出

02 脱血管（📖 M-145, R-110）

脱血管はさっと入れたいが，入りにくかったり妙な抵抗がある，あるいはせっかく入っても「脱血不良」ということもある．左房切開で僧帽弁形成をしているとき，肺静脈から血液が返ってくるのは脱血不良が原因である．TEEを使って解決しよう．

① 下大静脈に挿入する脱血管

脱血管挿入時の抵抗（図1）

脱血管を下大静脈に挿入するときに感じる抵抗の原因は，方向が誤っていることがほとんどだが，もし右房内に右のような所見が見えたら，Chiari networkを考えよう【💿V-01】．方向が正しいことを確認しながら，数回やり直すと，入るはず．

図1 脱血管挿入時の抵抗：Chiari network

見える脱血管と見えない脱血管（図2）

下大静脈内の短軸像，長軸像で内腔に高輝度陰影が見えれば，脱血管があることが確認できる（A，B）【💿V-02】．超音波に直交する部分しか高輝度に見えないが，幅広い音響陰影を目安にするとよい．長軸像で超音波に垂直でない部分も高輝度となっているのは，脱血管の壁に埋め込まれているコイルのためである．高輝度陰影も見えず，音響陰影だけで真っ暗になってしまう所見も（C）【💿V-03】，食道のそばの下大静脈に脱血管があることを示している．

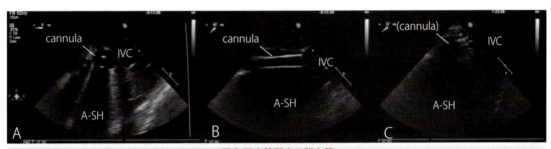

図2 下大静脈内の脱血管

Pitfall：肝静脈への迷入（図3）

脱血管が肝静脈に入ると，脱血不良をきたしやすい．挿入時には下大静脈に入っていても，脱血管や冠静脈洞カニューレを持ち上げたときに肝静脈に入ることがある（A）【💿V-04】．脱血管の先端が肝静脈合流部付近にあるときには，脱血管を持ち上げると数cm移動して，肝静脈に入りそうになる．別の症例でも，数cmほど脱血管が移動した【💿V-05】．各症例で移動距離は異なるので，TEEで確認する（B，C）．

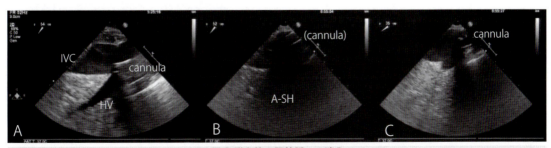

図3 脱血管の肝静脈への迷入

脱血効率の評価（図4）

脱血が悪いとき，2つの原因が考えられる．

①脱血すべき血液がない
②脱血管のトラブル

下大静脈の末梢が虚脱していれば，①を疑う．脱血管の位置を調整する意味はなく，体外への失血や胸腔内の貯留などをチェックする．下大静脈内腔が虚脱していないのに脱血が悪い場合は，脱血回路の屈曲か脱血管の位置をチェックする．TEEで，脱血管内の血流を可視化できる【 V-06】．脱血効率を見るもう1つの指標となる．

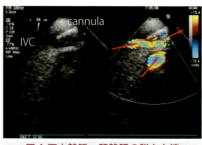

図4 下大静脈，肝静脈の脱血血流

❷ 上大静脈に挿入する脱血管

脱血管挿入時に抵抗を感じる場合，次の2つを考える．

①奇静脈への迷入
②上大静脈が細い

奇静脈が起始するのは右気管支レベルなので，TEEで直接描出するのは難しいが，肺動脈の天井レベルに脱血管先端があって進んでいかないなら，奇静脈への迷入を考える（図5A）．奇静脈の入口部は上大静脈の右側壁だが，脱血管が明らかに上大静脈の前壁に向かっていれば，まず奇静脈に入るおそれはないだろう（B）【 V-07】．奇静脈が上大静脈の後面近くから出る症例もある（C）【 V-08】．

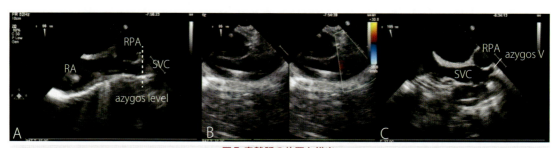

図5 奇静脈の位置と描出

上大静脈が細かったり，SGカテーテルやペースメーカーリードが抵抗となることもあるだろう．Bicaval viewからプローブの上方屈曲を使って見上げると，上大静脈の血流が見える（図6）【 V-09】．この像は，上大静脈に十分な径があるかをチェックするために使えるだろう．また，脱血管を抜去した後，狭窄をきたしていないかをチェックするときにも使える（ R-116）．

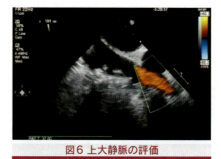

図6 上大静脈の評価

③ 経大腿静脈脱血管

この脱血管が必要になるのは，PCPS導入や再開胸など，状況がより複雑なときであり，挿入に関連したトラブルは少しでも回避したい．TEEの役割は，トラブルなく脱血管を最適の位置に留置するガイドである．見るポイントは，①ガイドワイヤ，②ダイレータ，③カニューレ先端位置である．

ガイドワイヤとカニューレの描出

ガイドワイヤが右房に入ってくると，細い高輝度の陰影が見える（図7A）【 V-10】．ガイドワイヤから少しずれているだけで見失ってしまうため，xPlaneの直交2画面で見るとよい．

間違えやすいのはSGカテーテルである．実際の画像ではガイドワイヤは径1 mm程度でSGカテーテル（径2 mm程度）より細いので見誤ることはないと思うが，ドタバタの中では，実際にはガイドワイヤが腎静脈に入っているのに，SGカテーテルを見てガイドワイヤと思い込み，脱血管を進めて静脈損傷を起こすといった可能性もある．SGカテーテルの来ない下大静脈内で確認するのがよい．

カニューレの像は，2本の高輝度線状陰影である【 V-11】．先端近くには側孔があるため，断続的な高輝度陰影となる．まだガイドワイヤが入っている間は，内腔にもう1本の高輝度の点状陰影が見える．

図8A～Cでは，まず左の画面にガイドワイヤが現れ，次いで右の画面に現れる．ガイドワイヤの長軸像では，下方に

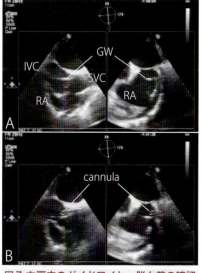

図7 右房内のガイドワイヤ・脱血管の確認

多重反射が現れている．D，Eでは，まずカニューレが右房に入り，次いで上大静脈に進むのを描出している【 V-12】．脱血効率をよくするためには，先端が少し上大静脈に入る程度がよい．

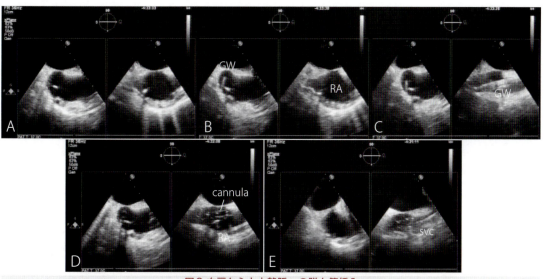

図8 右房から上大静脈への脱血管挿入

03 PLSVC (📖 M-155)

　PLSVCはまれではない．造影CTで見つかるが，単純CTしかないときには見落とす可能性がある．TEEでの確認法を身につけておこう．PLSVCがある場合，体外循環で次の2点に注意が必要である．

　　①右房を開く手術：追加の脱血管が必要
　　②逆行性心筋保護：心筋保護液が全身循環に流れない工夫が必要

❶ PLSVCの解剖とTEEによる描出

　左右無名静脈の交通があるものとないものがある．この症例では交通がない．PLSVCの走行は，右上大静脈と対称的である（図1）【💿 V-01】．左右無名静脈から，それぞれ上大静脈が出て，右が右肺動脈前面，右心耳−右上肺静脈間を下行するのに対し，左は左肺動脈前面，左心耳−左上肺静脈間を下行する．

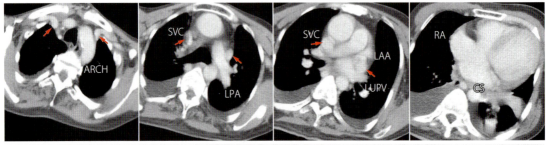

図1 PLSVCの造影CT所見

　ME 4Cで見える広い冠静脈洞（図2A）【💿 V-02】を左方に追うと，拡張した大心静脈が見える（B）．プローブを引くと，左心耳と左上肺静脈の間にPLSVCの短軸像が見え（C），左肺動脈前面を弓部前面に向かう．

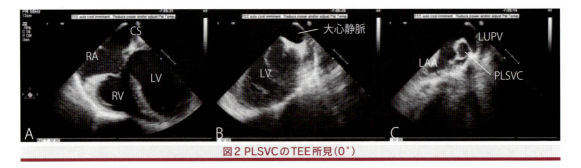

図2 PLSVCのTEE所見（0°）

　走査面を90°にすると，PLSVCの長軸像が左肺動脈の前面を上行している（図3A）．プローブを引くと，左気管支レベルでいったん画像が消え（B），弓部付近で再び現れる（C）．

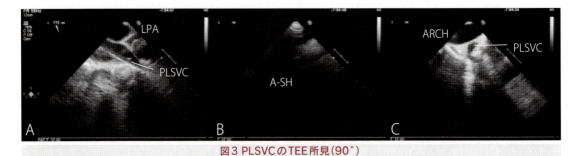

図3 PLSVCのTEE所見（90°）

右側を見てみよう（図4）【V-03】．四腔像からプローブを引くと上大静脈の後方を横切る右上肺静脈が見え（A→B）．90°にすると，上大静脈の長軸像の後方に右肺動脈の短軸像が見えている（C）．

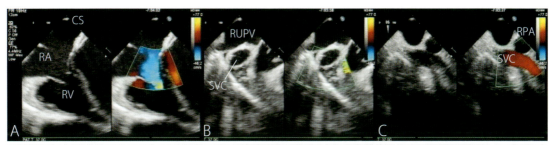

図4 右上大静脈

❷ 別の症例（図5）

冠静脈洞の大きさだけでPLSVCなしと判断できない．この症例では左右無名静脈間に交通はないが，冠静脈洞が大きくない【V-04】．

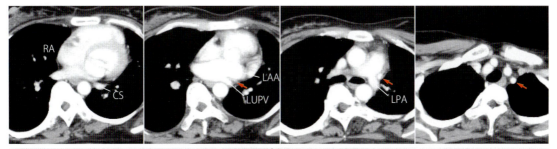

図5 冠静脈洞が大きくないPLSVC

TEE（図6）で見ると，冠静脈洞はほぼ正常大で（A），左房室間溝もやや大きい程度である（B）【V-05】が，ここから左上大静脈が上行する．左上肺静脈左心耳間で内径は小さいが，腔は存在しており（C），左気管支レベルでいったん画像は消えるが，左肺動脈の前面から弓部前面まで連続する管腔構造が確認できる（D，E）．走査面90°で血流は頭側→尾側である（F）．

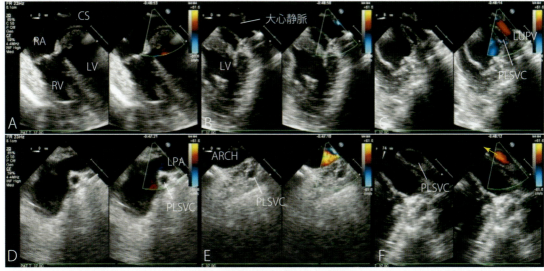

図6 冠動脈洞の大きくないPLSVC

04　逆行性心筋保護（📖 M-151, R-118）

　逆行性心筋保護は，上行大動脈を切開する手術で選択的心筋保護に要する時間を節約でき重宝するが，カニューレ挿入はしばしば若手外科医泣かせである．指で探っても入りにくいこともあり，小切開手術や再開胸例などでは手も入らない．挿入に手間取ると延々時間が経過し，焦って手技が荒くなると，右房後壁や冠静脈洞を穿破してしまう．また，挿入したカニューレが途中で右房内に抜けてくることもTEEでわかってきた．これらのpitfallについて実例を見ていこう．

① スムーズに入る

すっと入った（図1）

　スムーズに挿入できた例である【💿 V-01】．走査面0°で冠静脈洞入口部を画面中央に描出してxPlaneにすると，冠静脈洞と中心静脈の分岐が一望できる（A）．カニューレが入ると高輝度陰影と音響陰影が現れるが（B，C），高輝度陰影が見えず，音響陰影が頼りになることも多い．

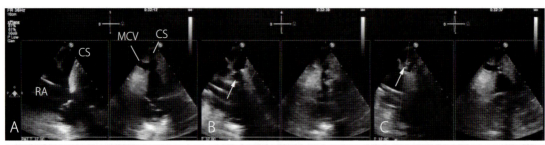

図1　スムーズな挿入

バルンと深さの調整（図2）

　バルンの表面は凹凸で，楕円形に配列する点状高輝度陰影として描出され（A〜C），冠静脈洞内での位置を知る目安にもなるが【💿 V-02】，カニューレの深さを音響陰影で判断してもよい．

　　①TG SAX：左室が音響陰影で隠れる（D，E）→数cmは入っている
　　②ME 4C：左房室間溝に高輝度陰影，音響陰影なし→深すぎない

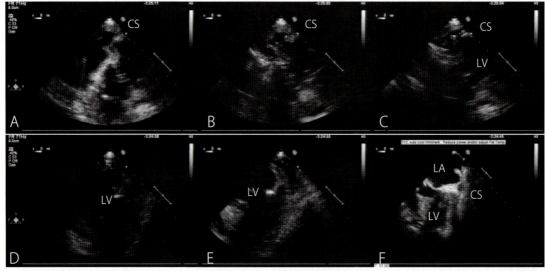

図2　バルンと深さの調整

❷ スムーズに入らない

カニューレが冠静脈洞入口部にあるのに冠静脈洞に入っていかない場合，考えられる原因は次の4つである．それぞれ，例とともに見ていこう．

　　　①入口部に正確に当たっていない
　　　②Thebesian valveでブロックされる
　　　③カニューレと冠静脈洞の向きが合わない
　　　④中心静脈に入る

症例1：手前ではねられて入らない（図3）【V-03】

正確に入口部に進まなければ，入らない．入口部の脇に当たっていることが多い．

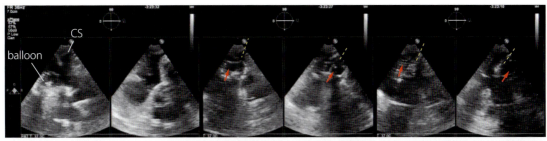

図3 入口部の脇に当たり入らない症例

症例2：近くに当たっている（図4）【V-04】

別の症例である．走査面0°で冠静脈洞を描出し，プローブを少し進めて中心静脈を描出した（A→B）．これをxPlaneで見ると，冠静脈洞から中心静脈が分枝するところが見える（C）．Dの右の画面では，カニューレが冠静脈洞入口部の真正面にあるように見えるが，左画面では入口部の脇に当たっている．改めて方向を修正して進めると，冠静脈洞に進んでいった（E→F）．このように直交2方向で見ると，最も確実にカニューレ先端を誘導できる．

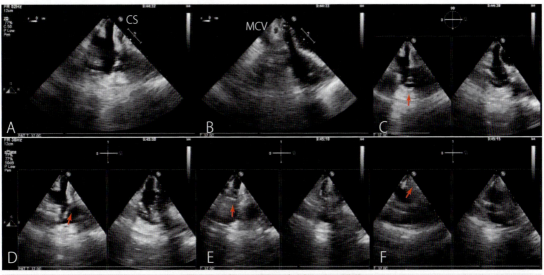

図4 入口部へのTEEガイドによる誘導

症例3：Thebesian valveでブロックされる（図5）【V-05】

はじめ，カニューレは右房後壁に当たっていた（A）．カニューレ先端の位置を修正して正しく入口部に向けて進めたが，入っていかない（B）．カニューレを引いたときに見ると，冠静脈洞の入口部を横切る膜状構造物が描出されている（C）．Thebesian valveである．ここにカニューレ先端を当てて1 cm程度前後すると，すっと入る（D，E）．

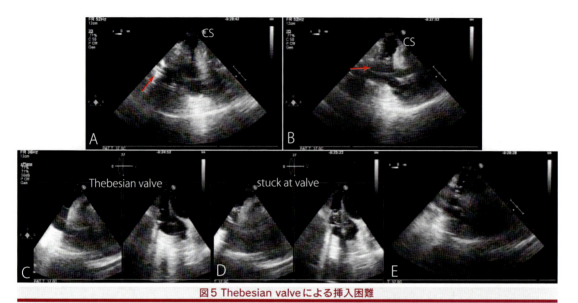

図5 Thebesian valveによる挿入困難

症例4：入口部の変形が原因（図6）【V-06】

この症例では，カニューレの方向と冠静脈洞の走行に大きな角度がある．入口部にカニューレ先端が正しく当たっても，画面右方の壁に当たって，進んでいかない可能性がある．

このような場合，うまく挿入するには，まず入口部にカニューレ先端があることをTEEで確認し，カニューレを軽く押しつけながら画面左方に平行移動する（術野では手前に移動する）．

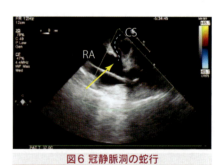

図6 冠静脈洞の蛇行

症例5：中心静脈穿破と血腫形成（図7）【V-07】

カニューレを進めると抵抗がある場合には，中心静脈への迷入を考えよう．無理に進めると穿破してしまう．この症例では，カニューレがなかなか入らず四苦八苦していたが，後で見ると後室間溝に血腫を形成していた．穿破した箇所が見えている．

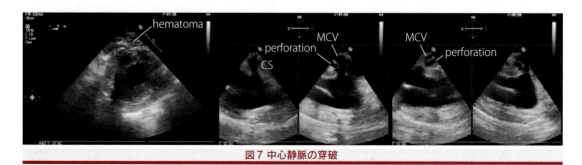

図7 中心静脈の穿破

症例6：中心静脈周囲の出血（図8）【V-08】

　別の症例である．TG SAXで後室間溝の厚みが増しており(A)，拡大してみるとその中にecho-freeの部分が見える(B)．中心静脈周囲への出血である．速度レンジを低くすると，静脈外に血流が見える(C)．走査面を90°にすると，血流のない腔がある(D)．おそらく穿孔した空間だ．心基部に向かう血流が取れる腔は，中心静脈である(E)．静脈圧なので，おそらく自然止血するとは思うが，術後管理で気にかけておこう．

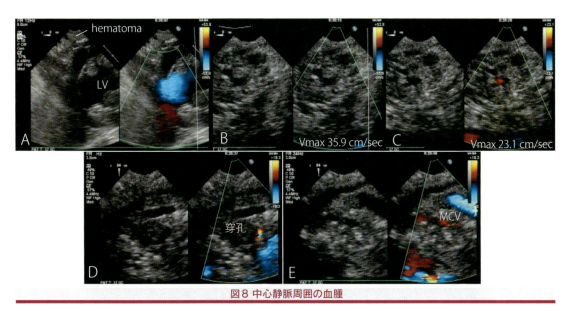

図8 中心静脈周囲の血腫

症例7：すぐに軌道修正（図9）【V-09】

　中心静脈の損傷は，未然に防ぎたい．この症例では，走査面90°で冠静脈洞～中心静脈を描出しているが(A)，冠静脈洞のない位置に音響陰影が見え始めた(B)．走査面90°ではここに中心静脈があるはずだ．カニューレを少し引くと，たしかにこの部位に中心静脈があり(C)，方向が誤っていたことがはっきりした．カニューレを冠静脈洞のほうに向け直し少しずつ進めると，バルンが冠静脈洞に入っていった(D～F)．

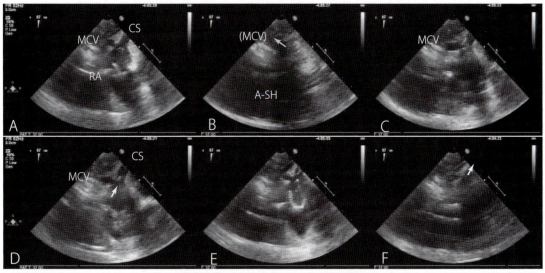

図9 カニューレ先端位置方向の軌道修正

❸ 入ったが抜けてしまう

いったん挿入した冠静脈洞カニューレが，抜けてしまうことがある．決してまれではない．挿入直後にバルンが半分脱落することもあれば，しばらくして抜けていることもある．ME側で脱落を見抜くことは難しい．もちろん，術野で気づくよしもない．TEEのみが頼りだ．

症例1：自然に抜ける（図10）【V-10】

カニューレは挿入されたが，スタイレットを抜いた直後にバルンが半分くらい抜けている(A)．心筋保護液を注入すると，容易に右房内に脱落するだろう．もう一度スタイレットを入れて，もう少し深めに進めた．

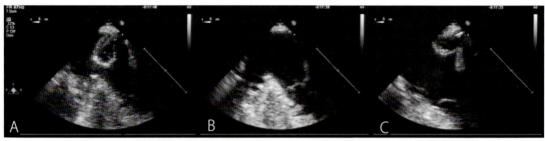

図10 冠静脈洞カニューレの脱落

症例2：完全に右房に脱落（図11）【V-11】

冠静脈洞に挿入した後，カニューレがすぐに抜けてこないことは確認したが，いつのまにかバルンが右房に脱落していた．脱血不良があり，脱血管を引っ張ったときに抜けてしまったのだろうか．

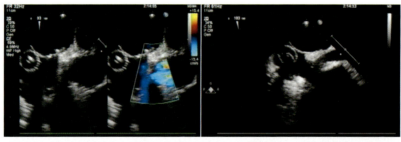

図11 バルンの右房への脱落

症例3：確認法（図12）【V-12】

心臓が虚脱すると，バルンが見えなくなり，脱落を見分けづらい．このときの切り抜け方を3つ紹介しよう．

　　①房室間溝からの音響陰影
　　　　TG SAX，TG 2Cで房室間溝から音響陰影
　　　　が伸びていることをチェック
　　②心筋保護液注入時のカラーシグナル
　　③心筋内血流

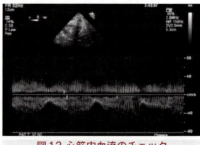

図12 心筋内血流のチェック

③は，パルスドプラで左冠動脈領域の心筋内にサンプルボリュームを置いて血流を測定する．右冠動脈領域でもシグナルが取れることがある．注入中に現れ終了時に消えれば，カニューレがきちんと入っていることが確認できる．

05　左室ベント（BOOK M-148, R-126）

　左室ベント挿入は基本手技の1つだが，pitfallもあり，合併症につながることもある．これらを回避しつつメリットを活かすため，TEEを活用しよう．ベントに関連したイベントは，以下のとおり．

①右下肺静脈，左肺静脈，左心耳への迷入
②左室の肉柱への刺入あるいは左室心尖部の穿通
③ベントカニューレによるMR

❶ カニューレの描出

　ベントカニューレがTEEで見えにくいことが，まず問題である．

左房内のカニューレ（図1）【V-01】

　右上肺静脈から挿入したカニューレは，左房内で高輝度となることもあれば（A），まったく見えないこともある（B）．プローブを動かしながら，音響陰影の移動でカニューレの位置を探る．

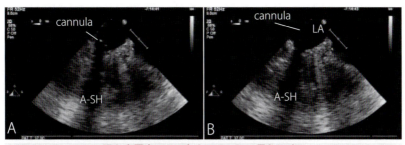

図1　左房内のベントカニューレ：見えにくい

左室内のカニューレ（図2）【V-02】

　左室内でもベントカニューレが超音波と直交している部分ははっきり見えるが（B, C），そうでなければまったく見えない（D, E）．この場合も音響陰影に注目する．

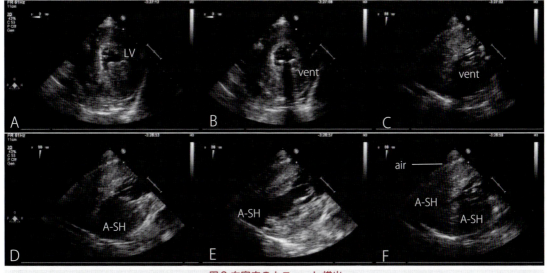

図2　左室内のカニューレ描出

❷ Misplacement

右下肺静脈への迷入

　カニューレの2本線のマークまで挿入したのに左室に現れない場合，カニューレは左房内のどこかにいるはずである．しかし，どうするかが問題だ．術者は，少し引いてはまた進め直す．何度やってもうまくいかない．このようなときは，やみくもにつつき回す前に，いったい左房内のどこにあるのかチェックしよう．

　この症例では，高輝度陰影が右上肺静脈から右下肺静脈に向かっていた（図3A，B）【💿 V-03】．挿入部から2，3cmで右下肺静脈に入るので，カニューレを少し引いたくらいでは軌道修正できないのは当然である．いったん完全にカニューレを抜き，方向を修正して進めたところ，左室内に高輝度陰影が現れた．しかし，2ヵ所に見えている（C）．左房内でも最も大回りするように左房壁に接してカニューレの陰影，音響陰影が見えた（D，E）．深すぎると判断し，少し引いたところ，陰影は1ヵ所になった（F）．気づかずにいると，心尖部近くの心筋内にカニューレ先端がめり込んでいたかもしれない．

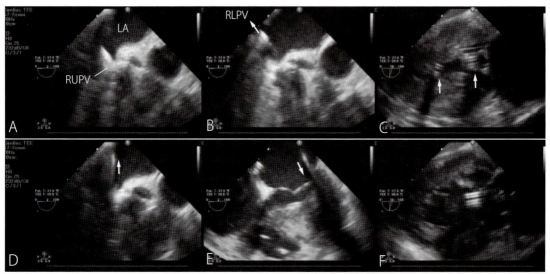

図3　ベントカニューレの右下肺静脈への迷入

　図4にmisplacementを起こしやすい部位を示す．術者のオリエンテーションで表示してある．右下肺静脈以外に，左上肺静脈，左下肺静脈，左心耳などである．また，左房内でループすることもある．それぞれ，向かう方向が異なっている．カニューレがどこに入ったかをTEEでつきとめることができれば，次のときにどちらに向きを変えたらよいかを考えることができる．たとえば，はじめに右下肺静脈に入ったのなら，少し反時計方向に回転して進め直す．左の肺静脈や左心耳に入ったら，10〜20°右に回転，あるいは先端の方向を変えて進める．

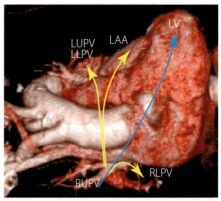

図4　ベントカニューレのmisplasement部位

❸ 深さの調整

左室に入ったベントが起こす合併症が2つある．

①先端が心尖部を穿破
②先端が乳頭筋と左室壁の間，肉柱に刺入

これらは，手元の感覚ではわかりにくい．特に，左室に入りにくく何度かやり直した場合には，神経が高ぶっていて手元の感覚はあてにならないだろう．ベントが深すぎると脱血不良となり，浅すぎると左房に抜けて左室のベンティングができなくなる．このようなトラブルを回避するには，先端がどこにあるかをTEEでチェックしておくのがよい．ここでは先端の位置を確認する方法をまとめよう．

先端の深さ（図5）【 V-04】

TG 2Cで左室の長軸像を描出し，xPlaneで心尖部から心基部に向かって走査面を傾けていくと，音響陰影と高輝度陰影が現れる．ここがカニューレの先端である．最初の画像は，心尖部から少し離れたところに先端がある．途中で深くなりすぎて不整脈が起こっているが，少し引き気味にしてからは落ち着いた．

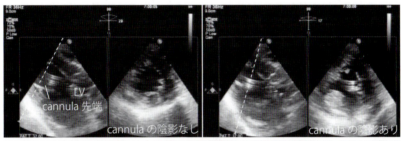

図5 左室ベント先端の位置の確認：TG 2CとxPlane

長軸像での確認（図6）【 V-05】

左室の短軸像を描出してからxPlaneで長軸像を見ると，断続的な高輝度陰影と広い音響陰影が見える．少しプローブを進めて上方屈曲をかけると，全体が見えるようになる．ここでプローブを左右に少し回転して音響陰影が現れる範囲と心尖部からの距離を確認する．先端が左室の中で中空に浮いて動いているのがよい．

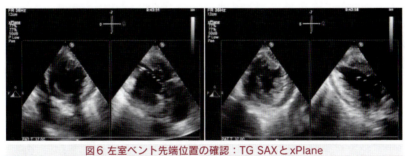

図6 左室ベント先端位置の確認：TG SAXとxPlane

肉柱内への刺入にも注意しよう．TEE所見は，次の2つである．

①左室内腔で高輝度陰影が端のほうにある
②高輝度陰影が自由に動かない

❹ ベントで起こるMR

ベントカニューレは，左室収縮再開後も空気抜きのためにしばらく留置しておくが，ベントに起因するMRが起こることがある．2つの機序がある．

ベント内腔を通じた逆流（図7）【V-06】

カニューレの先端近くの側孔から血液が入り，内腔を通って左房内にある基部よりの側孔から抜ける形でMRが起こる．僧帽弁を通る高輝度陰影の中に，血流が見えることもある．もちろんカニューレを抜去すればMRは消失する．

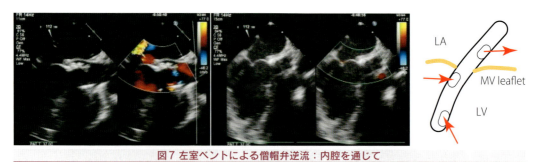

図7 左室ベントによる僧帽弁逆流：内腔を通じて

カニューレによる弁尖圧排（図8）【V-07】

ベントカニューレが弁尖を圧排することにより，弁尖の接合が失われてMRが起こる．この機序で起こるものがほとんどである．

僧帽弁形成術では，心拍動が再開したら早めにMR遺残がないかをチェックしたいが，ベントを抜去するまで正しい評価はできない．心尖部にまだ空気が残っているとき，まだベントを抜くわけにはいかない．MRの評価をするために空気には目をつぶってベントを抜くか，空気を除去するために抜かずにおくか，どちらを優先するかを判断する必要がある．この問題を解決する1つの方法は，迅速に左室内の空気を抜いてしまうことである．これについては，次項で触れよう．

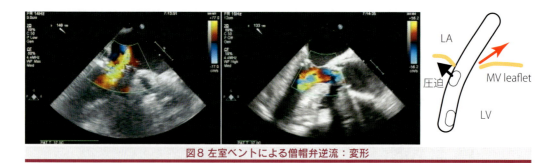

図8 左室ベントによる僧帽弁逆流：変形

06　心内遺残空気（📖 M-163, R-132）

　心内遺残空気は，開心術でいまだ解決されていない問題の1つである．術野から見えない空気に対し，外科医は「よかれ」と思う手技を，期待と願いを込めて繰り返している．しかし，ほとんどは効果を確認せずに行う，ある意味儀式ともいえる手技である．体外循環回路をセットアップするときに，回路から気泡1つに至るまで丹念に除く綿密さに比べ，体外循環離脱時に心臓内に数mL以上ある空気に気づかず放置したり，あるいは空気があると知って心臓を揺すって全身にまき散らすのは，ちぐはぐと言わざるをえない．

　一定量以上の空気が残っていると，空気塞栓によるイベントが起こる．問題となるのは冠動脈と脳血管である．気泡が多少詰まっても，時間がたつと毛細血管を通過し消えてしまうのだが，air blockが起こるほどの量が詰まると，梗塞を起こすこともある．

　以前は空気が原因ではと疑っても証明も否定もできなかったが，空気がTEEで可視化できるようになってから，冠動脈については因果関係がわかってきた．現在，TEEで空気がどこにどれくらいあるかを知るためにTEEを使い，除去のガイドにも活用している．

　ここでは，具体的なTEEの使い方を説明しよう．

❶ チェックする場所とタイミング

　空気には，①血液中を流れていく「気泡」と②かたまりで貯まる「貯留型」がある（📖 M-163, R-132）．空気のチェックと除去のポイントは，次の2点である．

　　　・有意なイベントは，貯留型空気，ときに非常に密で持続する気泡が起こす
　　　・気泡が舞い上がるときには，その上流に空気が貯留している

　見える範囲で貯留型空気をチェックする一方，気泡をたよりに上流に潜んでいる伏兵を探るのだが，主に見るべきところは次の4ヵ所である．

　　　①右上肺静脈と左室心尖部：数mL以上貯留
　　　②左房のR-spotと左心耳：1 mL程度貯留

　この4ヵ所は，大動脈遮断解除のときにすぐチェックする．右上肺静脈の空気は，左房，左室へ移動する前に退治しておきたい．描出の要点とpitfallをまとめよう．

貯留型空気（図1）

　貯留型空気には，ひとかたまりの空気（従来「貯留型」と言っていたもの）と気泡が集まったもの（「（粗大）気泡の貯留型」）がある．後者を加えたのは，これも冠動脈の空気塞栓を起こしやすいからである．

　右上肺静脈の左房入口部にまで充満した貯留型空気は，球状の表面のうち超音波に直交する部分だけ高輝度になり，ゆらゆら揺れる動きを呈し【📀 V-01】，空気の幅に相当する広い音響陰影を生じる（A：走査面20°）．右上肺静脈は，音響陰影に隠れて見えない．気泡の貯留型は，一列に並んだ高輝度陰影の背後にcomet tailsが見える（B：走査面120°）．これらはしばしば混在する．

　空気が右上肺静脈の左房入口部まで達していない場合は，肺静脈の入口部が描出でき，奥に高輝度陰影が見える（C）【📀 V-02】．この高輝度陰影が揺れることで，空気とわかる．見える範囲に高輝度陰影が見えなくなっても，肺静脈還流が始まると奥から気泡が出てくることがある．これは，奥に空気がまだ貯まっていることを示している．空気がなくなると，肺静脈還流があっても気泡が出てこなくなる（D）【📀 V-03】．

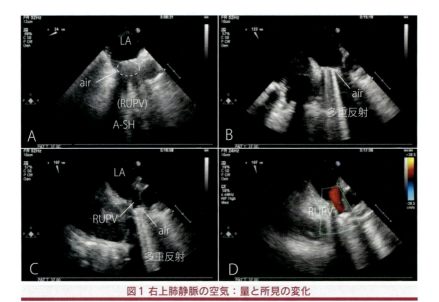

図1 右上肺静脈の空気：量と所見の変化

アーチファクト

空気は高輝度陰影とともにサイドローブを生じ，それが心腔内のmassに見えることがある（BOOK M-24, R-142）【DVD V-04】．図2Aのように，高輝度の空気から横方向にサイドローブが描出される．これを直交する走査面で見ると，軟らかそうなmassに見えることがある（B）．xPlaneで見ると，どこで走査されるかによって，見え方がずいぶん異なることがわかる（C）．これがアーチファクトであると見抜けないと，誤って不必要なsecond pump-runをしてしまい，患者に余計な負担をかけてしまうので，画像の解釈は大切である．もちろん，空気を除去すれば消滅してしまう．このような正体のわからない所見を見たときは，それがどこにつながっているかをきちんと見てから治療方針を決定することが大切だ．

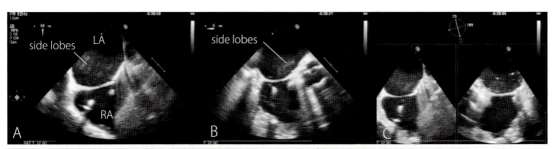

図2 左房内の空気からのサイドローブによるmass様陰影

サイドローブやcomet tailsは，3D画像にも現れる【DVD V-05】．図3に示すのはサイドローブとcomet tailsの3D表示である．

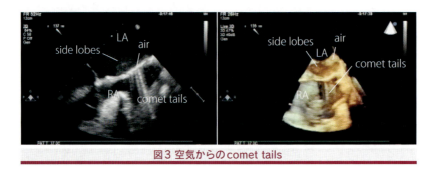

図3 空気からのcomet tails

❷ 空気の除去

空気がまだ心臓内にあると知ると，外科医は心臓を激しく揺さぶったり体を傾けてしっかり肺を加圧したり，空気を追い出そうとやっきになる．しかし，TEEで見ていると，空気を除去しようとするあらゆる操作に逆らって空気は心腔内に居座りつづける．原因は空気の浮力なのだが，かなり揺さぶっても空気はわずかに移動するだけで，すぐもとのところに戻る．

しかし，空気は別に意志をもってそうするのではない．冷静に考えれば，単に追出す方法が理にかなっていないだけのことである．浮力を逆手にとってTEEで見ながら出口に誘導してやれば，容易に空気を除去できるはずである．合気道と同様，相手の力を使って出口に向かって手招きすればよい．この時期は，壁を縫合したばかりで出血しやすいから，むやみに心臓を揺すらずに空気を除去できればそれに越したことはない．いくつかの例を示そう．

左房内の空気
指で誘導（図4）【V-06】

R-spotにある空気を誘導する出口は，左室ベント挿入部である．心嚢内に湯を張って，右上肺静脈のタバコ縫合をゆるめると，そこがR-spotより高ければ空気は出てくるはずである．しかし，実際にはR-spotと出口の間で，上大静脈と上行大動脈の隙間にある稜線がブロックしている．

上大静脈と上行大動脈の間から指を入れて左房壁を押さえ，空気を肺静脈側に移動させると，ベント挿入部から空気が出てくる．指の位置は，TEEで確認する．空気がR-spotと僧帽弁の間の左房の天井にある場合には，ここを押さえてもムダであり，左室のほうに押しやってしまうだけである．この場合は，まず右上の体位として，空気を少し肺静脈側に移動しておいてから，先ほどの操作を加えるとよい．

空気が肺静脈内にある場合は，右下の体位として肺を加圧する．肺静脈内の空気は，左房入口部に向かって押し出されてくる．そこをすかさずタバコ縫合から抜いてしまうのである．決して左房側に通してはならない．空気は，ベント挿入部がある天井側を通って移動するので，ここから出ざるをえないのである．

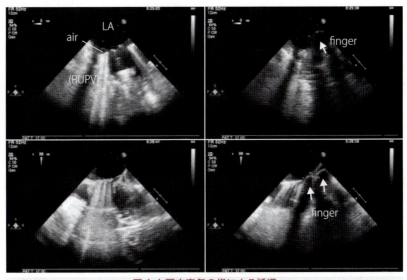

図4 左房内空気の指による誘導

もう1例供覧する（図5）【 V-07】．先ほどと異なり，大動脈弁が見えているので，空気を誘導するには，大動脈基部の横に指を入れなければならない．この画面で空気の右側に指先が見える必要がある（A，B）．一度押さえたのだが空気が残ったので（C），その脇にもう一度指を入れた（D）．空気がぐっと画面左に移動し（E），ベントの脇から抜けた（F）．

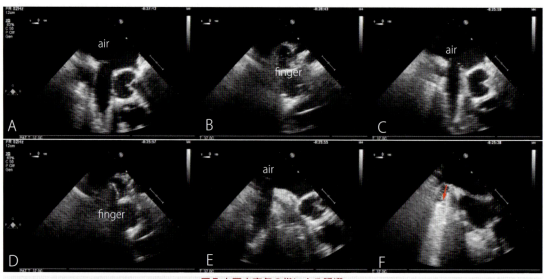

図5 左房内空気の指による誘導

ベントの側孔から抜く荒技（図6）【 V-08】

左室ベントの項で，ベント内腔を通るMRを紹介した．それと同様に，ベントを空気の通り道にしてしまうのである．ベントを左房に抜いてくると，側孔は右上肺静脈の近くまで来ている．心嚢内にお湯を張り，ベント挿入部のタバコ縫合を少しゆるめておいて，ベントカニューレを少し抜き差しすると，ベントの側孔がちょうど右上肺静脈壁に来たとき，内腔と心嚢内がつながり，空気が出てくる．ベント回路を少し引いているとき，側孔から空気がベント内を通って心肺回路に引かれる．TEEで見ていると，急に空気が消失する．

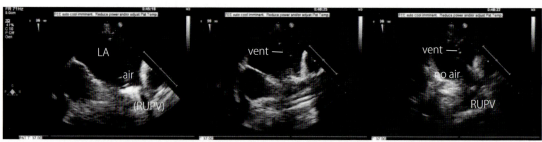

図6 左房内空気のベントカニューレによる除去

左心耳の空気
指で押し出す（図7）【V-09】
　左心耳の先端に空気が貯留することがある．貯留しているところを指で押さえて内腔に押し込むことにより，空気は左室のほうに流れていく．ただし，この方法がいつも奏功するとはかぎらない．

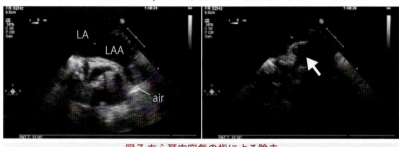

図7 左心耳内空気の指による除去

難しいことも（図8）【V-10】
　この症例では左心耳周囲が癒着していたのか，左心耳を指で圧迫しても押し込むことができず，空気をうまく除去することができなかった．このような場合は，このあたりをタッピングして追い出すのがよい．

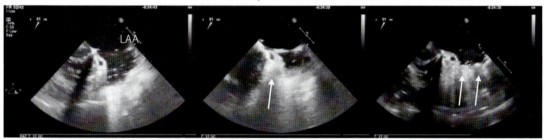

図8 左心耳内空気の除去困難例

左室の空気
ベントの活用（図9）【V-11】
　左室内の空気を抜くには，左室心尖部を持ち上げて針で穿刺吸引するのが手っ取り早いが，針を刺すのは抵抗があるという人もある．そもそも，MICSではこの方法は使えない．ここでは左室ベントを使う空気除去法を紹介する．
　左室ベントが左室内に留置されていても，そこから効率的に空気が引けたためしがなくいつまでたっても心尖部に空気が見える．これは，広い左室腔の中に浮いているベントカニューレと空気が離れているからである．しかし，ベントの大切な目的の1つは空気除去のはずである．せっかく前述のようなリスクを負いながら挿入するのだから，もう少し働いてもらわないと困る．心臓を揺すって舞い上がった気泡をベントカニューレの側孔から捕まえるなんて芸当は，空中のハエを箸で捕まえるようなものだ．誰が考えても非現実的だ．
　そこで，ベントが入っている左室を右室ごとぐっと圧迫して，左室腔をぺちゃんこにしてしまう．すると，ベントカニューレと空気の位置が近づき，空気が側孔の近くに来て吸引されやすくなる．ベントカニューレが心尖部近くにあると，ときに空気は抜けやすい．あまり左室の収縮が強くなると，圧迫することが難しくなるから，まだ収縮が弱い時期に試すとよい．

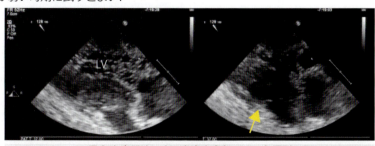

図9 左室圧迫による左室内空気のベント吸引

TOPIC 8
アーチファクト診断のキーポイント

TEEを用いて診断，モニターをする際には，解釈を誤ると，誤った方針決定をしてしまうので，いかに正しい診断，判断を下すかが大切である．ここでは，アーチファクトを取り上げる（📖 M-22）．大事なことは，

「見えているものは，本物かアーチファクトのどちらかである．
アーチファクトであれば，必ずその原因があるはずである．」

ということである．まず，7つの質問をする．自分なりに，論理的に納得できる説明を考えたうえで，解説を読んでみてほしい．

質問1 （図1）【💿 V-01】

ME AAO LAXで，上行大動脈内に線状陰影が見える（矢印）．細く短い線状影で，動画で見て可動性には乏しいようだ．おそらく大動脈解離のフラップではなく，STJの高輝度部分から伸びたサイドローブだが，もし前者だとたいへんなことである．確実に除外診断する根拠を示しなさい．

質問2 （図2）【💿 V-02】

ME AAO LAXで，右肺動脈レベルの大動脈腔内に明瞭な線状陰影が見える．動画で見ると，どんどん形が変化しているが，常にこのあたりに見えている．まるでカテーテルがここにあるように見えるが，もちろん大動脈内にカテーテルは入れていない．
これはどのようにして現れた陰影か？

質問3 （図3）【💿 V-03】

ME AAO LAXで上行大動脈の長軸像をカラードプラモードで描出している．上行大動脈の前方（画面下方）にカラーシグナルが見えているが，これは何の血流を示しているか．また，アーチファクトであるなら，その根拠を複数説明しなさい．

質問4 （図4）【💿 V-04】

ME AAO LAXである．矢印で示した線状陰影は，アーチファクトか．そうなら，多重反射かサイドローブか．その根拠は？これが大動脈解離による内膜フラップでないことをどうやって確実に証明することができるか．多重反射であるなら，どうして途切れるのか．

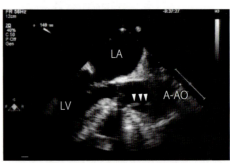

図1 上行大動脈内の線状陰影

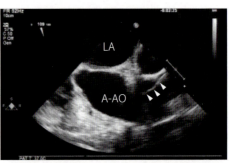

図2 右肺動脈レベルの大動脈内陰影

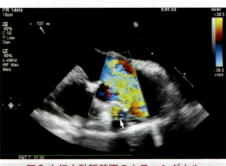

図3 上行大動脈前面のカラーシグナル

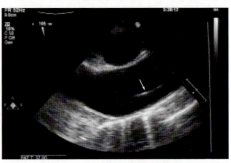

図4 上行大動脈内の線状陰影

質問5 （図5）【V-05】

AVR + CABGの症例で，LITAを描出しようと左鎖骨下動脈を描出していたら，並走する血流シグナルが見えた．CTをもう一度見直したが，このような構造はない．近くにあるのは左鎖骨下静脈だけだ．いったいこれは何か．そして，その根拠は？　また，どうしたらそれ以外の所見でないということが証明できる？

質問6 （図6）【V-06】

UE ARCH LAXのカラードプラモード画像である．弓部長軸像を描出し，血流を見ている．画面下方に見えるカラーシグナルは，画面下方から弓部に近づき，弓部に併走するカーブを描いているように見える．これは本当にアーチファクトか．もしそうなら，なぜこのような画像が現れるのか．また，弓部大動脈の内腔と色が異なる理由を説明しなさい．

質問7 （図7）【V-07】

弓部大動脈瘤の患者である．麻酔導入後に左室の収縮を評価しようと長軸像を描出したが，側壁側にアーチファクトがかかってまったく見えない．プローブを前後してみたが，らちが明かない．原因は何か．何とか評価する方法はないものか．

また，体外循環から離脱しようとしたとき，術者から「左室の動きはどうですか．心室にまだ空気がありますか」ときかれた．左室短軸像を描出しようとしたが，まったく見えない．また，空気があるかないかもわからない．どのように切り抜けたらよいか．

「何だ，見ればアーチファクトかどうかくらいわかるよ」と言うかもしれないが，ここに示すのは説明可能な例である．臨床の現場では，解読しにくいアーチファクトが次々と現れ，上のように言う人は見事にその罠に落ちてしまうだろう．あるいは，ちょっと考えて，簡単に「わかんねぇ」と言って勘に頼ってしまう．ここで見てほしいのは「考えるプロセス」であり，この問題は応用問題のための基礎ドリルである．

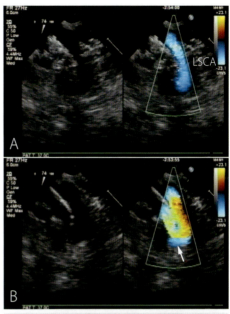

図5　左鎖骨下動脈の二重陰影

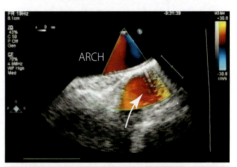

図6　弓部大動脈前面の血流シグナル

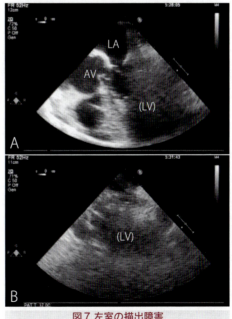

図7　左室の描出障害

01 解説：質問1（図8）【V-01】

この線状陰影は，3つの根拠でアーチファクトであると断言できる．

① 走査の角度を変える

プローブを少し進めて上方屈曲をかけると，大動脈壁と線状陰影の角度が変わる（A→B）．サイドローブはSTJの高輝度陰影の部分から始まり，トランスデューサから引いた線と垂直方向に伸びる（円の半径と接線の関係）．画像が回転しても，サイドローブの方向は変わらないので，相対的な方向が変わってしまうのである．

② カラードプラモード

血流シグナルがこの線状陰影の両側にまったく一様に描出されている（C）．もしこれがフラップなら，血流シグナルが線状陰影で多少なりとも分断されるはずである．あるいは，途切れたところから血流が回り込んでくるため，血流の時相がずれるはずである．途切れなく，タイミングもまったく同一の血流シグナルであることから，アーチファクトであるといえる．

③ 消える

プローブを少し回転すると，線状陰影が消失する（D）．サイドローブの原因になっている高輝度陰影部分が走査面から外れたためである．したがって，この線状陰影は，「面」ではなく「線」であることになる．線状のフラップはありえない．この画像では示していないが，走査面を回転したり，xPlaneモードでこの走査面と直交する走査面としたとき，この陰影が同じように線状であるなら，それはこの構造が「面」であることになる．

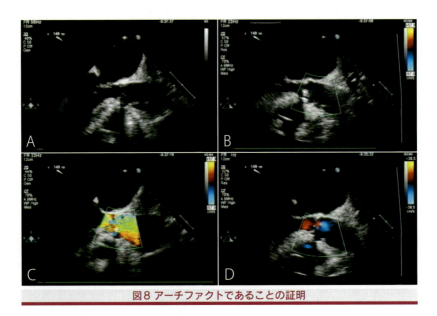

図8 アーチファクトであることの証明

以上の根拠から，この陰影はアーチファクトであると断言できる．

COLUMN 38 アーチファクトと本物の内膜フラップ

SCENARIOで複数の解離症例を紹介しているので，本物のフラップを今一度見てほしい．またTOPICで大動脈の石灰化がある症例をたくさん見せているが，ここに同様のアーチファクトが頻繁に見えている．繰り返し比べてみよう．

02 解説：質問2 （図9）【 V-02】

これは，トランスデューサと左房壁との間で起こった多重反射である．トランスデューサの位置とこの線状影を結ぶ線の中点をプロットすると，左房壁に重なる（A）．またB，Cのように線状陰影の位置や方向が変わっても，中点をプロットすると，左房壁に重なる．したがって，この線状影はトランスデューサ・左房壁間で多重反射してできたアーチファクトであることが確実となる．

サイドローブの可能性はないだろうか．心内遺残空気の項で走査面外の強反射体から起こったサイドローブがこの画面に現れることがあると，説明した．サイドローブの原因となるものが，この走査面のすぐ手前か奥に何かあるかもしれない．

しかしこの画像はサイドローブではない．理由は，このようなサイドローブを起こすもとの物体として考えられるのは，大動脈のそばにある肺動脈の中にあるSGカテーテルである．しかし，もしそうならDの画像で見える右室流出路と右肺動脈をつなぐライン上に走行していることになる．しかし，仮想のラインと外れており，方向も異なる．

また，この線状影と大動脈壁との角度が変化している．そのような物体があるだろうか．筆者はここまでで自分が納得したが，もしそれでも納得できないなら，もう2つ確認すればよい．

①プローブを上方屈曲するとトランスデューサと左房壁との距離が縮まり，下方屈曲すると大きくなる．それに応じて線状陰影の位置がトランスデューサに近づいたり離れたりすれば，多重反射であることがさらにはっきりする．
②カラードプラモードでこの線の両側の血流のタイミングや色調が分断されているなら，ここに物がある．線の存在を無視するように両側のカラーシグナルが一様なら，カラーシグナルの上に線状陰影が重ね書きされたことになる．つまり，アーチファクトである．

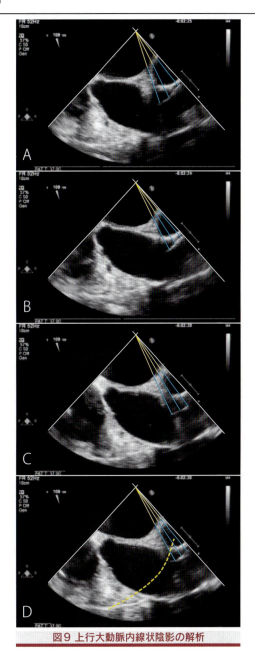

図9 上行大動脈内線状陰影の解析

COLUMN 39
アーチファクトの原因は1つではない

上行大動脈の石灰化や心嚢内の空気（心膜開放後）もアーチファクトの原因となる．xPlaneで多重反射の見えるところに走査面を合わせ，その画面内に上記のような原因となる陰影がないかをチェックしよう．

COLUMN 40
多重反射：反射面もさまざま

ここで説明したのは，トランスデューサとの間の多重反射だが，どの壁の組み合わせでも，その間で多重反射は起こりうる（ M-24）．

03 解説：質問3 (図10)【V-03】

これは，大動脈前壁にある石灰化病変により生じた音響陰影の中に現れた mirroring image である．その根拠を3つあげよう．

❶ 音響陰影のないところには現れない

Aで，音響陰影のあるところにはカラーシグナルが見えるが，すぐその隣にはシグナルがみられない．ここに本当に血流があるなら，この血流が流れ込み，流れ出るところが必要である．この画像でカラーシグナルが見えているのはこの狭いスペースだけなので，そのような流入・流出スペースがあるとしたらこの走査面の手前か奥にあるはずである．

それを確認するには，xPlaneで直交する画像を描出してみればよい．同様な音響陰影とカラーシグナルが見え，それが1，2cm程度の幅なら，1，2cm四方の腔の中でこれだけの血流が持続するということになる．それはありえない．

そもそも，解剖学的にこの場所にそんな構造はない．

❷ 高輝度陰影の前後で色が反転している

Aではモザイクパターンとなっているためよくわからないが，B，Cでは大動脈壁の前後で血流の方向が逆転している（大動脈内は赤，外は青）これはmirroringの特徴に一致する．

❸ 大動脈内に血流がないときは現れない

C，Dは，A，Bのすぐ後に続く拡張期の像である．大動脈内の血流シグナルが消えるとき，音響陰影内の血流シグナルも同様に消えている．つまり，完全にシグナルの時相が一致している．これもmirroringの特徴に合致する．

何よりBモードシグナルが得られない領域にドプラ信号が得られるのはありえない．

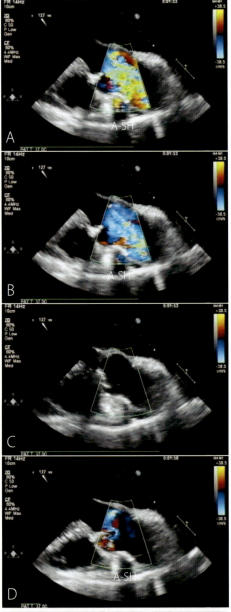

図10 上行大動脈前面のカラーシグナルの解析

このmirroring imageの判断が大切になるのは，右冠動脈血流があるかどうかを確認するときである．大動脈弁のトピックで何度も出てきたが，右冠動脈血流と大動脈前壁の石灰化によって生じる音響陰影内のmirroring image はたいへん紛らわしいし，ときにあたかも連続した右冠動脈腔の血流のように見えることもある．もし，右冠動脈血流が途絶えているのに「血流があるから大丈夫」と判断してしまったら，右冠動脈領域の心筋虚血が持続し，心筋傷害が持続するという実害が出てしまう．その意味で，「たかがアーチファクト」でもきっちりとした判別が大切なのである．

04　解説：質問4 （図11）【 V-04】

これは，多重反射である．同様な陰影はサイドローブでも現れるが，そうでないことを説明しよう．

❶ 原因となる高輝度物体がない

サイドローブなら，この線状陰影を追っていくと，原因となる高輝度陰影が走査面上，あるいはその近くにあるはずである．少なくともAの画面には見られない．

❷ xPlaneでもチェック

走査面外をチェックするためxPlaneを用いた．この線状影から外れたところに走査面をおいたときには，対側の画面には陰影は現れない（B）．しかし，線状影の部分で走査すると，対側画面にも線状陰影が現れる（C）．つまりこの陰影は3Dで見ると面状である．

❸ 宙ぶらりん

線状影の両端は，途切れていて宙に浮いた構造である．ということは，実像ではない．Dを見ると，この線状影は音響陰影の部分で途切れる．もしこれがサイドローブであれば，音響陰影の部分でも現れるはずである．

以上の理由から，この陰影は多重反射である．それが現れるメカニズムをEに示す．

右肺動脈後面とトランスデューサとの間の多重反射では，距離が2倍にならないので話が合わない．右肺動脈の前壁と後壁の間であれば，2倍になる．しかしこんなにぼんやりした後壁なのに，なぜくっきりした多重反射となるのだろう．

その答えは，2つ．まずフォーカスがnear fieldに合っていないこと．もう1つは，near fieldの感度が落ちていることである．

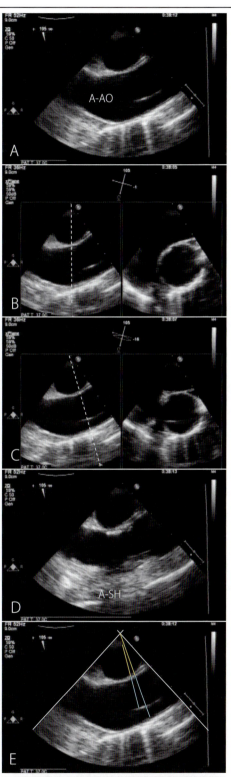

図11　上行大動脈内線状陰影の解析

05 解説：質問5 （図12）【V-05】

左鎖骨下動脈壁の石灰化，あるいはそれに隣接する肺の表面の強い反射によって起こった mirroring image である．理由を説明しよう．

① 時相

一見してわかることは，2つの血流の時相がまったく一致していることである．もしこれが実像なら，動脈が並列して2本あることになる．重複する発生異常もあるかもしれないので，この一点のみで否定することはできないが．血流があるなら，CTを見れば造影されて見えているはずである．

② 前後の連続

下の方の管腔を中枢側に追っていくと，途中で消える．壁の石灰化あるいは隣接する肺が途切れたところでmirroringは生じなくなるためである．実像なら，この腔に血液が流入する源がないことになり，つじつまが合わない．

③ 音響陰影に伴う

AとBの違いは，血管壁の下に伸びる音響陰影の有無である．Bでは音響陰影が見える．短軸像でも同様である(C)．

④ 別に鎖骨下静脈がある

プローブを動かすと，隣に伴走する左鎖骨下静脈が見えた(D)．血流はゆるやかで，方向が逆である．また，血流パターンが異なることで，アーチファクトでなく静脈であることがわかる．

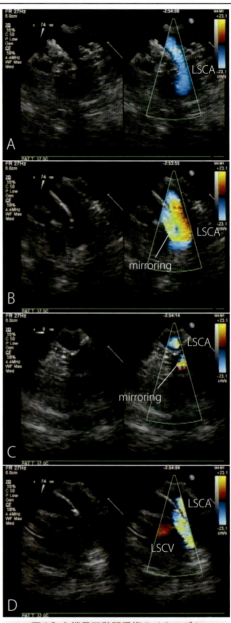

図12 左鎖骨下動脈重複のメカニズム

COLUMN 41
mirroring部位でも血流が測れる？

血流をmirroringの部分で測ったらどうなるだろう．もちろん実像で測るのがよいのだが，あまりにもうり二つなので，どちらで測定してもよさそうにも思える．しかし，この例はたまたま入射角がほぼゼロだが，90°近いときには血流の方向が反転することを考えないといけない（質問3のC）．つまり，誤差が生じる．

06 解説：質問6 （図13）【V-06】

弓部の前面にこのような構造はないので，一見してアーチファクトであることは察しがつくだろう．しかし，論理的に説明できるか？

下方の陰影は，弓部の前壁と後壁の間で起こった多重反射である（B）．中枢側の走査面はトランスデューサからの距離が大きくなるため，画像はずいぶん下のほうに描出される．6時方向から来て，大きく湾曲し，3時方向に向かう形となる．ちょうど弓部の前壁が斜めの凹面鏡となり，それに反射して映し出される像のようである．

さて，動画を見て，大動脈内とmirroring陰影の血流に微妙な違いがあることに気づいただろうか．同じ物を見ていて，実像のmirroringであるのに，必ずしも時相も色も合致していないのである．

答えは簡単である．mirroringといえども，そのタイミングは実像の血流と同一のはずである．mirroringで見えている血流は，弓部大動脈内で見えている像より中枢側の血流のmirroring imageなので，弓部大動脈内の実像より早いタイミングになるのも当然だろう．また，カラーに違いが出てくるのは，前者の血流シグナルの入射角が実像と異なるからである．つまり，中枢側の血流のmirroringでは大動脈前壁が鏡となり，入射角がほぼゼロとしてとらえられ，より勢いのよい，より鮮明な赤色の血流シグナルとなるのである．

ちなみに，同じ症例の左鎖骨下動脈の血流をお見せしよう（C）．そばに見えるのは，アーチファクトではなく，伴走する左鎖骨下静脈である．DとEは少し時間をずらして撮った画像である．まず動脈の血流が現れ，次いで静脈の血流が現れる．血流の拍動の勢いも時相も異なる．途中で左鎖骨下動脈の壁が石灰化している部位にさしかかるとき，一瞬鎖骨下動脈のmirroringが現れて，すぐ消えることに気づいただろうか．

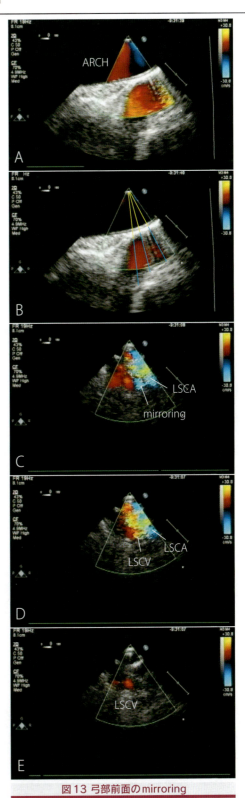

図13 弓部前面のmirroring

07 解説：質問7【V-07】

　図7Aで視野を妨げているのは，左肺である．CT（図14）で，食道と左室側壁を結ぶ線上の房室間溝に肺がある（B）．陽圧換気では自発呼吸下のCT時より肺がさらに拡張するので，さらにこの影響が強くなる．

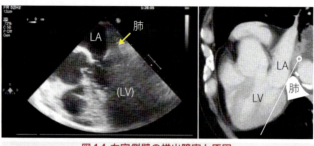

図14　左室側壁の描出障害と原因

　解決法を3つあげよう（図15）【V-08】．
解決法1：経胃アプローチ（C）：見る方向が変わるので，見えやすくなる（A）
解決法2：プローブの側方屈曲，換気量・PEEPを減らす，心囊内に湯を満たす（B）
解決法3：xPlaneを使う→側壁以外の3方向が見えるようになる（C）

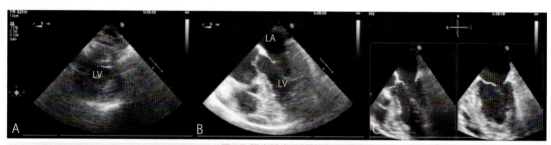

図15　描出障害の解決法

　図7Bで左室が見えないのは，右冠動脈の空気塞栓で下壁が超音波をブロックしたためである．空気が抜けるまで10〜20分待たなければならないが，早めに評価したいなら，側方屈曲，呼吸の合間で見えるときを探す．あるいは，90°の走査面で見えるようになることもある（図16）【V-09】．

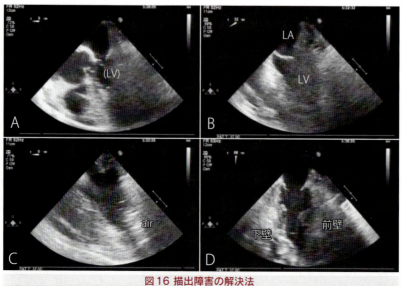

図16　描出障害の解決法

索 引

和 文

あ，い
アーチファクト　292
新たな解離　8, 19

意識障害　2, 26, 53

う
右冠尖
　──弁腹　198
　──石灰化　198
右室流出路　264
右房内
　──巨大腫瘍　260
　──腫瘍　258
　──脱落　282

え
腋窩動脈送血　5, 22, 108
　──大動脈解離　33
エントリー
　7, 15, 24, 28, 44, 51, 65, 67
　──閉鎖　66
エンドリーク　66, 69

か
外傷性TR　225
ガイドワイヤ　69, 78, 275
解離
　──エントリー　149
　──逆行性進展　71
　──亀裂　114
解離性大動脈瘤　32
下行大動脈　269
　──接する肺腫瘍　269
　──破裂　33
加速血流　181, 184, 185, 192
下大静脈　251, 252, 255, 260
　──拡大　250
　──カニューレ　50
　──内進展腎腫瘍　250
カテ室　42
カバーステント　72
カラーMモード　16
肝下部下大静脈　50
眼球エコー　4
眼球ドプラ　8, 31
鉗子　126
肝静脈　50, 273

冠静脈洞　278
　──カニューレ　49
肝静脈洞　260
感染性心内膜炎　120, 211
冠動脈
　98, 102, 106, 114, 143, 193
　──aliasing
　　182, 184, 186, 188, 189
　──起始部　81
　──グラフト閉塞　78
　──洞
　　──石灰化　203
　　──変形　280
　──入口部　76
　──評価　100, 179
　　──緊急手術　179
　　──限界　190
　　──心肺停止　179
　　──大動脈解離　179
　──壁　84
　──細い血流シグナル　182
肝動脈　27
灌流障害　3

き
奇異性塞栓症　75
機械弁　118
偽腔
　──起始　154, 155
　──血栓化　20
　──血流　16
　──送血　5, 18
　──内血栓　28
器質化血腫　124
　──アプローチ法　125
　──胸腔像　126
起始部石灰化結節　172
奇静脈　274
逆行性
　──心筋保護　278
　──進展　21, 36
　──解離　63
吸引嘴管　126
急性A型大動脈解離　14
　──置換範囲　14
急性B型解離　38
弓部分枝　152
胸水　124, 142
胸腺腫　267

く
空気
　──気泡　287
　──心内遺残空気　96, 287
　──塞栓　300
　──貯留型　287

け
携帯エコー　2
経大腿静脈脱血管　275
　──カニューレ　275
血圧低下　64, 71
血圧脈波検査　84, 93, 176, 178
血液診療技師（CVT）　70
血管外血腫　62
血管肉腫　266
血腫除去　127
血性心囊液　45
血栓閉塞型大動脈解離　46
血餅　7
腱索断裂
　215, 216, 217, 219, 225

さ
サイドローブ
　17, 288, 292, 295, 297
鎖骨下動脈に接する腫瘍　269
左室
　──拡大　12
　──拡張能　79
　──血腫　125
　──後壁後血腫　141
　──内狭窄　105, 109
　──破裂　9, 12
　──ベント　12, 283
　──流入血流　127
三角切除　215, 216, 217, 220
三尖弁　211, 240, 260
　──形成　211
三尖弁尖石灰化　197
三尖弁輪
　──拡大　223
　──形成術　223
　──石灰化　198
酸素化障害　78

し
自己心膜パッチ　238
失神　41
縦隔

301

索引

――血腫　40, 240
　――内 echo-free space　39
　――内血腫　61
　――内出血　34
収縮性心膜炎　225
周波数帯域　224
粥腫　157
腫瘍
　――遺残　259
　――外科治療　249
上行大動脈　94, 102, 103, 107, 110, 114, 148
　――拡張　195
　――高度石灰化　90, 107
　――循環停止下　90, 135
　――石灰化　81, 88, 101, 102, 110
　――病変　144
　――接する腫瘍　267
　――置換　133
ショック　53
徐脈　20, 41
心外膜下出血　7, 30
心筋
　――虚血　63
　――内血腫　237
人工腱索　221, 226
人工弁
　――stuck　244
　――機能不全　78
　――生体弁破壊　247
　――ディスク閉鎖不全　119
　――透視　244
心室中隔造影効果　48
心タンポナーデ　3, 9, 11
　――解除　3
心嚢
　――液貯留　41, 47
　――ドレナージ　9
心房中隔　258

す
ステントグラフト　60
ステントポスト　145

せ
脊髄
　――灌流評価　72
　――虚血　64, 68
線状陰影　292, 294

そ
造影
　――効果　48, 62
　――透視　62
　――漏出　62
総頸動脈　4
送血管　271
　――描出　271
送血ジェット　272
送血路　4, 14, 18, 23, 56, 112, 135
僧帽弁　211
　――逸脱　215, 217
　――形成　211
　――後尖逸脱　216
側腹部痛　26

た
大心静脈　276
大腿動脈送血　5, 35
大動脈
　――炎　207
　――解離
　　――フラップ　132
　――基部　27
　――出血　227
　――置換　4, 21, 29
　――遮断　51, 108, 112, 113
　　――鉗子　85
　――切開　81
　――前壁高度石灰化　129
　――破裂　37, 64, 71
大動脈二尖弁　120, 121, 123, 133, 143, 144, 195, 196, 236
大動脈弁　193
　――圧較差評価　194
　――交連脱落　29
　――連続する石灰化　102
大動脈弁尖高度石灰化　99
大動脈弁腹　194
　――石灰化結節　194
大動脈弁輪
　――径　116
　――高度石灰化　142
　――石灰化　97, 111
　――部膿瘍　121, 236, 238
体表エコー　37
多重反射　295
脱血管　78, 255, 259, 273

脱血効率　274
単純 CT　2
断端形成　24

ち，て
中心静脈　279
　――周囲の出血　281
　――穿破　280
超音波減衰　49
腸管
　――虚血　14, 17, 34
　――蠕動　38
陳旧性心筋梗塞　44

低酸素血症　75

な，に，ね
内膜肥厚　168, 169

二次腱索　139, 140

粘液腫　259
　――付着部位　258

の
脳灌流障害　8
脳梗塞　115
脳分離体外循環　6, 53, 57
膿瘍腔　123

は
肺静脈　86, 87
肺動脈
　――腫瘍　264
　――内塞栓　255
　――弁　265
破裂　40

ひ
脾静脈　38, 155
左冠動脈　136
　――起始異常　205
　――入口部　130
　　――石灰化結節　130
左胸腔内出血　34, 63
左鎖骨下動脈　70, 80, 82, 83, 93, 94, 98, 129, 164
　――起始部　92
　――狭窄　174
　――塞栓　69

――蛇行　166
――内膜隆起病変　170
左心耳　96
――内血栓　93, 95
左腎静脈　251
左腎動脈　155, 250, 251
左総頸動脈　70
――狭窄　91
左椎骨動脈　57, 59
――単独起始　56
左不全麻痺　26
左腕頭静脈　150, 267
脾動脈　38, 155

ふ

腹痛　13, 14
腹部大動脈　55, 82
――血流　127
――接する腫瘍　270
――置換　65
――閉塞　163
腹部内臓
――虚血　33, 55
――血流　61, 63
分枝灌流障害　19

へ，ほ

閉胸　74
ペースメーカー感染　240, 242
ベントカニューレ　284
――misplacement　284
弁輪リング　214

房室間溝　300

み

右腋窩動脈　32
右下肺静脈　284
右冠動脈　52, 260
――起始異常　144, 203
――血流　104
――石灰化結節　129
――洞石灰化　201
――入口部狭窄　189
右鎖骨下動脈　22
――単独起始　110
右上肺静脈　256, 289
――閉塞　86
右腎動脈　155, 250
右総頸動脈　22, 152
水試験　211

脈管系浸潤　249

む，め，も

無気肺　79, 91

迷入　283

モニター　59
モヤモヤエコー　67

ゆ

疣贅　228, 230, 232, 242

り

リアルタイム3D TEE　212
リード　240, 242
リウマチ性MS　233
リエントリー
　66, 67, 68, 72, 155
両側胸水　92

わ

腕頭動脈　150, 153

欧文

#4PD　76, 100
3D zoom　212

A, B

accessary hepatic vein　252
ACT　61
Adamkiewicz動脈　68
AR　54, 55, 56, 138, 206
AVR　193

blind zone　148
B型解離　65

C

CD-DST（抗がん剤感受性試験）
　249, 260, 264
CEA　163
――灌流障害　21
comet tails　288
commissural scallop　219
CT　6
――室　40, 42
CVT（cardiovascular technician：
　血液診療技師）　70

D

daggerパターン　106
debranch　60, 65
――TEVAR　60
direct echo
　25, 29, 37, 52, 84, 100, 103,
　104, 107, 136, 148, 157

E

engage　133, 137
extravasation　62

H, I

hybrid OR　10

informed consent　75

L

leaflet（亀裂）　248
LITA　82, 85, 99, 164
live 3D　213
LMT　186

M, N

MAC　230
MICS　148
migration　66
mirroring image
　165, 189, 192, 296, 298,
　299
mobile plaque　154, 158
motion effect　154
MR　89, 138, 145
　──遺残　218

NIRS　5, 59

P

PCPS　77, 78, 161
perivalvular leak　96, 114, 131
PFO　74, 75, 89
pledget　119
PLSVC　120, 122, 276

pump conversion　159

R

raphe　134, 196, 236
reduction surgery　249, 260
rSO_2　8, 30, 31, 35
R-spot　287, 289

S

short LMT　88, 89, 139, 194
side clamp　156
sigmoid septum　116
SMA　155, 163
STJ
　──石灰化　199
　──直下　102
subclavian steal　23, 93
suspension　29

T

TAP　227

tear　45
TEEガイド　126
tethering
　89, 91, 138, 139, 143, 145
TEVAR　65
Thebesian valve　279, 280
to-and-fro　15, 17, 62
touch up　60
transvalvular leak
　118, 131, 141
Trousseau症候群　236

U, V, W

ulcer　186
ULP　46, 51

Valsalva負荷時　105
VF　11
VT　74, 77

waterstone groove　256

● 著者略歴 ●

渡橋 和政（おりはし かずまさ）

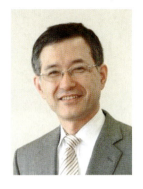

1957年生まれ
1982年　広島大学医学部卒業
1988年　広島大学医学部助手
1988年　客員研究員，米国アルバート・
　　　　アインシュタイン医科大学麻酔科
1991年　広島大学医学部附属病院第一外科助手
1999年　同講師
2002年　広島大学大学院医歯薬学総合研究科講師
2006年　同准教授
2011年　高知大学医学部外科学（外科二）教授
　　　　現在に至る

所属学会

日本超音波医学会（専門医，指導医），American Society of Echocardiography，日本外科学会（外科専門医，指導医），日本循環器学会，日本胸部外科学会（指導医），日本心エコー図学会，日本心臓血管外科学会（心臓血管外科専門医），日本心臓血管麻酔学会（評議員），ほか

主要著書

- 「ER・ICUエコー活用術」，へるす出版，2002
- 「病棟必携―心臓血管外科ハンドブック」，南江堂，2003（分担執筆）
- "Clinical Transesophageal Echocardiography : A Problem-oriented Approach(2nd Ed)"，Konstadt SN, Shernan SK, Oka Y(eds), Lippincott Williams & Wilkins, 2003（分担執筆）
- "Transesophageal Echocardiography in Anesthesia and Intensive Care Medicine(2nd Ed)"，Poelaert J, Skarvan K(eds), BMJ Books, 2004（分担執筆）
- 「DVDでみる経食道心エコー法アドバンス」，南江堂，2007
- 「経食道心エコー法マニュアル（改訂第4版）」，南江堂，2012
- 「レスキューTEE（経食道心エコー法）―シナリオから考えるトラブルシューティング」，南江堂，2014
- "Transesophageal Echocardiography (2nd Ed)"，Omoto R, Konstadt SN, Orihashi K(eds), Shindan-To-Chiryousha, 2012（分担執筆）
- 「心臓血管外科研修医コンパクトマニュアル」，メディカ出版，2013（監修）
- 「携帯エコーを使った「超」身体所見」，メディカ出版，2015

実戦TEE（経食道心エコー法）トレーニング―動画で学ぶ術中戦略〈DVD付〉

2016年9月30日　発行

著　者　渡橋和政
発行者　小立鉦彦
発行所　株式会社　南江堂
〒113-8410　東京都文京区本郷三丁目42番6号
☎（出版）03-3811-7236　（営業）03-3811-7239
ホームページ　http://www.nankodo.co.jp/
印刷・製本　公和図書
装丁　夜久隆之（Amazing Cloud Inc）

Operationally-oriented TEE training : for intraoperative strategy
© Nankodo Co., Ltd., 2016

定価はカバーに表示してあります．
落丁・乱丁の場合はお取り替えいたします．

Printed and Bound in Japan
ISBN978-4-524-25985-4

本書の無断複写を禁じます．
JCOPY 〈（社）出版者著作権管理機構 委託出版物〉

本書の無断複写は，著作権法上での例外を除き，禁じられています．複写される場合は，そのつど事前に，（社）出版者著作権管理機構（TEL 03-3513-6969，FAX 03-3513-6979，e-mail: info@jcopy.or.jp）の許諾を得てください．

本書をスキャン，デジタルデータ化するなどの複製を無許諾で行う行為は，著作権法上での限られた例外（「私的使用のための複製」など）を除き禁じられています．大学，病院，企業などにおいて，内部的に業務上使用する目的で上記の行為を行うことは私的使用には該当せず違法です．また私的使用のためであっても，代行業者等の第三者に依頼して上記の行為を行うことは違法です．

付属 DVD 使用の際の注意事項

1. 本 DVD は，DVD-Video 形式です．DVD-Video 専用プレイヤーでご覧ください．
2. DVD-Video 専用プレイヤー以外の環境で使用された場合の動作保障はいたしません．当社の調査では，DVD-ROM ドライブを搭載し，DVD-Video 形式に対応した再生ソフトがインストールされているほとんどのパーソナルコンピュータでほぼ正常に動作いたしましたが，パーソナルコンピュータでの動作を保障するものではありません．
3. 本 DVD を無断で複写，複製，上映することは，著作権法で禁じられています．
4. 本 DVD の使用，あるいは使用不能によって生じた損害に対しての補償はいたしません．
5. 収載動画の内容は，巻頭 v～vi 頁掲載の「DVD 収録内容目次」をご参照ください．
6. DVD の操作については，ご使用になる DVD-Video 専用プレイヤーの取扱説明書などをご参照ください．
7. 内容に関するお問い合わせは下記 Fax または E-mail までお願いします．
    Fax：03-3811-3180
    E-mail：support@nankodo.co.jp